个性化立体健身处方指导丛书

健康危机立体健身处方

JIANKANGWEIJI LITIJIANSHEN CHUFANG

张先松　编著

中国地质大学出版社有限责任公司
ZHONGGUO DIZHI DAXUE CHUBANSHE YOUXIAN ZEREN GONGSI

内容提要

本书以独特新颖的构思，立体和全方位的创新视角，全面诠释和介绍了倍受广大健康危机与疾病人群青睐的现代运动、营养、心理、保健等多维和个性化的健身处方，解析了现代健康与自我保健的新理念、制定健康膳食处方的安全措施及与健康长寿相关的饮食营养和微量元素等。重点介绍了不同疾病人群的运动干预处方与营养干预处方；促进长寿、延缓衰老的运动处方与营养处方；不同年龄、不同亚健康状态、不同疾病症状的心理调适处方和生理、生活突变期及特殊环境中的心理养护处方；自我保健养生的核心和保健营养补品与天然“食物补品”的选择处方；不同疾病人群重点食物的选择处方和避免健身锻炼风险的可行性方案等。具有较强的前瞻性、科学性、系统性、针对性、实用性和可操作性，能极大地满足广大健康危机与疾病人群个性化的健身需求。

图书在版编目(CIP)数据

健康危机立体健身处方/张先松编著. —武汉：中国地质大学出版社有限责任公司，2011.8
ISBN 978-7-5625-2712-1

Ⅰ.健…
Ⅱ.张…
Ⅲ.①健身运动-基本知识②保健-基本知识
Ⅳ.①G883②R161
中国版本图书馆 CIP 数据核字(2011)第 173746 号

健康危机立体健身处方 张先松 编著

选题策划：郭金楠 责任编辑：王凤林 责任校对：张咏梅

出版发行：中国地质大学出版社有限责任公司（武汉市洪山区鲁磨路 388 号） 邮政编码：430074
电话：(027)67883511 传真：67883580 E-mail：cbb@cug.edu.cn
经 销：全国新华书店 http://www.cugp.cug.edu.cn

开本：787 毫米×960 毫米 1/16 字数：350 千字 印张：17.75
版次：2011 年 8 月第 1 版 印次：2011 年 8 月第 1 次印刷
印刷：武汉珞南印务有限公司 印数：1—3 000 册

ISBN 978-7-5625-2712-1 定价：26.00 元

作者简介

张先松，男，1951年生，湖北荆州(原江陵弥市)人，汉族，1968.11—1975.5在福建5052部队服役(1970年加入中国共产党，1974年荣立三等功一次)，1975.5—1976.9任江陵县太平桥小学校长，担任过基层团委书记，1979年毕业于武汉体育学院。曾任武汉教育学院(现合并为江汉大学)体操教研室主任和《江汉大学学报》编委。现为江汉大学体育学院教授，院学术委员会主任，体育学一级学科休闲体育研究方向负责人，《健身健美》精品课程负责人，《江汉大学学术丛书》编委。武汉市优秀专家和两次政府专项津贴获得者。全国普通高等教育“十一五”国家级教材规划《健身健美运动》教材编写组负责人，《中国等级健身指导员职业培训教程》编审，教育部中国大学生健美操艺术体操协会健身健美科研委员会和教学委员会委员，国家体育总局社会体育指导中心、中国健美协会教学培训指导委员会委员，中国等级健身指导员及社会体育指导员培训授课导师，中国健身健美私人教练培训班授课导师，国家职业技能鉴定考评员(健身健美)，国家级健身指导员，国家级健美裁判员，武汉市高级专家协会会员，湖北省高新营养健康俱乐部名誉会长，湖北省科普作家协会会员，湖北省健身健美运动协会副秘书长，湖北省健身健美运动协会教练培训与裁判部部长。曾获全国健身健美先进个人、湖北省教书育人先进个人、武汉市教育工委优秀共产党员等荣誉。

先后出版专著30余部，发表学术论文和科普文章500余篇，累计逾1200万字，主持完成了10多项省部级重点课题，并获得多项全国和省部级奖励，其中《人体增高的科学》“填补国内空白”，《现代健美大全》获全国“金钥匙”提名奖，《实用长寿全书》被推介为2003年全国十大热点畅销书目之一，《健美模式训练的建模方法再探》在全国健身健美论坛大会上，被国家社会体育指导中心、中国健美协会聘请的娄琢玉、裔程洪、郑庆继等评审专家们鉴定为“我国首创”并获金箔证书一等奖(全国行业最高奖)，独立撰写的“十一五”国家级普通高等学校体育专业通用的《健身健美运动》教材，是我国同类专业著作中迄今为止唯一的一本国家级规划教材，并填补了我国高校空白，合作出版了中国第一部《健身私人教练技能大全》(又名《健身私人教练理论与实践》)专著、中国第一部《人体美的表现与塑造》专著和中国高校第一本《健身教练》及《健身原理与方法》等教材，为推动中国的大众健身健美运动作出了应有的贡献。

30余年来，张先松教授一直活跃在中国健身健美运动科学研究和教学的最前沿，在国内率先开设了《健身健美运动》等课程，创建了国内高校第一个健身专业方向和第一个休闲健身专业方向，并在全国第一个提出了小康社会阶段我国大众健身健美运动的定位、理念及发展战略。特别是根据21世纪休闲时代人们在锻炼内容和方式选择上的多样化、独立化等特征所倡导的“个性化教学和服务”的模式，更是受到了学者们的广泛认同。中国体育科学学会运动心理学分会主任委员、全国高等学校体育教学指导委员会委员、全国高校十大名师、天津体育学院院长姚家新教授对《健身健美运动》一书的评价为：“张先松教授对我国高校健身健美专业及学科建设的贡献更是尤为突出，这不仅仅是因为他在健身健美这一领域的研究成果一直处于全国领先地位，而是因为他不但在体育教育专业的平台上率先开设了我国高校第一个健身健美专业方向，出版了全国高校第一本健身健美专业国家级规划教材，更重要的是创立了广义上的健身健美运动这一门新兴学科，这对于推动我国高校健身健美专业的建设及学科的发展无疑写下了划时代的一笔。”

他曾多次带队参加国际、国内健身健美比赛，并在1988年5月举行的全国总工会首届“华康杯”职工健美、健美操比赛中夺得男子单人、女子单人、集体造型等4枚金牌、4枚银牌和全国团体总分第一名；在1991年6月的十国邀请赛中获得第四名；在2006年11月“英派斯杯”中国大学生健康活力大赛暨首届中国全明星健身健美锦标赛中，夺得了中国高校有史以来首对男女混合双人健美明星赛冠军和《健美先生》冠军杯（最佳形体金像奖）、最佳肱二头肌奖、最佳体能奖、最佳配对奖、集体健康明星赛最佳造型奖、集体健美明星赛最佳造型奖，囊括了混合健美明星赛全部奖牌，还有三位队员获得了全国校园“十大偶像”奖荣誉称号，并以22座奖杯、42个奖项、121分总分的三项纪录名列中国全明星健身健美锦标赛全国省区和全国高校之首（即奖杯总数、奖牌总数、团体总分数三个第一），夺得此次健身健美锦标赛全国省区团体总分第一、全国高校团体总分第一和大赛唯一的最佳团队奖，其所带的江汉大学健身健美代表队因此亦被媒体和同行们誉为“全国高校健身健美运动竞技水平综合实力最强的一支团队。”

全国众多媒体曾对张先松教授其人、其文作过数十次报道，从风靡全国的《健与美》杂志和《中国体育报》，到有关学报、杂志的“学者风采”，无不留下过作者的踪迹，即便在新华社的文字通讯或中央电视台的视频图像中也出现过作者的身影。《楚天都市报》、《武汉晚报》等媒体誉其为“美的种子”、“美的创造”、“美的旋律”、“美的收获”；《长江日报》称其为“美的摇篮”；湖北电视台、武汉教育电视台为其拍摄的专题片中称其为“杏坛中的一棵常青树”；《长江开发报》等则把他誉为“弹奏美的旋律的人”。

作者自序

一、运动

运动对个人来说既是一种积极健康、有品位有格调的生活方式，也是促进青少年身心发展、保持青春活力、减缓中老年衰老进程和增强身体素质的最好方法之一。

运动对一个国家、社会、城市及乡镇来说既是一个集政治影响力、经济生产力、文化传播力和社会亲和力于一体的实现社会价值的一个平台，也是国家整体素质的一种体现。

有专家说，运动的价值归依在于对生命的尊重，对生活质量不懈的追求，对精彩生活的向往；还有专家说，运动是友情、亲情，运动是品位、格调、时尚。现代体育运动已经成了人类健康的护卫、大众精神的慰藉、人们生活娱乐的新宠、当代人生活品味的象征、社会流行文化的元素、个人时尚风雅的符号、阶层区隔的挡板和消费社会的前卫！

当然，运动的最大功效和最实际的价值莫过于强身健体和祛病延年。科学研究证实，缺乏运动会引致诸多生理疾病，反之，运动则可以预防这类生理疾病的发生和减轻健康危机的几率，同时也可以矫正一些体形体态畸形和预防心理疾病等。科学的运动还可以发展人的身体素质，改变肥胖体型及塑造健美的体魄，促进青少年身高增长和开发婴幼儿的心智。

二、营养

“民以食为天”。营养是构成机体组织的物质基础，是我们维系生命及供给身体活动的能量和进行运动的重要物质基础。人体的各种生理活动和体力活动，乃至人体生命的存在都离不开营养。随着体育和医学科学的发展，人们不仅可以用科学的营养方法来维护人体的健康，减轻或消除疾病隐患，改变体形体态，促进身高增长，塑造完美的体格，保持青春活力和延缓衰老，而且能根据不同运动项目的特点，科学地利用营养来促进人体运动水平的提高。

营养是维护和促进健康的重要手段。只进行体育运动而缺乏必要的营养，则体内消耗的能量物质得不到应有的补偿，引起功能减退，影响生长和发育。而营养不良或营养不合理，不但阻碍人体的生长发育，机体的免疫能力下降，生命力不旺盛，而且影响遗传及养生与长寿。可见，健康完善的躯体是与良好的营养分不开的。总之，营养对于我们的身体健康而言起着非常重要的作用。

三、心理调适

学者们认为，心理健康是人体健康的关键。的确，心理健康有时比生理健康更重要，心理健康是我们创造生活、改造生活的唯一保障，也是我们承受和抵御一切打击和伤害的精神支柱及根本力量。值得一提的是，心理健康还能促进生理健康，心理与生理的全面健康就是我们孜孜以求的。

在心理学的研究中，人们把心理状态分为三个层次：心理健康—心理亚健康—心理不健康。显而易见，患有各种心理疾患的人属于心理亚健康，患有心理障碍及精神疾病的人为心理不健康。笔者以为，心理调适的核心应该是建立和加强自信、自立和自尊，最后达到自强。其中建立和加强自信是最基础和重要的。而心理疗法与心理咨询则被称为是现代人必不可少的最美妙的一种精神按摩方式，并已被西方发达国家的人们广泛的运用。我们常听到这样一句话："性格决定命运，心态影响成败"。纵观我们身边的许多人，一生中并不乏才华、能力、技术和机会，却总与成功和财富擦肩而过，其根本原因就在于还不具备健康成熟的个性与心理。然而，有些有身体畸形或缺陷的人反而成就了大业，关键是他们具有健康的心态和高于常人的意志！他们的躯体或许不够完美，可心智依然健康。也曾经有一些政坛要人、商贾巨富、知本新贵以及影视明星，由于心理压力超过负荷、过分焦虑或忧郁而英年早逝等等。都证明了心理调适对保持人体的健康是何等的重要。

四、寄语读者朋友

虽然生命是一个源于生终于止的过程，但人生百岁不是梦。1999 年时任联合国秘书长安南在启动第一个"国际老人年"致词中说："21 世纪是人类的长寿时代。现在出生的婴儿，将能看到 22 世纪的曙光。"根据科学家研究预测，人类的自然寿命极限理论最起码在 100～175 岁。随着社会的进步、科学技术的发展以及生活质量的不断提高，尤其是通过科学的"运动·营养与心理调适"，人类的寿命将会得到极大的延长。

21 世纪将是健康的时代，人类追求的健康是心理、生理、社会、环境、道德的全面和谐发展。21 世纪健康人应具备有力的心脏、聪慧的头脑、强健的体魄、充沛的精力、美好的心境、有序的生活。世界卫生组织强调："21 世纪最好的医生是自己"。我们应该把健康当成自己的责任，尽早加入科学的健身行列，提高自我保健的意识和能力，培养个人新的生活方式和行为习惯，提高生存质量，创造和睦的社会和家园，争取活过 100 岁，健康享受每一天。在生命的快乐中享受快乐的生命。在生命的快乐中享受大自然的一切恩赐。

张先松

2011 年 4 月 15 日于江大园

个性化立体健身处方丛书介绍

健身是指为了促进人体健康，达到理想的生活质量的一种行为方式。健身包括智力、机体、心理及社会的行为，这种行为结果不仅仅是一种摆脱疾病的状态，而是身体健康状况的明显改善。健康的人有很高的心肺功能和智力的敏感性；有良好的社会交往；理想的体质、体力及机体的灵活性。坚持经常性的健身锻炼，维持健康的饮食营养，保持科学的生活保健，以及拥有不断摆脱心理压力的能力，便可以达到这种理想的状态。健康是人的生活品质之基，没有健康就谈不上生活品质。

当健身成为现代都市人群的主流生活方式时，笔者研究发现，健身生活方式的发展出现了如下趋势：即健身计划处方化，健身营养定量化，健身心理调适化，健身方案立体化，健身处方个性化，健身方式特色化，健身表现专业化、健身交际商务化、健身心态娱乐化、健身文化时尚化，健身的膳食营养和心理调适处方化等。科学的健身、健心与合理的营养，尤其是运动健身正在从话题演变成为现代人身份的认同和生活品质的保证。

然而，国内还没有一部集健身运动处方、健身营养处方、健身心理处方、生活保健处方、干预矫正处方、综合调控处方及效果评价处方于一体的，对人体进行全方位塑造及心理干预的立体化和个性化的健身处方指导丛书。而《个性化健身处方指导》丛书的出版则弥补了这一缺憾。本书刚好顺应了时代的发展，满足了广大健身人群对健身处方化、定量化、简捷化、个性化、立体化和特色化的需求，这也是我国第一部采用立体化健身处方来全面塑造人的体魄和促进人们身心健康的编著。

在本书撰写过程中，作者始终以“优化丛书体系和结构、突出丛书特色和个性、拓宽丛书内容和视角、偏重健身原理和基础、强化技能与实践、反映学科前沿和时代要求、注重创新精神和人文关怀”为原则。在丛书体系的排序上使全书构成一个完整的系统，各分册又独立成书，使其既便于大众自学，又便于学者参考。丛书共有六个分册，分别是《青少年儿童立体健身处方》、《中老年立体健身处方》、《强身健美立体健身处方》、《健康危机立体健身处方》、《女性立体健身处方》、《体形体态矫正立体健身处方》。充分反映了丛书“处方立体化，知识系统化，内容综合化、技能适用化、个性独特化和文字人性化”的要求。

在撰写结构和风格上，本书独辟蹊径，自成风格，以独特新颖的构思，立体和全方位的创新视角，全面论述和诠释了备受当代人青睐和关注的健身、健美、减肥、塑身、体重控制、体形体态与畸形矫正、女性青春保持、知识分子防止衰老、婴幼儿保健、青少年增高、中老年养生、休闲、娱乐、健康促进与疾病康复、饮食营养、心理调适及生活保健等方面的健身原理、运动处方与实践技法指导等，与传统的健身书籍和健身处方相比，其创新特点主要体现在以下几方面：

1. 立体性和多维性：学者们对健身处方的研究与运用为人类的健康作出了巨大的贡献，但研究其已经问世的与健身处方有关的众多著作，其中大多只从一两个层面来论述和运用其健身处方，立体性和多维性明显不足。本书则对促进人体健康的运动处方、营养处方、心理调适处方、干预矫正处方、生活保健处方及综合控处方等，从多个维度、角度进行了立体化、多元化和全方位的阐释和运用。

2. 前沿性和时尚性：本丛书积淀了作者几十年的研究成果，融汇了国内外最先进的健身理念和方法，参考了众多顶尖名家的建议和文献，还请远在美国攻读生物信息博士学位并具有医学和统计优势背景的女儿张颜查找和翻译了大量西方发达国家与健身、健美、休闲运动、减肥与体重控制、人体美学及运动医学等有关的权威资料，可以认为此丛书不仅前沿时尚，有强烈的时代感，而且有足够的解释力和科学性，为读者创造了可资借鉴的与健身有关的理论基础和指导技法。

3. 科学性和多样性：本书以较大的篇幅阐述了不同年龄、不同性别、不同人群健身的身心特点、特殊规律、运动和饮食原则与运动、营养及心理处方指南，为本书的各种处方与健身技法提供了坚实的理论支持和科学依据。书中既有大量指导和服务大众的“普遍性”健身原理，又有针对不同人群特点和需求的“特殊性”内容，以满足广大健身者在内容选择上的个性化、独立化和多元化要求。

本书论述了成年人、婴幼儿童和女性肥胖的原因及其体重调节机制、肥胖的标准与测评方法、肥胖的类型、部位及体重控制的“置点”理论、肥胖的关键时期及饮食与运动控制原理、减肥食物的特点、能量平衡的原理与体重控制原则、肥胖者的饮食模式与体重控制策略、能量摄入与消耗的平衡及其估算方法以及减肥瘦身新理念等。

解析了强身健美和发达肌肉的基本原理、健身健美锻炼的特殊原则和经典法则、身体消瘦的原因与增加体重的方法、增重食物的特点、肌肉力量训练的特殊作用和强身健美锻炼的最佳动作与负荷指南、人体健美的标准与评价方法及发展人体素质、体能的最佳时期等。

阐释了影响人类健康长寿的主要因素及基本机理、健康状况的控制与亚健康的特征、亚健康的标准及检测调控方法、人生应享的寿命、人体衰老的原因及怎样使生命接近和达到极限期；尤其介绍了世界上古今“长寿之王”养生的个体性特征、世界“长寿之乡”养生的地域性特征、人类寿星健康长寿的共同性特征、中老年膳食营养金字塔、长寿者的秘诀及健康的标准、长寿的公式和现代健康与自我保健的新理念等。

分析了残障人群健身锻炼的特殊性规律、锻炼对残障人群的特殊作用、影响残障人群参与健身锻炼的因素及动机；影响青少儿身高增长的原因、身高增长的基本原理、规律、增高的最佳时机、要素以及身高的标准与预测方法等。

4. 针对性和实用性：丛书始终贯穿着以人为本和人文关怀这一人性化主题，将人文精神融入其中，尽量做到为民众所想、所需和所用。行文上力戒简单枯燥的说教，注重理论与实践的有机结合，适用性和可操作性并重，针对性与实效性可期。最大限度的满足了大众对健身处方选择上的个性化、特色化及层次性要求，减少了练习中的盲目性，能让受众或健身者达到“一看就想学，一学就能懂，一练就可以基本掌握”的效果。甚至任何人都可以在书中找到自己之所需。

本书重点介绍了不同年龄阶段的健身运动处方与膳食营养处方；不同健身项目与不同季节的个性化运动处方与营养处方；不同体质不同精神状态及不同职业的个性化运动处方与营养处方；发展人体素质和体能的运动处方与营养处方；发达肌肉和减缩脂肪的运动处方与营养处方；体形体态畸形和身高太矮的运动干预处方与营养干预处方；促进中老年长寿及延缓衰老的运动处方与营养处方；健康危机与疾病的运动干预处方与营养干预处方；不同亚健康与疾病症状的重点食物选择处方及保健营养补品与天然“食物补品”的选择处方；长壮与减脂特殊营养的选择方案与进食异常的综合调控处方；女性特殊时期的健身运动处方与重点食物选择处方；制定健康膳食处方的安全措施及与亚健康相关的微量元素；不同运动形式和不同体力活动热量消耗的计算方法；不同食物提供热量的简易计算方法以及营养指数的评价标准与计算方法等。

主要介绍了不同人群健康保健的要点与自我保健养生的核心；不同年龄、不同性别人群主要心理问题的调适和身心保健处方；生理突变期与生活突变期的心理护理与保健处方；心理亚健康的表现形式、特征及预防调适处方；不同亚健康症状的心理治疗和综合调适处方；减肥瘦身人群的个性化心理保健处方与肥胖症的心理调适处方；异常心理的自我调适处方与特殊环境中的心理养护处方；避免健身锻炼风险的可行性方案与暂停锻炼或停止运动的指征及锻炼的自我监督与医务督导等。

综上所述，通过科学合理的健身锻炼、平衡的饮食营养、适时的心理调适及必要的生活保健等，不仅能使儿童少年增强体质，使青年人充满朝气，使中年人青春延续，使老年人重显风采；也能使减肥塑身者的体重趋于正常，使亚健康甚至疾病人群的身心趋于康复，使体形体态畸形者获得矫正。总之，通过综合调控可以让健身者充满自信，给他们带来幸福，伴他们走向成功之路！但是，我们也再三提醒读者，发现健康危机或疾病一定及时就医，并在医生指导下用药。为了保证运动和饮食安全，建议患者朋友尤其危重病人的运动处方和营养处方应该在医生指导下实施。

需要说明的是，鉴于运动、营养和心理保健等各属于一个不断发展的学科，健身处方应当是将健身原理与方法学，运动训练学、运动医学、运动解剖学、运动生理学、运动营养学、运动心理学、运动保健学、人体测量学、人体美学及运动处方学等融于一体的边缘科学，然而新的研究及实践成果不断丰富人们的知识，健身处方及各种干预疗法也在谋求着各种变化和发展，新的知识层出不穷，加之作者知识水平有限，缺点或错误在所难免，因此，恳请读者批评指正，以促拙著日臻完善。

本书既是广大健身者的指导性手册，又可作为全国高等学校体育专业、运动医学、运动康复、养生保健、健身休闲等专业大学生、研究生及任课教师的参考教材，还可以作为健身教练、健身健美类社会体育指导员及大中专学生的参考用书，本书对医疗保健工作者、营养工作者、社会学研究工作者及相关研究人员也有一定的参考价值。

目　　录

第一章　健康危机与疾病人群的个性化运动处方

通过科学合理的健身锻炼与饮食调配，不仅能使儿童少年增强体质，使青年人充满朝气、楚楚动人，使中年人青春延续，使老年人重现风采；使减肥塑身者的身心趋于正常，使强身健体者的身心趋于完美；也能使疾病人群的身心趋于康复。总之，运动锻炼可以让健身者充满自信，给他们带来幸福，伴他们走向成功之路！但是，我们也再三提醒读者，发现健康危机或疾病一定要及时就医，并在医生的指导下用药。为了保证运动和饮食安全，建议患者朋友尤其危重病人的运动处方和营养处方应该在医生的指导下实施。

一、高血压人群的康复锻炼处方

(一)高血压的危险因素及预防方案

1. 高血压的界定及分类

高血压是最常见的心血管病，是全球范围内的重大公共卫生问题。联合国世界卫生组织（WHO/ISH）将高血压定义为：未服抗高血压药情况下，收缩压≥140mmHg和（或）舒张压≥90mmHg。

(1)按照联合国世界卫生组织（WHO/ISH）1999年最新高血压诊断标准，血压类型分组如下。

中重度高血压：收缩压≥21.3kPa（160mmHg）或（和）舒张压≥13.4kPa（100mmHg）。

轻度高血压：18.7kPa（140mmHg）≤收缩压＜21.3 kPa（160mmHg）或（和）12.0kPa（90mmHg）≤舒张压＜13.4kPa（100mmHg）。

正常血压：12.0kPa（90mmHg）≤收缩压＜18.7kPa（140mmHg）且8.01kPa（60mmHg）≤舒张压＜12.0kPa（90mmHg）。

低血压：收缩压＜12.0kPa（90mmHg）和舒张压＜8.0kPa（60mmHg）。

(2)中国高血压防治指南基本上采用《1999 WHO/ISH高血压治疗指南》的分类标准，将18岁以上成人的血压，按不同水平分类如表1－1。

表 1-1 血压水平的定义和分类(WHO/ISH)

类 别	收缩压(mmHg)	舒张压(mmHg)
正常血压	＜120	＜80
正常高值	120～139	80～89
1 级高血压(轻度)	140～159	90～99
2 级高血压(中度)	160～179	100～109
3 级高血压(重度)	≥180	≥110
单纯收缩性高血压	≥140	＜90

中国高血压防治指南修订委员会. 中国高血压防治指南. 2005 年

2004 年 10 月 12 日国务院新闻办在新闻发布会上发布的“中国居民营养与健康状况调查报告”中指出:我国成人高血压患病率为 18.8%,估计全国现患病人数为 1.6 亿,比 1991 年增加了 7000 多万。而人群高血压知晓率、治疗率和控制率仅为 30.2%,24.7%和 6.1%。由此可见,我国是世界上高血压危害最严重的国家之一。

随着年龄的增长,高血压的检出率也越来越高。仅以中、重度高血压为例,20～29 岁人群的检出率只有 0.8%;50～54 岁人群的检出率可以达到 7.1%;55～59岁人群可以达到 9.0%;60～64 岁人群可以达到 12.9%;65～69 岁人群则可以高达 15.0%。由此可见,高血压是威胁老年人的重要疾病。

2. 高血压的危险因素

随着年龄的增长,老年人不仅高血压患病率增加,同时合并其他心脑血管病的危险因素(例如肥胖、血脂异常、糖尿病等)或靶器官损害的情况也增加。国外有研究显示:高达 91.3%的高血压患者合并有至少 1 个其他心血管病的危险因素;这进一步加重了老年高血压患者总的心血管病危险。经研究确定,老年人高血压病的危险因素主要是精神、膳食和体重。

(1)精神因素:精神紧张、精神创伤与高血压病的发生有一定的关系。人到老年,应付复杂变化的应激能力和心理承受能力都有所降低,生活中遇到各种突发事件或挫折时所产生的心理变化、情绪反应对心身健康的影响更为明显。精神长期处于紧张状态,导致大脑皮质兴奋和抑制过程失调,皮质下血管舒缩中枢以血管收缩神经活动占优势,引起全身小动脉痉挛,周围阻力增高,从而使血压升高。

(2)膳食因素:食盐摄入量与高血压的发生密切相关。目前我国膳食普遍存在的主要问题是高钠盐、低钾、低钙和蛋白质的质量差。中国人群的食盐摄入量高于西方国家,北方约为每天 12～18g,南方约为每天 7～8g。人体摄入过多的钠可造成体内水钠潴留，血管平滑肌肿胀，血管腔变细，血管阻力增加而使血压升高。同时血容量的增加也使血压升高。限制钠的摄入量，并适当补充钾对高血压病患者的血压降低有一定的作用。钾的降压作用有可能是通过促进排钠而减少细胞外液容量。另外有研究表明，膳食中钙不足也与血压升高有关。此外，酒精也是高血压病的危险因素之一。

(3)超重和肥胖因素：许多研究几乎一致证实，超重和肥胖是血压升高的重要原因。流行病学调查表明，体重指数 BMI(BMI＝体重(kg)/身高(m^2)与血压高低呈正相关。肥胖者高血压病患病率是正常体重者的 2～6 倍。肥胖者常伴有高胰岛素血症，可导致体内钠水潴留。此外，肥胖者进食热量过高，过多碳水化合物可引起交感神经兴奋，导致血压升高。为了了解体重指数(BMI)、腰围(WC)及腰臀比(WHR)对人群发生高血压的风险性，周和等对广州市 1191 名 35～65 岁知识分子进行了身高、体重、腰围、臀围及血压测量，并探讨了 BMI，WC 和 WHR 与收缩压与舒张压的关系。结果显示，男女血压水平及高血压患病率均随 BMI、WC 和 WHR 的增加而上升；对血压影响的贡献率次序为：体重指数＞腰围＞腰臀比；BMI≥25、腰围≥85cm、女性腰臀比≥0.95，可作为预测高血压危险性的指标。

(4)其他因素。其他高血压的发病因素还包括遗传因素、环境因素和不良生活习惯如饮酒、吸烟等。烟草中含有大量的尼古丁、一氧化碳和其他有毒成分，可使血管收缩、血管外周阻力增加，相继引起高血压。流行病学调查表明，吸烟者高血压病的患病率和病死率比不吸烟者高 2～6 倍，并且患病率和病死率的高低与吸烟者每日吸烟的支数呈正比。

3. 高血压病的预防措施

许多人的血压都处于高血压的临界值，也有许多人服用药物以控制血压。对于血压处于临界值的人，建议采用大肌肉群动力性锻炼，指导他们避免小肌肉群锻炼及憋气运动。提议高血压患者每天在相同的时间内服用降血压药物。对这些个体应经常性地监测血压，因为随着体重减轻、饮食及运动锻炼的共同作用，不服用降血压药物也可使血压降低。从这种意义上来说，血压值为这群个体是否求助于医生去改变血压、服用或取消降血压药物提供了参考。

各种降血压药物所起作用的方式不同，但最终结果一样。利尿剂是通过身体的水盐丢失起作用。考虑到运动锻炼引起大量出汗也能达到相同的效果，健身指导员应强调：服用利尿剂的健身者要特别注意运动锻炼中及锻炼后及时补充体液。服用 β-肾上腺能阻断剂的高血压患者不能用(220－年龄)这个公式来估计他们的最大心率。服用降血压药物降低心率，使得通常所用的靶心率(靶心率是运动中能得最佳效果并能确保安全的心率)区域性计算结果不准确。考虑到高血压个体控制血压的问题，健身指导者应注意以下几点：

(1)确认健身锻炼课中所有控制血压的人，并了解他们使用何种药物。

(2)按照常规监测锻炼者的血压。

(3)鼓励服用药物的患者按时、有规律地服药。

(4)建议高血压患者保持良好心态，养成良好生活习惯，戒烟限酒。

(二)运动治疗高血压的机理与健身运动方案

1. 运动治疗高血压的机理

(1)运动可调整自主神经系统的功能。有氧训练可降低交感神经的兴奋性，放松运动可提高迷走神经系统张力，缓解小动脉痉挛。

(2)运动可降低血容量。运动锻炼可降低心输出量。经常进行锻炼可使静息心率减慢、心输出量下降。运动锻炼可引起体内钠代谢的变化，其原因是运动导致血中前列腺素E水平升高及胰岛素水平下降，从而促进钠的排泄，使血容量下降。

(3)运动可减低血管外周阻力。运动锻炼引起血管扩张，降低交感神经的活性，使血中总的儿茶酚胺水平下降，血浆中前列腺素E水平升高，从而使血管扩张、血管外周阻力下降。

(4)运动可调整内分泌。运动训练可提高心房利钠肽水平，降低胰岛素水平，从而减少血容量，降低血浆去甲肾上腺素水平，起到调整血压的作用。

(5)运动锻炼能降低血浆总胆固醇，升高高密度脂蛋白，降低血液的粘滞度。这些改变都直接或间接地与运动降压效果有关。

2. 高血压人群的运动处方

没有心、脑、肾等严重合并症的轻、中度高血压患者均可进行运动疗法。特别是对伴有交感神经活性亢进的轻度高血压病人效果尤佳。但对于重度高血压病人，因运动时可导致短时间的血压升高而增加危险性，故在血压未得到充分控制的情况下应禁用运动疗法。

(1)运动的方式。一般以由大肌肉群参与的有氧运动为主。运动过程中略感气喘，又不至于上气不接下气；稍微出汗，又不至于大汗淋漓；感到全身舒展，但不觉得肢体疲劳。这类运动有步行、慢跑、功率自行车或骑自行车、椭圆运动机、游泳、太极拳、太极剑、太极扇和体操等。应尽量避免静力性练习及最大重量的举重。此外，气功、放松练习也是有效的运动治疗方式。

对于力量训练对血压的影响，多数研究表明，渐进性抗阻运动对降低成年人安静时的收缩压和舒张压均有效果。由于静力运动能很快地降低迷走神经张力，升高外周血管阻力，使得血压和心率迅速上升，所以一般情况下静力运动在血压未很好控制以前，应加以限制。力量训练应该把重点放在将增加肌肉力量转变为增加肌肉耐力的练习上，使有氧运动成为运动的主要代谢方式。

(2)运动的强度。研究认为，VO_2max 为 40%～80%的强度对降压都有效，而 VO_2max 为 50%的强度较 VO_2max 为 75%的强度降压效果更加明显。因为血浆中乳酸堆积达阈值时的运动水平大致相当于 VO_2max 为 50%，所以运动强度以轻中度为宜。这对老年高血压和肥胖高血压患者亦更为安全。

运动强度也可用主观疲劳感觉来判断，一般以 8～13 次为宜，即感觉很轻、有点累或稍累，这相当于运动时心率为最大心率的 50%～60%。

(3)运动的时间及频率。大多数研究表明，每天 20～30 分钟的运动是改善心血管功能的适宜量，而且运动时间的长短与运动强度成反比。强度大，则持续时间可以相应缩短；强度小，则运动时间应延长。每次有氧运动的持续时间为 30～60 分钟，每周 3～7 次。有研究发现，每周 5～7 次的锻炼比每周 3 次的降压效果更为明显。运动的降压效应至少在运动 1～2 周后才能出现，5 周左右血压达到稳定状态，运动治疗则应长期坚持。

3. 高血压人群运动中的注意事项

(1)如果安静时收缩压大于 180mmHg 或舒张压大于 110mmHg，应暂停健身运动，服药使血压小于 180/110mmHg 后，方可参加健身运动。运动过程中，收缩压大于 200mmHg 或舒张压大于 110mmHg 时要终止运动。

(2)对服用β-受体阻滞剂的高血压患者应使用 RPE 监测运动强度，β-受体阻滞剂可减弱大强度运动和次大强度运动中的心率反应，并减弱运动能力。

(3)在热环境或湿热环境中运动时，β-受体阻滞剂、利尿剂可减弱高血压患者的体温调节能力。对服用β-受体阻滞剂的高血压患者，应明确告之其中暑症状和体征。为了预防热病的发生，应缩短运动时间和降低运动强度。

(4)在运动健身时，动作要柔和、平稳，要有意识地放松全身肌肉，勿紧张用力，避免憋气等动作，在血压没有得到控制或对运动还不适应时，不要做弯腰低头的动作，头的位置不要低于心脏水平，以免头部充血发生意外。

(5)运动以中小强度为宜，在运动中要逐渐增加运动量和运动强度，对高血压患者来说，运动的时间比强度更重要。要高度重视准备活动，突然的大强度运动可导致血压爆发式增高而导致危险。

(6)对于血压明显升高的患者(血压≥160/100mmHg)，采用药物治疗后应在其治疗方案中加入耐力运动。健身运动可在药物治疗的基础上进一步降低血压，进而减少服药量并降低高血压并发症的发生率。

(7)指导患者从地面位置站起时要慢，因为当他(她)们开始服用降压药时，更加易受低血压或直立性低血压的影响。

(8)运动中，特别是运动后，应对机体的反应继续保持警惕。对高血压患者而言，在运动过程中和运动刚结束时更容易引起心血管意外，如心绞痛、心肌梗塞或中风。

(三)危急处理方案

高血压患者在积极治疗的过程中，降压必须平衡。服降压药时应经常检查血压，特别是老年人的血压波动大，更要密切观察。

高血压危象是一种极其危急的症候，常在不良诱因影响下，血压骤然升到200/120mmHg 以上，出现心、脑、肾的急性损害危急症候。患者感到突然头痛、头晕、视物不清或失明，恶心、呕吐、心慌、气短、面色苍白或潮红，两手抖动、烦躁不安，严重的可出现暂时性瘫痪、失语、心绞痛、尿混浊，更严重的则抽搐、昏迷。

遇到上述状况，不要在患者面前惊慌失措，让患者安静休息，头部抬高，取半卧位，尽量避光，并尽快送患者到医院救治。在去医院的路上，行车尽量平稳，以免因过度颠簸而造成脑溢血。注意保持昏迷者的呼吸道通畅，让其侧卧，将下颌拉前，以利呼吸。

同时，老年高血压患者应该注意预防药物引起的体位性低血压，即服药后突然由卧床变为直立体位时，因血管扩张及重力作用，血液分布至下肢，这时回到心脏的血量急剧减少，脑血流量也相应减少，导致一时性脑缺血，使病人昏倒在地。为了避免这一危险，服用降压药的老年人在起床时，应避免突然变动体位，注意做到“三个一分钟”，即：睁开眼后静卧一分钟，在床上坐一分钟，腿垂直床旁坐一分钟，然后再慢慢站起来。

二、高脂血症人群的康复锻炼处方

(一)高脂血症的判定标准及防治方案

1. 高脂血症的表现及判定标准

高脂血症或高脂蛋白血症即胆固醇、甘油三酯、低密度脂蛋白胆固醇升高及高密度脂蛋白降低。不同高脂血症病人的脂代谢异常的表现不同，可以分别表现为：①血清总胆固醇（TC）水平过高；②血清甘油三酯（TG）水平过高；③混合型高脂血症（TC，TG 均升高）；④血清高密度脂蛋白胆固醇（HDL－C）水平过低。我国心血管病专家依据血脂抽样调研资料，参照国外有关标准后制定了我国各种血清脂质水平的临床意义（表 1－2）。

根据血脂的不同改变，我们可以将高脂血症分为高胆固醇血症、高甘油三酯血症和混合型血脂异常。在混合型血脂异常中又可以分为均衡型、血清总胆固醇升高为主型和血清甘油三酯升高为主型（表 1－3）。通过测定血脂，结合表1－2的参照值，即可判定是否患有高脂血症，患的是哪一类型高脂血症。

表 1-2　高脂血症脂代谢异常的不同表现及临床意义

脂质名称	合适水平 mmol/L (mg/dL)	临界水平 mmol/L (mg/dL)	需治疗水平 mmol/L (mg/dL)	治疗最低目标 mmol/L (mg/dL)
总胆固醇 (TC)	＜5.17 (＜200)	5.17～5.72 (200～220)	＞5.72 (＞220)	＜5.72 (＜220)
低密度脂蛋白胆固醇 (LDL-C)	＜3.12 (＜120)	3.12～3.64 (120～140)	＞3.64 (＞140)	＜3.64 (＜140)
甘油三酯 (TG)	＜1.69 (＜150)	1.69～2.26 (150～200)	＞2.26 (＞200)	＜2.26 (＜200)
高密度脂蛋白胆固醇 (HDL-C)	＞1.04 (＞40)	＞0.91～1.04 (＞35～40)	＜0.91 (＜35)	＞0.91 (＞35)

李健斋．血脂分析临床应用若干基本问题[J]．国外医学临床生物化学与检验分册．2002,(3)；姜红．血脂异常的诊断与治疗[J]．中国临床医学．2004,(5)

表 1-3　高脂血症临床分型及血脂改变

分型	血脂测定	
	血清总胆固醇(TC)	血清甘油三酯(TG)
高胆固醇血症	↑↑	正常
高甘油三酯血症	正常	↑↑
混合型血脂异常		
A. 均衡型	↑↑	↑↑
B. 血清总胆固醇升高为主型	↑↑	↑
C. 血清甘油三酯升高为主型	↑↑	↑↑

沈干．血脂异常及治疗若干进展[J]．中国临床保健杂志，2004,(1)

2．高脂血症的危害及防治措施

大量研究已经证实，血清总胆固醇(TC)、低密度脂蛋白(LDL)升高，高密度脂蛋白(HDL)降低与心血管病有密切关系。主要危害是导致动脉粥样硬化，进而导致众多的相关疾病，其中最常见的一种致命性疾病就是冠心病。冠心病对身体的损害是全身性的，因为其直接损害是加速全身的动脉粥样硬化。而全身的重要器官都要依靠动脉供血供氧，一旦被动脉粥样硬化斑块堵塞，就会导致严重的后果。这说明高脂血症已经成为威胁我国人民身体健康的严重问题。

高脂血症的第二个危害是增加血黏度，血栓容易形成。甘油三酯还可以抑制纤维蛋白的溶解，使血液更容易凝固，促发中风和急性心肌梗死等。

脂代谢紊乱导致的上述两项变化，还会使血管的外周阻力增高，导致和加重持续的高血压。

高脂血症发病原因主要有 4 个，即膳食脂肪、年龄、代谢紊乱和其他疾病。

高脂血症的防治措施包括：①调整膳食结构；②加强健身锻炼；③戒烟，少量饮酒；④控制影响血脂的其他疾病，如糖尿病、高血压、冠心病等；⑤在通过非药物手段，仍然不能将血脂控制在正常范围时，一定要采取药物治疗，而且是终身服药。有些人错误的认为，凡是降血脂的药物都会引起肝脏的损害，所以害怕吃药，这一片面的想法是很危险的。其原因是，一则我们有监控肝脏功能的检测手段，一旦出现肝脏问题，我们可以及时停药或更换其他的药物。与此同时，现在还有很多的营养品和中草药制剂，如营养品中的山楂、沙棘油、蜂王浆、蒜素、由沙棘皮、燕麦麸、玉米淀粉中提取的膳食纤维、魔芋中所含葡甘聚糖、南瓜多糖、淡豆豉中大豆异黄酮、荞麦总黄酮，如中草药制剂中的枸杞多糖、北虫草多糖、海带多糖、月见草油、马齿苋、绞股蓝皂苷、油茶皂苷、桔梗总皂苷、人参皂苷、沙棘黄酮、银杏叶黄酮、黄杞总黄酮、姜黄素、灵芝水提物等都有一定的降血脂作用，而对肝脏的损害很小，可以选用。二则我们必须权衡利弊，是药物的副作用可怕，还是血脂的异常导致的动脉硬化和一系列的相关疾病更可怕，更能危及我们的生命。应该注意的是，用药一定要遵循医生的医嘱，也不可滥用。

(二)运动治疗高脂血症的机理与健身运动方案

1. 运动对脂代谢的影响

运动疗法是治疗高脂血症的重要环节。中等强度的有氧运动对机体的脂代谢产生良好的作用，其作用表现在以下几方面。

(1)适度的、中等强度的有氧运动促进能量消耗，增加脂肪的燃烧，减少机体过剩的脂肪。脂肪对肌肉供能随运动时间的增加而增加，运动时供能的脂肪来源于肌肉的甘油三酯储备及血中游离脂肪酸。肌肉的脂肪动员加强，血中游离脂肪酸水平由于继续向肌肉转运而降低，甘油三酯和脂蛋白进一步水解产生更多的游离脂肪酸，血浆甘油三酯水平下降。

(2)运动有效地改善血浆脂蛋白的成分，这些改变包括：①降低血液中不利于脂代谢的脂质成分，如总胆固醇(TC)、甘油三酯(TG)、低密度脂蛋白-胆固醇(LDL－C)水平，从而防止动脉粥样硬化的发生；②提高高密度脂蛋白-胆固醇(HDL－C)水平，高密度脂蛋白可以将周围组织中的胆固醇运送到肝脏，胆固醇在肝脏转化为胆汁酸或直接通过胆汁从肠道排出，从而促进胆固醇排泄。实验也证明，血清 HDL－C 水平与冠心病发病率负相关，也就是说 HDL－C 水平越高的人，冠心病发生的可能性越小。高密度脂蛋白(HDL－C)作为一种载脂蛋白，被医学界誉为“抗动脉硬化因子”、“血管的清道夫”，也就是说，只要血液里的高密度酶蛋白水平达到正常，它可以将血管内多余的胆固醇、甘油三酯等脂质类物质通过血液循环运输到肝脏及其他地方进行分解代谢，同时使人体的脂代谢恢复平衡。

(3)对血浆载脂蛋白(APO)代谢的有益作用。血浆载脂蛋白(APO)是脂蛋白的蛋白质部分，因其在血浆中是唯一明确的生化标志，故它们与动脉硬化的关系较大。APO有几种类型，包括血浆载脂蛋白-A(APOA)、血浆载脂蛋白-B(APOB)、血浆载脂蛋白-E(APOE)等。APOA是HDL最主要的载脂蛋白，而APOB是LDL的主要载脂蛋白。临床对冠心病患者的研究发现，其血清中APOA水平下降，则APOB水平升高，而且APOA、APOA/APOB愈低，则APOB，APOB/APOA愈高，冠状动脉病变程度愈重。有研究显示，经常有氧运动的人群其血浆APOA水平显著高于对照组。长期有氧训练可使健康中年男性和肥胖女性APOA提高，APOB下降，APOA/APOB比值上升。

(4)长期有氧运动后脂蛋白酯酶(LPL)活性提高。LPL是人体内水解甘油三酯(TG)的关键酶。有研究证实，长期有氧运动后LPL活性提高，随之TG降解增加。

2. 高脂血症人群的运动处方

高脂血症患者宜采用中等强度、长时间周期性大肌群参与的运动。现在认为，改善脂代谢所需的运动强度应低于改善心肺功能的强度，约为40%～60%最大摄氧量VO_2max强度或60%～70%最大心率(HRmax)，大于80%VO_2max强度与低强度效应相同。运动频率为3～5次/周。每次持续时间为45～60分钟(准备活动5～10分钟，运动25～40分钟，整理活动5～10分钟)。但也有研究认为，运动频率大于3次不会导致血脂的更大改善，甚至有研究发现，每周2次的运动，共3个月也能使HDL-C上升19.3%，LDL-C下降12.8%。近年美国疾病控制预防中心和美国运动医学会推荐小量、短时、多次、累积和完成总的运动时间和运动量，同样可以取得较好的效果。

最好的运动方式是散步、慢跑、骑自行车、游泳、健身操、太极拳、气功等有节奏的全身性运动。患者可以依据各自的体力和爱好来适当选择简便、有效可行的运动项目，只有有规律科学地进行，才能保持运动锻炼的最佳顺应性。一些放松性治疗，如太极拳、气功等也有较好疗效。

也有人建议，采用有氧运动与力量练习相结合的方式，力量练习的负荷为最大重量的80%。

三、糖尿病人群的康复锻炼处方

(一)糖尿病的症状、危害及预防方案

1. 糖尿病的分类及症状

糖尿病的病因有两方面:一是因体内胰岛素不足;二是胰岛素作用的靶细胞对其敏感性降低。胰岛素是一个调节血糖的激系,当摄入含碳水化合物的食物时,胰岛素的分泌就会增加,它会使血糖保持一个稳定的水平。糖尿病人的胰岛素分泌不足和胰岛素作用的有效性降低就会导致血液中糖分过高,致使多余的糖由尿中排出,所以称其为糖尿病。糖尿病分胰岛素依赖型(I 型 IDDM)和非胰岛素依赖型(Ⅱ型 NIDDM),两者均有遗传倾向,后者的遗传因素更强。I 型病人基本不能分泌胰岛素,主要靠注射人工胰岛素治疗;Ⅱ型病人具有分泌胰岛素的功能,但是能力不足。老年糖尿病绝大部分为非胰岛素依赖型(Ⅱ型),并随年龄的增长发病率亦呈上升趋势。长期血糖浓度过高可使血液黏滞性增加,引起多种并发症。糖尿病的常见并发症有:血管硬化、肾功能衰竭、糖尿病性白内障、糖尿病昏睡、低血糖昏迷等。此外,糖尿病患者手足常因神经功能退化而麻痹,容易受到损伤或细菌感染,极易导致溃烂。

糖尿病的典型症状是“三多一少”,即多食、多饮、多尿和体重减少(消瘦)。“三多一少”是在血糖升高到较高水平,超过肾排糖阈值(一般为 160mg/dL 或 9mmol/L),出现尿糖时,由于利尿导致多尿,进而因失水导致多饮;又由于糖分从尿液中排出,致使细胞内能量不足而引起饥饿感,表现多食;这一糖代谢障碍使体内蛋白质和脂肪分解增加最终出现消瘦。患糖尿病的早期,患者往往没有明显的症状,“三多一少”仅是典型糖尿病较晚期的表现,若以此来诊断糖尿病,无助于其早期诊断,往往会延误诊断和治疗。

2. 糖尿病的危害

由于目前对糖尿病尚无彻底根治的良策。因此,糖尿病是终身性疾病。倘若糖尿病得不到满意的控制,会并发许多其他疾病,如心脑血管、肾脏、肝脏、神经系统及眼底病等,从而严重地影响病人健康,并威胁患者的生命。在现实生活中,有不少人缺乏应有的知识,耽误了病情,耽误慢性并发症的早期防治,造成不良后果。所以,只有定期测定血糖(包括空腹和餐后血糖)有助于疾病的早期检出,而获取有效防治糖尿病的宝贵时间。糖尿病并发症可以危及心脑血管、肾脏、下肢、足血管和神经系统及眼底等。

3. 糖尿病的预防原则

(1)要及早发现糖尿病,特别是没有明显症状的Ⅱ型糖尿病,中年以上,有肥胖、高血压、高血脂等心脑血管病危险因素的人应定期检测血糖。不要等到糖尿

病已发病多年，全身都是并发症时再来看病。那时，并发症逆转的机会就可能大大减少。

(2)发现糖尿病后不要紧张焦虑，但要认真对待，正确处理。只要正确认识糖尿病，使体重、血糖、血压、血脂和血液黏稠度长期控制在满意的水平，就可以达到延缓或者预防糖尿病并发症的目的。

(3)血糖出现异常，即已经明确糖耐量低减、空腹葡萄糖受损的人，应首先控制饮食、加强健身锻炼，2～3个月血糖控制仍不满意或已经明确诊断为糖尿病患者，除仍然坚持饮食控制和健身锻炼以外，应开始选用口服降糖药或使用胰岛素治疗，而且是终生治疗。

(4)糖尿病患者更应积极治疗高血压、控制体重、降低血液胆固醇和甘油三酯的水平。

(二)运动治疗糖尿病的机理与健身运动方案

1.糖尿病运动疗法的作用及原理

大量糖尿病运动疗法的机理研究证实，糖尿病运动治疗是行之有效的。其效果表现为急性和慢性两个方面。一次性运动可以提高胰岛素的作用，促进糖原的产生，降低空腹血糖浓度。这一作用可以持续到运动后的24～48小时。长期从事有氧运动的人，除了达到以上效应外，还可以降低空腹胰岛素的浓度和改善血糖。然而运动一旦终止，锻炼的效果即开始降低，两个星期内不参加任何锻炼，效果将完全消失。也有报道称，1～2天不锻炼即可使胰岛素的敏感性明显降低。这就是为什么在糖尿病的运动治疗中强调每周运动不能少于3次的原因。糖尿病运动疗法的作用机制表现在以下几个方面。

(1)提高外周组织对胰岛素的敏感性。胰岛素敏感性受胰岛素受体的亲和力及胰岛素受体数目的影响。胰岛素受体亲和力下降或胰岛素受体数目减少，轻则使胰岛素敏感性降低，重则成为胰岛素抵抗。胰岛素抵抗是导致肥胖、非胰岛素依赖性糖尿病(NIDDM)及心血管病的重要原因。胰岛素的敏感性提高后，可以在胰岛素较低的情况下增加肌肉等组织对葡萄糖的作用，从而保持较正常的血糖水平。近年来，国内学者对运动改善胰岛素敏感性的问题进行了大量研究，中国医科大学邸国勋、富朴云等发现，Ⅱ型糖尿病病人病情较轻时，给予运动强度为最大耗氧量60％VO_2max持续30分钟的急性运动负荷后，病人于运动结束时均出现血糖水平明显降低，与此同时血浆胰岛素水平下降，提示急性运动能使病人血液中胰岛素在周围组织中的敏感性提高；在慢性运动研究中，中山医科大学熊艳先后对37名Ⅱ型糖尿病病人进行为期1～2个月60％VO_2max踏车运动研究，发现空腹血糖及糖化血红蛋白(它反映长时间内血糖水平的维持状况)水平明显下降，糖耐量曲线与胰岛素释放曲线下面积均明显减少，显示胰岛素敏感性增强。

(2)长时间有氧运动可减轻体重。这对肥胖的Ⅱ型糖尿病病人尤为适用。减轻体重可使已肥大的脂肪细胞面积缩小,则单位面积的胰岛素受体数目相应增加,肝脏肌细胞、脂肪组织对胰岛素作用的敏感性也随之提高,胰岛素受体的亲和力增加,胰岛素抵抗改善。运动治疗对肥胖的 NDDM 可达到药物难以达到的理想治疗效果。

(3)改善糖代谢。运动还将使肌肉毛细血管密度和细胞内葡萄糖的代谢增加,促使细胞对糖的吸收,糖向细胞内转移增加,扩大肌细胞与胰岛素及血糖的接触面,从而降低血糖水平。运动还可以增加有氧代谢酶的活性,改善糖的分解利用过程。

(4)改善脂代谢。国内外一些研究证实,Ⅱ型糖尿病患者经过锻炼后血甘油三酯(TG)和血清总胆固醇(TCH)浓度下降,高密度脂蛋白(HDL)水平升高,有利于预防或减缓动脉粥样硬化,有利于预防冠心病、脑血管病等并发症的发生。

(5)改善心肺功能。微血管和大血管并发症是Ⅱ型糖尿病病人致残和死亡的主要原因。空腹或餐后血糖轻度升高是发生大血管并发症的驱动力,而高血糖能加速动脉粥样硬化的形成。肺部微血管病变是影响弥散功能的因素之一,高血糖水平使肺组织胶原蛋白发生反应造成肺组织弹性减弱,可能与限制性肺运气功能障碍有关。运动能增加血管壁的弹性,直接改善心肺功能。Maiorana 等对Ⅱ型糖尿病病人进行 8 周的 50%～60%VO_2max 耐力运动,结果发现,患者每博输出量增加,血压下降,休息时心率下降,延缓和预防血管并发症的发生。

(6)增强体质,提高机体适应性。长期运动治疗可增强体质,增加机体抗病能力,减少感染的机会。改善机体及内脏功能,坚持长期运动患者获得心理功能的改善,有充沛的精力,健康良好的自我感受。

2.糖尿病人群的运动处方

(1)糖尿病运动治疗的实用对象:糖尿病运动治疗的对象主要适用于空腹血糖在 16.7mmol/L(300mg/dL)以下的Ⅱ型糖尿病病人,特别是超重或肥胖者。对于缺乏运动而肥胖的中年以上患者和伴有高脂血症、高血压病的糖尿病人,运动锻炼有良好的生理效应,相当一部分人采用运动与饮食相结合的方法可达到控制血糖的目的。

(2)糖尿病人群的运动方式。糖尿病运动治疗主要采用中等强度节律性有氧耐力运动为主,适当结合力量训练。运动的形式应根据病情、体力及客观条件选择适合个人特点和兴趣的运动项目。最好选用尽可能动员较多大肌群的运动,这样的运动能量消耗大,对呼吸循环系统也能够产生有效的刺激。目前推荐的运动形式有散步、快走,是糖尿病患者最常用的低冲击运动方式。对于并发神经、血管病变的患者，可选用骑自行车、游泳、太极拳、太极剑、太极扇等低负重的运动方式。慢跑、做广播操及各类健身操、球类、划船、爬山及上下楼梯等都可选用。不必是单一的，可以是交换组合的。要避免快速高强度运动，如快跑、快速游泳、体操、网球等。此外，除了无并发症的轻度糖尿病人以外，赛车、举重、拳击、游泳等运动也不宜参加，以免兴奋交感神经及胰岛β细胞等，引起糖原分解和血糖升高。步行安全，简捷而易行，是最易坚持的一种锻炼方式，是首选的运动项目。不同人群运动方式的选择可参见表 1－4。

表 1－4　不同人群运动方式的选择

老年、妊娠糖尿病	肥胖型糖尿病	轻度糖尿病无并发症
散步、下楼梯	平地快走、慢跑、上楼梯	举重、拳击
平地自行车	坡道自行车	游泳
太极拳、体操	登山、各类球类训练	体育比赛
轻微家务劳动	擦地板	重体力劳动

唐红梅，施榕．Ⅱ型糖尿病的运动疗法[J].上海预防医学杂志，2004，16(2)

关于阻力锻炼对葡萄糖代谢的影响的研究比较少，已获得的证据显示，短期和长期阻力锻炼对葡萄糖平衡和胰岛素活动的影响与有氧运动相似。尽管研究证据表明阻力锻炼是有利的，但是对糖尿病患者，尤其是Ⅰ型糖尿病患者(胰岛素依赖型，IDDM)不提倡进行阻力锻炼。阻力运动可以产生 Valsalva 反应，持续的运动可使血压升高，这使得有视网膜病变的患者有发生视网膜剥离、玻璃体出血等危险，也使得神经病变的患者有发生皮肤外伤和溃疡的危险。但如果给予严格的筛查和监督，可以防止运动造成的伤害。证据表明，将有氧运动和阻力锻炼合理地结合起来对糖尿病患者的管理是十分有效的。

(3)糖尿病人群的运动强度：以 40%～70%VO_2max 或 HRR 进行低强度的运动，对糖尿病患者，尤其是肥胖糖尿病患者更容易接受，并能有效地预防损伤。

运动量和强度一定要适中，而且要个体化。运动过度反而会使血糖过大波动，使病情加重；运动量过小，对肌肉没有足够的刺激，达不到运动治疗的目的。对没有合并症的轻中度糖尿病病人推荐中等强度运动，即指运动时耗氧量占本人最大耗氧量的 60%VO_2max。美国运动医学会推荐糖尿病患者应以有氧运动为主，达到 40%～60%的最大耗氧量，或是 60%～90%的最大心率。国内学者多主张以 60%VO_2max 运动 30 分钟。

准确的运动强度的指标是 VO_2max，即%最大耗氧量，因测定 VO_2max 比较困难，所以常用心率来表示这种强度(相对强度)，把极限的强度定为 100%最大心率(HRmax)。运动中达到的 HRmax 越高,运动的强度也就越大。估算方法如下。

计算法:运动中靶心率=最大心率×%HRmax;最大心率=220-年龄。如一名 50 岁的病人,如果以 60%HRmax 强度运动,运动中靶心率=(220-50)×60% =102 次/分。

简易法:运动中心率=180(或 170)-年龄= 130(或 120)次/分。

(4)糖尿病人群运动的时间和频率。目前,大多数学者推荐餐后 1~2 小时定时进行运动,认为此举有很好的降糖作用。日本学者研究认为,餐后 90 分钟运动较餐后 30 分钟及 60 分钟降糖作用好。熊艳的研究显示,降糖效果最好为餐后 90 分钟进行,餐后 60 分钟次之,而餐后 30 分钟进行的降糖作用最差。另外,运动的时间因人而异,视所用药物品种而定,应在药物发挥最大效力之前进行,如注射普通胰岛素以餐后 0.5~1.5 小时运动为宜;口服优降糖时的高峰浓度为服药后 1.5 小时,故运动在餐后 0.5~1 小时即可,运动时间应避开药物高峰作用时间及空腹时间。

有资料表明,糖尿病患者一次锻炼对血糖的良好调节作用持续时间小于 72 小时,所以至少隔天锻炼 1 次,每周 3~5 天(次)为宜。终止运动锻炼 3 天,已获得改善的胰岛素敏感性会随之消失,如果能坚持 1 次/天最为理想;运动的持续时间为每天每次 20~60 分钟,包括 5~10 分钟热身和放松运动。

(5)关于抗阻训练。应采用较小负荷(最大负荷的 40%~60%)、较低强度(避免屏息)的方式锻炼:①在大肌群抗阻训练时,每组重复次数从 10~15 次逐渐增至 15~20 次;②每周至少两次,每两次之间要有 48 小时的间歇;③为了防止运动中的血压剧烈升高,应注意掌握正确的技术动作,包括缩短持续时间和静力工作时间,以及避免运动中屏息。

3.糖尿病人群运动时的注意事项

(1)糖尿病运动疗法主要适用于轻度和中度的非胰岛素依赖型糖尿病(NIDDM)患者,肥胖型Ⅱ型糖尿病患者是最佳适应征。胰岛素依赖型糖尿病(IDDM)患者,由于体内胰岛素绝对不足,必须依赖胰岛素治疗。但对稳定期的 IDDM 病人,病情得到较好控制后也可进行运动锻炼,以促进健康和正常发育。

(2)Ⅱ型糖尿病多见于中老年患者,运动前最好进行医学评估(包括糖尿病诊断,确认是否存在大血管和微血管并发症,药物的使用情况),同时应进行运动耐力试验,以获得最佳运动适宜心率范围,保证锻炼安全有效。

(3)选择适合自己的运动项目和运动方式。强调适量运动,过量运动可促进低血糖的发生,低血糖发生后又刺激交感神经系统兴奋,使体内各种升糖激素分泌增加并对抗胰岛素,致使高血糖出现,甚至发生酮症酸中毒,因此,运动中要加强医务监督。

(4)运动前要做适当的准备活动,如伸展及松弛肌肉的运动,以免肌肉骨骼受伤,准备活动后逐渐加大运动量,以免心率增加过快。运动将结束时宜行减速等适当活动,以免发生运动后血压过低、心律失常或晕厥等。

(5)有空腹运动习惯者可于运动前适量加餐,预防低血糖反应,加餐量应记入当日主食量。

(6)定期检查身体,检测血糖尿糖,时时关注自己的体重,评价锻炼效果,不断地修改完善运动处方。

(7)有冠心病及高血压者选择慢行及太极拳、气功运动为宜,切不可负荷过度,以免诱发脑出血及心肌梗塞。

(8)为了保证锻炼安全,I型糖尿病人必须学会调整运动锻炼前碳水化合物的摄入量与胰岛素注射量,以维持运动锻炼过程中血糖的稳定。这要求病人不断地监测血糖浓度以便知道胰岛素和碳水化合物以怎样的比例搭配才是最合适的。例如,悠闲地散步不需要对胰岛素和碳水化合物的摄入量作任何调整;但对于长达1～2个小时费力的运动锻炼,则需要在运动锻炼前多摄入25～50g的碳水化合物;对于更长时间的运动锻炼活动,如全天的远足,尽管碳水化合物的摄入量增多了,但注射胰岛素的量仍要减少。

(9)下列糖尿病人应严格禁忌从事运动治疗:①血糖过高,胰岛素用量太大,病情易波动者;②糖尿病酮症或消耗十分严重、血黏稠度高者;③伴有高热、严重感染、活动性肺结核者;④有严重心肾并发症及糖尿病视网膜病变者。

四、心脑血管病人群的康复锻炼处方

(一)心脑血管病形成的基本原因、危险因素及其预防方案

心脑血管病是指因血管病变、主要是动脉硬化引起不同程度闭塞所致的心脏和脑部两组疾病,一个是脑动脉闭塞所致的脑血栓形成、栓塞以及出血性疾病,另一个是营养心脏的冠状动脉闭塞的冠状动脉粥样硬化性心脏病(简称冠心病)。

心脑血管病每年要夺去世界上1500万人的生命,占我国死因的第一位。心脑血管疾病发病的病理基础多为动脉粥样硬化,而产生动脉粥样硬化的3个主要危险因素是高血压、高脂血症、糖尿病。目前我国60岁以上高血压患病率在50%以上,高脂血症在20%～25%,糖尿病在10%～15%左右,由此可见,产生动脉粥样硬化的几率是相当高的,这就导致心肌梗塞(死)和脑卒中的高发病率。前面,我们已经介绍了运动加营养防治高血压、高脂血症和糖尿病的方法,它们将阻止动脉粥样硬化的进程,无疑是防止心脑血管病发生的重要措施。

1. 心脑血管病形成的基本原因

动脉硬化(动脉内膜脂样条纹、斑块、内膜增生)是心脑血管疾病的基本原因。随着年龄的增大,人体的血管会像水管结水垢一样逐渐堵塞。当血管被堵塞 50%时,我们还不会有所感觉,当堵塞 70%时会出现头痛、心慌、胸闷气短、头晕、肢体麻木等现象,当血管腔堵塞达 70%时会引发冠心病、心肌梗塞、脑血栓、脑溢血、半身不遂等各种严重的心脑血管疾病,每年夺去 1200 多万人的生命。

2. 脑血管病的危险因素及其预防

(1)高血压。高血压是脑出血和脑梗死最重要的危险因素。国内有研究显示:在控制了其他危险因素后,收缩压每升高 1.33kPa(10mmHg),脑卒中发病的相对危险就增加 49%,舒张压每增加 0.67kPa(5mmHg),脑卒中发病的相对危险就增加 46%。一项中国老年收缩期高血压临床随机对照试验结果显示,随访 4 年后,降压治疗组比安慰剂对照组脑卒中的死亡率降低 58%。

(2)心脏病。有心脏病的人发生脑卒中的危险都要比无心脏病者高 2 倍以上。

(3)糖尿病。糖尿病是脑血管病重要的危险因素。Ⅱ型糖尿病患者发生卒中的危险性增加 2 倍。

(4)血脂异常。大量研究已经证实,血清总胆固醇(TC)、低密度脂蛋白(LDL)升高,高密度脂蛋白(HDL)降低与心血管病有密切关系。

(5)吸烟。经常吸烟主要影响全身血管和血液系统,如加速动脉硬化、升高纤维蛋白原水平、促使血小板聚集、降低高密度脂蛋白水平等。长期被动吸烟也可增加脑卒中的发病危险。

(6)酒。过量饮酒会提高出血性卒中的发生率。

(二)运动治疗冠心病的机理与健身运动方案

1. 运动的目的和冠心病人群运动处方的着眼点

冠心病人运动的目的是提高心脏的功能水平,增加对体力负荷的耐受量,控制体重、降低血脂、降低过高的血压,改变疾病的自然进程,从而控制冠心病的危险因素,减少发病率和死亡率,提高生存质量。因此,运动处方应该从以下 5 个方面入手:①增加心肌供氧量,增强心肌工作效率;②降低血液胆固醇的含量;③减小心脏病的危险因素;④增加血管弹性,促进动脉硬化的逆转;⑤改善情绪。运动处方以改善心肺功能的有氧运动为主,配合一些活动关节、促进血液循环的体操和增强肌肉力量的训练。

2. 运动的安全保障

为了安全,冠心病人进行运动前务必进行身体功能评估,评估的方法主要是运动负荷试验,即在医疗监护下的活动跑台运动。在进行运动负荷试验中,应注意以下几类指标：①是否出现胸闷、心悸、气短、头晕、步态不稳、面色苍白等症状和体征；②心电图是否出现ST改变；③心脏缺血的程度(ST段压低的幅度和范围)；④是否伴有各种心律失常。出现以上情况，应停止运动负荷试验。急性心血管意外后不宜参加运动负荷试验。如果没有以上不良反应，说明该患者能够耐受运动负荷，并能通过运动训练增强心血管功能。

3. 冠心病的运动处方

冠心病的运动方式包括有氧运动、抗阻力训练、伸展练习和医疗体操等。运动以耐力性有氧运动项目为主，其方式可以采用以下几种。

(1)有氧运动。有氧训练是冠心病运动处方中的主要部分。常用的有氧运动有步行、慢跑、游泳、骑功率自行车、登山等。理想的有氧训练强度为50%～85%(HRmax)，一般每次15～40分钟，每周3～4次，隔日一次最好。如果一次运动强度等于或大于60%，持续20分钟，则每周3次。如果运动强度小，就要增加运动频度或时间，以确保运动量和运动效果。和高强度运动相比，低强度运动需要较长的运动时间，以达到增加心脏功能的目的。中、低强度运动的主要优点是并发症较少，而高强度运动的优点是训练所花的时间较少。运动训练可能要达到一定的阈值才产生效应。一般认为，每周的总运动负荷约相当于步行或慢跑32km时训练作用最大，疾病的发作和死亡率最低，超过这个运动负荷并不增加运动效应。

步行：如果以80～85米/分的速度步行，心率可达100次/分，100米/分以上者，可使心率达100～110次/分。

走—跑交替：步行一分钟与慢跑半分钟交替进行，共20次，总时间为30分钟，走速约50米/分，跑速为100米/分。

健身跑：一般为8km/h，缓慢者只4～5km/h。有过急性心肌梗塞者，不宜慢跑，以免发生意外。

骑自行车：应用功率自行车在室内锻炼，运动强度(功率)为450～750kg·m/min，持续15分钟。

运动强度是制定冠心病人运动处方中最重要和难度最大的部分，对运动的效果和安全性有直接的影响。通常用运动的靶心率控制运动强度。可以用最大心率的60%作为靶心率，最大心率可用：220－年龄(岁)推算。更为简单的计算方法是根据患者的年龄层次确定：青年：195－年龄；中年：180－年龄；老年：170－年龄。从小强度逐渐过渡到中等强度，运动时心率在110～130次/分范围为宜。

主项耐力性运动持续时间一般要求每次运动持续40～60分钟(其中包括15～20分钟的准备活动(如伸展活动、关节活动等)和5～10分钟的整理活动。

真正的锻炼时间为20～30分钟，至少20分钟，其中达到适宜心率的时间应持续在5分钟以上。

(2)抗阻力训练。强度一般为一次最大抗阻重量的40%～50%，重复8～12次/组，5组左右为一循环。每组运动之间休息30～60s。一次训练重复2个循环。每周训练2～3次。在逐步适应后可按5%的增重逐渐增加运动负荷。训练应以大肌肉群为主。

(3)注意事项：①要选择适当的运动，既能达到训练效果，又容易坚持。训练必须持之以恒。②只在感觉良好时运动。感冒或发热时要在症状和体征消失两天以上才能恢复运动。③注意周围环境因素对运动反应的影响，包括寒冷和炎热气候下要相对降低运动量和运动强度；应该穿宽松、舒适、透气的衣服和鞋袜；上坡时要减慢速度；饭后不做剧烈运动。④调整运动处方。患者要根据个人能力，定期检查和修正运动处方，避免过度训练。药物治疗改变时，要调整运动方案。参加训练前应进行身体检查。⑤警惕症状。运动时如发现下列症状应停止运动，及时就医：上身不适（包括胸、臂、颈或下颌，表现为酸痛、烧灼感、紧缩感或胀痛）、无力、气短、骨关节不适（关节痛或背痛）。

(4)危急处理。急性心肌梗塞是一种十分危急、病死率极高的病症。一旦发病，急救处理是否及时和妥当，对急性心肌梗塞转归十分重要。急救处理的第一步就是现场应急处理，这往往比医院急救还重要。凡是疑有急性心肌梗塞者，应就地休息，争分夺秒抢救，切忌让患者行走或搬动患者，立即平卧或半卧位，绝对休息，有条件者可高流量吸氧，含服硝酸甘油，及时与急救站和附近医院联系。

就地抢救时应做到下列几项：①镇静、止痛，稳定患者情绪，保证患者安静休息；②吸氧；③含硝酸甘油；④抗休克或预防休克；⑤充分利用条件进行心电监护，发现心律失常应及时处理。

经过上述处理后，患者心绞痛得到控制，心率、心律及血压基本稳定，可由专人陪送，乘急救车送往医院，在送往医院的过程中尽量避免过多搬动患者。

(二)脑血管病人群的运动康复

脑卒中病人的运动属于医疗康复的范畴，需要在专门的康复医师的指导下进行，本书不再赘述。

五、冠心病患者的康复运动处方

(一)测定“最大体力工作能力”和自我测定脉搏

这是医务监督的主要方法，运动应该在医疗机构由专科医生测定进行心电图运动负荷试验，获得最大心率和康复心率或称靶心率，以便确定适宜安全的运动强度。用运动后即刻心率来控制运动量。简单方法是计算最大心率和计算其百分数，最大心率＝220－年龄。计算最大心率表示进行最大强度运动时可能达到的心率，除了竞技体育运动员在比赛中能达到个人最大心率外，大多数普通中老年人很难承受最大运动强度，冠心病人绝对不能承受此强度。较科学的康复锻炼的心率值＝(最大心率－安静心率)×(60%～70%)＋安静心率。还可用下列公式计算：如果安静时脉搏为70次/分钟以上，锻炼脉搏(靶心率)＝170－年龄；如果患者为70岁，锻炼脉搏为170－70＝100(次/分钟)。患者运动后气短、脉搏加快在5～10分钟未复原者，表示活动量偏大，时间偏长，应该减少活动量或活动时间。如果同时还感到疲劳，更应适当减少活动量。

(二)有氧运动是患者惟一能够选择的安全强度运动

不超过最大心率60%强度的运动量比较合适。采取的运动方式有步行、慢跑、游泳、水中慢健身操、骑自行车、医疗体操包括民族传统健身等，以下举例说明。

(1)走或走跑交替。它对心血管系统和呼吸系统有很大影响，适合于病情较轻和经常进行一定运动锻炼的人，只有轻快步行2～3km而无心绞痛发作者，才可以先步行后健身跑。从不锻炼的患者而且有轻度心功能不全者则应先以慢步连续走数百米不出现心慌气短为度，数周后逐渐增加长度和速度以达到医生测量的康复心率，以此运动量长期锻炼，在此基础上不要轻易增加速度。如果原来有锻炼基础者，则可以进行走跑交替，走1分钟，慢跑30s，反复做15～20次。健身跑的速度不超过每秒2.4m为宜，步行的速度以每分钟50m左右为佳。每次走跑交替进行20～30分钟。每周至少3次，隔日进行。体质较强者亦可天天进行。

(2)传统康复锻炼方法动静皆宜。导引功就是呼吸运动和肢体运动相结合，有的则为与自我按摩动作相结合的医疗体操，可以起到行气血、通经络、调节脏腑的作用。导引养生功-舒心平血功的功法计有八式，即闻鸡起舞、白猿献果、金象卷鼻、黄鹰叠膀、上工揉耳、捶臂叩腿、枯树盘根、平步连环等。

(3)气功。主要应选强壮功，取站式或坐式，自然呼吸，意守丹田。也可以配合松静功、保健功等功法。每日做2～4次内养功(坐功及卧功)。一周后可减少甚至停止心绞痛发作率。

(三)注意事项

(1)适应征与禁忌征。运动疗法适用于处于缓解或恢复期冠心病患者，具体实施时应该在专业医生的监督和指导下进行。不适用于冠心病临床类型中心功能Ⅲ级、Ⅳ级心绞痛、原发性心脏停搏、心肌梗死、心力衰竭急性期患者。例如，发生急性心肌梗死进行抢救期间或急性期后前三天内，或大夫认为不宜活动时；患者在休息时有心前区不适或气短；患者持续存在着充血性心力衰竭症状或体征，伴有血压＞24kPa/13.3kPa（180mmHg/100mmHg）或＜12kPa/8kPa（90mmHg/60mmHg）的患者；反复存在病态心律失常的患者，尤其是稍加活动心律失常便加重者。

(2)康复锻炼的活动量必须适度。锻炼前的准备活动和锻炼后的整理活动非常必要。患者在药物有效控制的同时运动应尽量达到靶心率或脉率，超过这个范围安全度降低，甚至出现生命危险。不要参加竞争性或刺激性太强的体育活动。如有感冒或在活动中出现颈部有压迫感或疼痛、心前区不适、憋闷或绞痛，则应立即停止体育活动，并请医生检查。

(3)要注意运动与环境变化和作息的关系。在冷或过热季节、刮风下雨突变等天气变化情况下，应适当减少活动量。一天中运动的时间要选择适当，惯于早晨发作者应下午进行，惯于在饭后发作者应饭前进行或饭后2～3小时后再进行，饭后不宜马上运动；惯于夜间发作者，最好在睡前半小时左右作轻松散步。每次锻炼后需休息5分钟以上方可进餐或洗浴。由于心血管意外事件常发生于早晨5点至中午11点，体力活动应安排在下午4～6点最好。最好是集体活动而不是单独活动，运动时带好急救药。运动后不要马上洗热水澡。运动后避免吸烟。

(4)康复锻炼必须持之以恒。一旦选择合适的项目必须坚持终身，并随年龄的增加适当减少运动时间和强度。如果随意停止训练，两周后其心功能的改善就会开始减少，停止训练五周后锻炼的效果则失去一半甚至完全消失。

六、骨质疏松人群的康复锻炼处方

（一）骨质疏松症的病因、症状及诊断标准

骨质疏松症（osteoporosis，简称OP）是老年前期与老年期人群中的多发病与常见病。其定义为：原发性骨质疏松症是以骨量减少、骨组织显微结构退化为特征，以致骨的脆性增高而骨折危险性增加的一种全身性骨病。不少学者的研究表明，骨矿物质含量的丢失在老年期开始与年龄成正比，每增长10岁，骨量的丢失约增加10%。骨质疏松症是一种与激素、年龄、运动、饮食、体重和种族等诸多因素都有密切关系的退行性疾病。骨质疏松症一般分两大类，即原发性骨质疏松症和继发性骨质疏松症。退行性骨质疏松症又可分为绝经后骨质疏松症（Ⅰ型）和老年性骨质疏松症（Ⅱ型）。老年人患病率男性为60.72%，女性为90.47%。继发性骨质疏松症不属于本书讨论的范畴，在此不赘述。

骨质疏松症是50岁以上中老年人的常见病，已被世界卫生组织列为中老年三大疾病之一，并认为它将是21世纪威胁人类健康的重要问题。目前，全世界约有2亿患者。2000年我国第五次人口普查结果预测，原发性骨质疏松人数约

为8826万人，约占总人口的6.97%，男女性比例为1∶6。其中大部分为绝经后的妇女和中年男性。我国60岁以上的女性骨质疏松患病率为60%～70%，男性为25%～30%。45岁以上的骨质疏松症病人每年约有130万人发生骨折。骨折及其并发症可致残、致死、耗资大，对患者、家庭和社会带来沉重的负担。

1.骨质疏松症的病因

引起中老年人骨质丢失的因素十分复杂，近年来的研究认为，与下列因素密切相关。

(1)中老年人性激素分泌减少是导致骨质疏松的重要原因之一。绝经后雌激素水平下降，致使骨吸收增加已是公认的事实。

(2)随年龄的增长，钙调节激素的分泌失调致使骨代谢紊乱。

(3)老年人由于牙齿脱落及消化功能降低，骨纳差，进食少，多有营养缺乏，致使蛋白质、钙、磷、维生素及微量元素摄入不足。

(4)随着年龄的增长，户外运动减少也是老年人易患骨质疏松症的重要原因。

(5)近年来分子生物学的研究表明，骨质疏松症与维生素D受体(VDR)基因变异有密切关系。

导致骨质疏松症的危险因素包括：①遗传因素；②营养因素：钙摄入不足、维生素D缺乏、高纤维素食物、偏食、厌食；③运动因素：活动不足；④生活习惯因素：酗酒、吸烟以及嗜食咖啡因茶碱类食物；⑤药物因素：服用某些药物如类固醇激素、利尿剂、抗生素、抗血液凝固剂、化疗剂等。

2.骨质疏松症的症状

(1)疼痛。原发性骨质疏松症最常见的症状，以腰背痛多见，占疼痛患者的70%～80%。一般骨量丢失12%以上时即可出现骨痛。老年骨质疏松症时，椎体改变造成肌肉疲劳甚至痉挛，也会产生疼痛。若压迫相应的脊神经可产生四肢放射痛、双下肢感觉运动障碍、肋间神经痛、胸骨后疼痛类似心绞痛，也可出现上腹痛类似急腹症。若压迫脊髓还影响膀胱、直肠功能。

(2)身长缩短、驼背。多在疼痛后出现。尤其第11、12胸椎及第3腰椎，负荷量更大，容易压缩变形，使脊椎前倾，背曲加剧，形成驼背，随着年龄的增长，骨质疏松加重，驼背曲度加大。每人有24节椎体，正常人每一椎体的高度约2cm，老年人骨质疏松时椎体压缩，每椎体缩短2mm左右，身长平均缩短3～6cm。

(3)骨折。这是退行性骨质疏松症最常见和最严重的并发症。

(4)呼吸功能下降。胸、腰椎压缩性骨折，脊椎后弯，胸廓畸形，可使肺活量和最大换气量显著减少，患者往往可出现胸闷、气短、呼吸困难等症状。

3. 骨质疏松症的诊断方法及标准

骨质疏松诊断常用方法很多，有X线摄片、光密度测量法、单光子吸收法(SPA)、双光子吸收法(DPA)、双能X线吸收测量法(DEXA)、定量CT(QCT)、超声诊断法、骨转化生化标志物的检测法、骨形态计量学等。目前，最常用的是双能X线吸收测量法(DEXA)和超声诊断法。

中国的诊断标准具体如下(主要用于女性成人，男性参照执行)：

(1)骨矿含量诊断标准和分级：目前，我国骨质疏松的诊断标准还没有统一。参考世界卫生组织的诊断标准，结合我国国情，1999年中国老年学会骨质疏松委员会诊断学科组提出了骨质疏松的诊断标准建议值。这一标准以汉族妇女双能X线吸收法(DEXA)测量峰值骨量($m\pm s$)为正常参考值，在目前尚无细分标准的情况下，不同民族、地区和性别可参照执行这一标准。

正常：测试的骨密度比对照组的平均骨密度低1个标准差，即$>m-1s$(标准差)。

骨量减少：测试的骨密度比对照组的平均骨密度低1个标准差以上，2个标准差以下，即$m-1-2s$。

骨质疏松症：测试的骨密度比对照组的平均骨密度低2个标准差，即$<m-2s$(根据诊治的要求分为轻、中二级)。

严重骨质疏松症：$<m-2s$并伴有一处或多处骨折或$<m-3s$但无骨折。

(2)峰值骨密度丢失百分率及分级标准：这一分级标准仅仅参考日本1996年修订版标准，我国尚未作峰值骨密度调查，或做了一些调查，但s(标准差)不便应用时，可用骨量丢失百分率(%)诊断法。

正常：骨量丢失百分率达12%，即$>m-12\%$。

骨量减少：骨量丢失百分率达13%～24%，即$m-13\%-24\%$。

骨质疏松症：骨量丢失百分率达25%，即$<m-25\%$(根据诊治的要求分为轻、中二级)。

严重骨质疏松症：骨量丢失百分率达25%，即$<m-25\%$，并有一处或多处骨折，或骨量丢失百分率达37%，即$<m-37\%$但没有骨折。

(二)运动治疗骨质疏松症的机理与健身运动方案

1. 运动治疗骨质疏松症的作用及机理

(1)运动有利于骨健康。长期不活动的人易发生骨质疏松。最明显的例子是，长期卧床的病人和失重状态下的宇航员，他们每周要丢失1%的骨质。其中主要丢失的是松质骨。因此，负重运动对骨骼健康是有益的。据国内外最新研究发现，运动对骨密度的影响比重(40%)远远超过了与骨代谢相关的激素、钙及维生素D对骨强度的影响(3%～10%)。

长期科学地进行身体锻炼能维护和提高骨矿密度，增强肌肉力量，提高平衡能力，减少跌倒的危险性，从而降低因骨质疏松引起的骨折的发生率。适宜的运动锻炼还能减轻因骨质疏松引起的疼痛症状，能全面提高身体素质和日常生活活动能力，进一步改善生活质量。

体育锻炼有益于绝经后妇女的骨健康。试验研究表明，每周进行 3～4 天、每次 30～60 分钟的锻炼，可以明显减缓绝经后妇女的骨丢失；中等强度和大强度锻炼者，其髋部骨密度均显著高于小强度锻炼者的。

负重锻炼的效果最好。体育锻炼增加了机体负重的机会，对骨生成细胞有刺激作用，可促进骨质形成，因此，可预防骨质疏松。骨骼的发育和骨量的多少与运动有密切关系。经常从事体力劳动和体育运动者其骨矿含量明显增加。体重与骨密度也呈正相关。

运动可促进全身血液循环，骨骼也可得到充分的营养物质和矿物质，从而减缓骨骼的退行性变化；运动也可使肌肉强壮，骨骼的受力增加。在应力刺激状态下，骨骼的成骨细胞代谢活跃，促进骨骼的生长，骨的密度和强度也缓慢增加。

(2)运动防治骨质疏松的机制。

性激素效应：性激素与骨代谢关系非常密切，睾酮与雌二醇能促进骨的蛋白质合成，骨基质总量增加，使骨盐沉积保留、骨质增厚、骨髓融合，从而促进骨的生长发育。一旦二者分泌不足，骨密度就随之下降，导致骨质疏松。研究表明，适度中等强度的运动训练，特别是各种力量性训练，可促进睾酮及雌激素的分泌，防治骨质疏松发生。

骨血流量效应：钙易在酸性环境中溶解，一旦骨内血流降低使局部血流酸性化，就会导致骨溶解和骨萎缩。运动时骨血流量的增加可能也是引起骨形成增加的机制之一。

骨机械应力效应：在应力负荷作用下，骨骼胶原基质发生变形，产生压电效应。改变骨细胞的生物物理环境，影响其增生和分化，这就是骨对运动负荷产生的适应性改变。骨骼的形态和骨量的多少受个体活动水平的调控，运动不足时骨发育较差，运动足够时骨发育较好。

提高钙阈值和钙吸收效应：缺钙是导致 OP 发生的主要原因。运动在增加骨质的同时，也增加了对钙的需求量，即提高了需钙阈值，这时的补钙效果较好。反之，由于长期不运动，使骨质对钙的需求量减少，此时即使大量补钙，钙从尿中排出，也不会产生明显效果。另外，如前所述，运动使骨皮质血流量增加，改善了细胞的血液供给，又进一步促进了钙的吸收。除此以外，户外充足的阳光可使维生素 D 增加，从而促进钙的吸收。

增强肌肉力量效应：在骨质疏松发病机制中，非机械因素(钙、维生素 D、激素等)并不是最主要的,而在神经系统调控下的肌肉质量(包括肌纤维的质量和肌力)是决定骨强度(包括骨量和骨结构)的重要因素。因此,运动在保持肌力的同时,也保持住了相应的骨量。

2. 骨质疏松症人群的运动处方

任何一种运动形式都是可行的,只要全身的骨骼都受到足够的张力和拉力就会有防治骨质疏松的效果。当然,不同的人群应选择不同的运动项目,安排不同的运动方式。

(1)运动方式。不同的运动项目对骨的刺激作用不同,因此,骨密度亦呈现不同的变化特点。

研究者综合研究文献发现,其主要有如下规律:大负重、爆发性的运动对骨的应力刺激作用大于耐力运动,在维持和提高骨密度上有优势。但如果单纯以大负重、爆发性的方式进行训练,对受试者特别是老年人的循环系统较为不利。

因此,美国运动医学协会推荐的骨质疏松症预防运动方案是力量训练、健身跑和行走。运动对健骨效应具有部位特异性,这些部位也就是参与活动的工作肌所附着的骨骼。因此,在选择运动方式时,应兼顾全身骨骼、肌肉、内脏情况,使肌体各部位都受到均衡有效的良性运动刺激,而单一的上肢、下肢、躯干运动方式不太适宜,应进行综合运动练习。一般是在对内脏机能有帮助的有氧训练的基础上,有选择、有重点地进行骨质疏松易发部位适宜的负重练习。

(2)运动强度。运动强度刺激有一个阈值。在该阈值下运动,其运动强度增大,骨密度则提高。但超过该阈值,运动刺激强度增大,骨密度却不再随之增长,甚至会产生疲劳性骨折,而且每个人的循环、呼吸等系统受力有限。有研究者的实验结果提示:中等强度运动可以在一定程度上抑制去卵巢后的高转换型骨代谢,能明显减轻骨质疏松的程度,而大强度运动没有该抑制作用,对改善骨质疏松的程度无作用。还有研究者也指出,长期的大强度运动可导致骨量减少。所以,一般人所采用的中等运动强度设置为70%~85%(HRmax),相当于60%~70%O_2max。

(3)运动时间和频率。运动对于骨骼健康的特殊影响已得到了临床试验和观察研究的证实。有证据表明,骨质疏松症患者参加体育运动越早获得的骨峰值可能越高。当然,任何时候开始运动对维持一定的骨量都有积极的作用。要维持较高的骨量或延缓骨量的丢失,必须持之以恒地长期进行体育锻炼,通过运动对骨进行保健是人一生都必须重视的问题。

有研究表明,每次运动的时间过长并不利于骨健康。有研究者指出,长距离运动者的腰椎骨密度低于非运动人群。出现这种现象的原因可能是长时间的耐力运动,使下丘脑一垂体一性腺轴功能受到干扰,导致性激素水平低下或缺乏,引起成骨细胞和破骨细胞活性平衡失调，骨吸收大于骨形成。所以，在实施健骨运动疗法时，每次运动的时间一般控制在30～60分钟为宜，锻炼频率主要根据个体的主观感觉而定，即以次日不感到疲劳为度，一般每周3～4次为宜，锻炼次数太少则效果不佳，而次数太多则会产生疲劳。

3. 老年人骨质疏松的运动处方

对于老年人，因为骨骼逐渐衰老，为了减少骨量的下降幅度，延缓骨质疏松的发生，宜选择符合其生理特点和运动能力的有氧运动项目如走跑交替、慢跑、登山、中老年健身操、体育舞蹈、太极拳和广播操等。另外，还应有针对性地选择骨折好发部位（因骨质疏松所致骨折主要集中在腰椎、四肢长骨近端和远端等处）的专项肌力锻炼，以加强肌肉对骨骼产生的牵张力和对骨强度的影响作用。

（1）走跑交替运动：走跑交替既有增强体质的显著效果，又便于从实际出发灵活掌握运动量，活动不剧烈且容易坚持，是一种较适合中老年人锻炼身体的好方法。锻炼方法是先走后跑，交替进行。根据身体的适应程度逐渐增加走跑的时间、距离和次数。刚开始锻炼时，一般是先走1分钟，再跑1分钟（每分钟100m左右），次数上可隔周递增1次，如第1周走5次跑5次（共10分钟），第3周走6次跑6次，第5周走7次跑7次，一直增加到走10次跑10次，就不再增加跑的速度，以出汗、稍喘气、跑后心率不超过120次/分、无异常感觉为宜。

（2）慢跑运动：开始时慢跑400m，1～2周后，逐渐增加距离，待距离稳定在1200～1600m、身体逐渐适应时，也可改为中等速度；以出汗、喘粗气、跑后心率不超过120次/分、疲劳恢复较快为宜。

除了慢跑、游泳、爬楼梯、蹬自行车等基本方法外，还有许多有氧训练方法，如划船、太极拳、中老年迪斯科、篮球、排球、足球、羽毛球等项目。但球类运动均应在具备一定训练基础的条件下进行，而太极拳、健身舞、中老年迪斯科等简便易行，应大力提倡。

（3）专项肌力锻炼。

A. 日常静力性体位训练：取坐或站位时，伸直腰背，收缩腹肌和臀肌，增加腹压，吸气时扩胸伸背，接着收颏和向前压肩或背靠椅坐直；卧位时应平仰、直枕，尽量使背部伸直，坚持睡硬板床，对所有骨质疏松患者，无论有无骨折都应进行本项训练，使其通过训练，习惯这种姿势，以防骨折和驼背的发生。

B. 力量性训练：握力训练，每日坚持握力训练30分钟以上；俯卧撑练习：每日1次，尽量多做，每次所做个数不得少于前1次，先从低难度开始；拉橡皮练习：两腿分开与肩同宽，直立于1棵大树或类似物体前，取1根3～4m长的橡皮条，绕过树干，两手各持橡皮条的1端于体侧，并绷直皮条，做各种练习。

练习1：两臂同时前后摆动用力向体后拉橡皮条。

练习 2:手心向上,两臂同时屈肘,用力拉橡皮条至胸前,伸肘,还原。

练习 3:转身、背向树干,两腿前后站立,前腿成弓步,两臂屈肘将橡皮条置于两侧肩上,然后同时用力伸臂向前拉直皮条,屈肘还原。

练习 4:上述 3 种方法组合,每种方法来回重复 15～20 次,每天练习 1 次或每周练 3～4 次,持之以恒可增强上肢肌肉和胸背部肌肉的力量,有效牵伸脊柱,提高肩关节的柔韧性,同时锻炼了腿部肌肉力量,具有全身性强骨、健骨效果,能起到预防骨质疏松的作用。

特别值得注意的是,原发性骨质疏松的发生多见于中老年人,而且这一人群发生骨折的危险性较高,必须重视运动的安全性。因此,运动强度宜选择中等强度为好。同时强度一定要循序渐进,不可操之过急。

4. 中年人骨质疏松的运动处方

为防止骨质疏松的发生,中年人应选择以全身运动为主,同时辅以适度的爆发性、力量性练习,如跑步、跳跃、俯卧撑、负重蹲起和推举哑铃等练习,以达到长时间维持高峰值骨量,避免或减少骨丢失的目的。中等强度的有氧运动的方法很多,也比较容易掌握。这里我们着重就防止骨丢失的肌力锻炼的方法介绍如下。

(1)腹肌练习动作:仰卧起坐,悬垂抬腿或摆腿,仰卧抬腿(先单腿后双腿),俯卧撑,杠铃提放(过膝)。以上各动作 10 次为 1 组。

(2)背肌和腰肌练习动作:背屈,俯卧抬腿,侧屈,持横杆体前屈,持横杆俯卧引体。以上各动作 10 次为l组。

(3)腿部肌力练习动作:负重下蹲,负重跳台阶(5 次为 1 组),俯卧屈小腿,立姿屈小腿,仰卧上下摆腿,仰卧直腿摆等。以上各动作 10 次为 1 组。

选取以上 2～3 个动作,每个动作练 4～6 组,每组练 15～20 次以上。用本人最大负荷的 30%～50%的强度来锻炼。组与组的间隙一般为 3～4s,最多不超过 5s。每分钟的动作频率为 18～22 次,肌肉收缩时快些,伸展时稍慢些。每周锻炼 3～5 次,每次锻炼的时间为 1 小时左右。这是针对体型肥胖的中年人所采用的小重量、多次、中快速度和短间隙的消耗性锻炼方法。

5. 运动的注意事项

(1)必须遵守因人而异、循序渐进和全面性原则。应根据个体具体的身体状况,并充分考虑到疏松骨质各部位的负荷承受情况,循序渐进地实施运动疗法。运动中应避免过多的爆发性、力量性练习和屏气动作,运动强度应从小逐渐加大,以防发生运动损伤。

(2)引发骨质疏松症的病因是多方面的,其治疗也应采用多方面综合治疗方案,尤其对继发性骨质疏松症和较为严重的原发性骨质疏松症必须在坚持药物、营养等病因治疗、对症治疗和辅助治疗的前提下进行体育康复。运动期间，要加强饮食营养，尤其注意动物性食物中钙的补充。

(3)依据运动对骨的刺激作用，健骨运动应尽早进行，以期获得较高的骨峰值，并且必须长期坚持，才能达到维持较高的骨量或延缓骨量丢失的目的。对于长期卧床者，应以被动运动为主，维持关节活动和循环系统功能。

(4)中等强度运动对骨质疏松的预防及治疗效果最好。锻炼可从小强度活动开始，逐渐提高强度，并将运动时间延长至30～60分钟。

(5)大量的不恰当的运动是有害的。对脆弱的骨骼进行过分的训练将引起机体疲劳和压缩性骨折。已经确诊患有椎骨骨质疏松的患者应避免进行过度前屈。

(6)应根据骨质疏松症患者的病情、疼痛的部位及程度的不同，坚持局部与整体相结合，突出重点，进行微超量恢复性训练治疗。

七、前列腺肥大患者的康复运动处方

(一)病因

前列腺肥大又名前列腺增生症，是男性中老年人常见的病症。经调查发现，年龄到50岁时多数人的前列腺有肥大增生的变化，但临床上可全无症状表现。肥大的前列腺中常合并有不同程度的慢性炎症病变，二者可互为因果。为什么男性老年人多数要发生前列腺肥大症，其原因有不同解释，比较肯定的最主要因素是性激素分泌平衡失调，泌尿系统炎症和盆腔内淤血都可使症状加重。

(二)症状与诊断

轻症前列腺肥大可全无症状，对健康也无影响。较重病人多出现尿急、尿频、尿线不整、不长、分段排尿和剩余尿等症状，比较典型的症状是排尿困难。但梗阻的发生常很缓慢，常被忽视，故而没能及时求医诊治，使疾病迁延。此病诊断不难，老年男性患者若有排尿障碍，常合并发生泌尿系统炎症，可去泌尿外科门诊检查。在排空膀胱后做直肠指诊，可能有不同程度的前列腺增大，向直肠膨出，表面平滑，边缘清楚，有中等弹性的硬度。直肠指诊触及在尿道两侧，分左右两叶，约栗子大小。必要时配合其他深入的检查方法，如化验检查前列腺液、B超检查、膀胱镜检查等。

(三)运动康复的方法

进行各种体育疗法，其中着重做骨盆会阴肌、腹肌和腰骶部的肌肉活动，做加强肛门括约肌和提肛肌的收缩练习，可改善盆腔及会阴部的血液循环，减少局部淤血。根据年龄、体力和健康状况，尽量多参加户外各种体育活动，既能改善身体机能，又能调节神经和内分泌失衡。在此介绍一组垫上锻炼方法，患者取俯卧位，又分手膝位和肘膝位，做两大腿交替直腿后伸高抬，尽力去做，每天1～2次，每次5～10分钟，前后配合，改仰卧位做大腿的内收和外展及屈伸活动。

配合家庭康复方法包括如下几种。

(1)坐浴。用温热水坐盆浴，水温以能耐受的热度为宜，每日1～2次，每次10～20分钟。坐浴时要放松肛门括约肌，并配合用手指在水中按压会阴部和肛门周围，也可用温热水流冲击肛门周围。

(2)按摩。前列腺的体表部位，约在肛门与尿道根部之间，可间歇用力深压，以局部感到酸麻胀微痛为度。每日按摩1～2次，在午休和晚睡前进行。近年来研制出多种家用电动直肠按摩器，疗效很好，操作方便。

(3)物理疗法。在体表和直肠内做高频电疗都有效果，如短波、超短波、微波等，需要到医院门诊治疗。在家中可用简易的电热理疗器，例如远红外线灯、频谱仪等，但理疗只是一种配合疗法。

(4)遵守作息时间。养成良好的卫生习惯，按时起居，保证有充足的睡眠，保持旺盛的精力，维持良好的心理状态，可改善病人的神经和内分泌活动，对此病有康复作用。

(5)饮食疗法。膳食中少用脂肪，多食纤维素丰富的食物，如水果、蔬菜、粗粮等，少吃或不吃辛辣的刺激性食物，保持大便畅通，亦能减轻病痛。

(6)卫生保健措施。患前列腺肥大病人，不宜久坐，特别注意避免局部受凉，不要坐在阴冷潮湿坚硬的地方，准备一个松软隔凉的坐垫，随身携带垫用，以保护局部不受寒冷刺激，此点常被忽视，因此引起旧病复发，症状加重屡有发生，应引以为戒。

(7)性生活问题。关于患前列腺肥大老年人的性生活问题，可根据患者年龄、病情、身体机能与健康状况，以满足生理机能需要为适宜，适当控制频度，以过性生活后身体反应良好为标准。

坚持科学健身，强壮体质，保持良好的身心状态，保持正常的泌尿生殖系统机能活动，防治炎症，适度的性生活，慢性前列腺肥大症是可以康复的，是能够治愈的。

八、哮喘病患者的健身运动处方

哮喘是一种呼吸道突然变得狭窄、造成呼吸困难的病症。哮喘是世界公认的医学难题。治疗在于减少病情突发的严重性和频率。用适当的治疗，患者可以过正常的生活。不接受治疗的哮喘会导致肺部的损害，甚至死亡。适当的锻炼，结合药物和控制诱因可以有效地控制哮喘，但不要指导一名不会控制自己病情的哮喘患者锻炼。未被处理的哮喘是危险的，那些没有寻求适当治疗和防治方法的人不适合参与任何锻炼方案。

但毫无疑问,哮喘是能够控制的,最好的证据就是在 1984 年美国奥运会代表队的 67 人中,有 41 名获得奖牌的运动员患有哮喘病。控制方法是在锻炼前服用药物以阻止哮喘病发作。另外,许多患者随身携带气雾剂类药物以备哮喘突然发作时使用。对于健身指导员来说,这是一个好建议。

(一)病理机制及诱因

对哮喘病病因仍未明确。目前认为遗传因素和环境因素是两个主要原因。研究表明,在近亲中有哮喘史者更易发病,患者体内存在某些哮喘相关基因,与气道高反应性、参与过敏反应调节的 IgE 抗体有关。环境中各种粉尘、花粉、污染物质、气体、微生物、某些食物、药物和运动以及气候变化等都可引起哮喘发作。其中运动锻炼本身所导致哮喘的机制是当患者呼吸大量干燥的空气时,呼吸道变得干冷,呼吸道中的特殊细胞发生一系列反应,腺体分泌且呼吸道变窄,病人直接的反应为呼吸困难,有时可能会导致死亡。

对哮喘的发病机制至今不完全清楚,比较公认的是各种不同的刺激因素引起的变态反应、气道炎症、气道高反应性和神经因素共同作用的一系列事件顺序性发生的结果。变态反应是指当各种刺激因素作为应变原进入具有特异性体质的机体后,刺激机体淋巴细胞产生 IgE 抗体,它们与肥大细胞、嗜碱性粒细胞等 IgE 受体结合,引起组胺以及其他炎症介质释放,导致平滑肌强烈收缩,气管痉挛;引发组织炎症、水肿、黏液分泌增加,血管通透性增高,产生哮喘症状。迷走神经可增加支气管反射性收缩。

3 个最普遍的哮喘诱因是:过敏原、刺激物和锻炼,其他包括感染、情绪和压力。一个以上的诱因会导致哮喘症状的出现。

1. 过敏原

虽然过敏原是频率性的侵袭者,但不是所有的哮喘患者都有过敏诱因。最普遍的过敏原是食物、花粉、灰尘、霉菌和宠物。

2. 刺激物

二手烟、污染、香水和冷空气都会诱使支气管痉挛。

3. 锻炼

锻炼引起的哮喘并发症称为 EIA(exercise - induced asthma)。在中到高强度的锻炼中,呼吸率的增加使不够暖与潮的气体进入肺部,进而导致肺部的支气管痉挛。

4. 其他诱因

像感冒和鼻窦感染等疾病会加重哮喘症状。

(二)症状

与哮喘相关的症状有咳嗽、喘息、呼吸困难、胸闷、咳痰等。典型的表现是发作性伴有哮鸣音的呼气性呼吸困难。严重者可被迫采取坐位或呈端坐呼吸,干咳或咯大量白色泡沫痰,甚至出现紫绀等。哮喘症状可在数分钟内发作,经数小时至数天,用支气管扩张药或自行缓解。早期或轻症患者多数以发作性咳嗽和胸闷为主要表现。

(三)运动的益处

规律的锻炼给哮喘患者带来的益处同非哮喘患者是一样的,包括增加身体能力、降低经历哮喘的恐惧和体形的改善。哮喘患者普遍较少参与运动,常常处于非健康状态。一项研究表明,哮喘患者被阻碍参与规律性锻炼方案是因为他们担心会在锻炼中遭受突发性哮喘,并且他们还缺乏如何正确锻炼的指导。但结合适当的药物和锻炼方案,哮喘患者可以改善呼吸功能,减轻呼吸困难,改善缺氧状况;提高全身耐力,减轻身体疲劳,恢复日常生活活动能力,提高生活质量。

(四)运动处方

一般情况下,哮喘病人在正式参加运动锻炼之前要进行充分的准备活动,但不要进行较长时间的热身运动并进行间歇性运动形式,每次持续 5 分钟或更短时间,由于吸入温暖潮湿的空气可减少哮喘病发作的可能,因而对哮喘病人来说游泳是一项较好的运动,在户外跑步或骑车时,在鼻、口周围围上围巾或面具,以保持口鼻周围的空气湿度,减少呼吸道受到干冷空气刺激的几率。

1. 运动方式与强度

运动措施主要针对非发作期患者,重点解决神经紧张和呼吸肌疲劳、全身疲劳的问题。原则上,支气管哮喘患者无论是儿童、少年或成年人都能参加与其年龄相适应的各种类型的体育活动,尤其是有益健康的非竞技型体育活动。

通常支气管哮喘的运动目标是改善呼吸功能和体力状况。运动方式采用有氧运动、抗阻力训练、柔韧性训练、协调性训练和放松练习。有氧运动强度以中等为宜,推荐 65%~75%VO_2max 强度;抗阻力训练以下午 12~20 时较合适。在一次训练课中,热身、有氧运动、抗阻力训练、柔韧性练习、放松整理的时间比分配为 10∶20∶10∶10∶10。每周 3~5 次,长期坚持可明显增强体力,改善呼吸功能。

腹式呼吸、用鼻吸气、缩唇呼吸等呼吸再训练对支气管哮喘患者也很有效。研究表明,呼吸再训练可减少支气管扩张剂的使用,防止病情恶化,改善生活质量。有研究显示,哮喘儿童也能很好耐受有氧训练和无氧训练交替的较高强度的训练计划,且明显改善了有氧和无氧耐力,但对呼吸功能指标影响较小,在训练中应加入无氧训练的成分。

2. 运动注意事项

(1)哮喘病患者在健身锻炼时应随身携带简便易行的药物,以备出现哮喘时服用,并注意在锻炼前服药。要注意随身携带哮喘喷雾器。

(2)不要用口呼吸,养成用鼻呼吸的习惯,并逐渐形成“吸短呼长”(吸与呼的时间之比约为1∶2)、“呼吸轻缓”(平稳)的呼吸模式。

(3)宽衣松带,确保呼吸时胸腹轻松自由地起伏。

(4)参与健身的哮喘病人都应有锻炼伙伴,便于帮助处理危急情况。

(5)避免在寒冷天气和污染的环境中锻炼。

(6)特别注意对呼吸肌的锻炼,如主动地开怀大笑,经常地进行吹起飘落的气球、吹灭点着的蜡烛和吹动桌上的乒乓球等锻炼。

(五)危急处理

当哮喘突然发作时,切记千万不要背送患者去医院急救。

背送哮喘发作患者这一不当的急救转移行为在一定程度上加速了患者的病情。哮喘发作时,全身极度缺氧,呼吸肌最大限度地工作,吸入更多的氧气和更多地排除肺内残余气体,以缓解体内重要器官缺氧,这是一种代偿方式。如果背送患者,正好压迫胸腹部,限制了胸腹式呼吸,加重了全身缺氧,无疑雪上加霜,严重时可致使患者呼吸衰竭,呼吸心跳停止。

哮喘发作时,应减轻患者的心理压力,取坐位或半卧位,解开领扣,松开裤带,避免胸腹受压和不必要的搬动。清除口鼻分泌物,保持呼吸道通畅。如果老年患者原有心脏病史,可能是心源性哮喘,应立即舌下含服消心痛或硝酸甘油片1~2片。如果是支气管哮喘,应尽快脱离过敏原,有气管扩张气雾剂应立即让患者吸入2~3次。一旦呼吸心跳停止,应尽早进行人工心肺复苏,为进一步治疗争取时间。哮喘严重时,需肌注或静脉给药,同时吸氧,多数经治疗后病情均能缓解,或病情稳定后在医务人员护送下,用担架或靠背椅保持患者坐位,安全转送医院。

九、癫痫病人的康复锻炼处方

我们也倡导癫痫病(也称羊角疯)患者参与经常性的健身锻炼活动,过上正常人的生活。但锻炼者必须掌握自己什么样的环境或事件能诱发癫痫病的发作,并告之教练或锻炼伙伴。一般来说,癫痫病人的健身活动没有特定的限制,但健身教练应该尽可能地安排锻炼“伙伴”与其一道活动。应考虑以下几点:①合理使用药物;②安排锻炼伙伴,以确保健身的安全。

十、颈椎病患者的康复运动处方

1. 病因及症状

颈椎病是因颈椎骨质增生骨刺形成以及颈椎间盘病变而引起的一系列综合病症。它以不同的病变部位和程度分别刺激和压迫不同组织而有不同的表现。一般分为4种类型:①神经根型(压迫刺激颈神经根引起上肢感觉障碍麻木、疼痛和力弱、肩颈部疼痛);②椎动脉型(刺激颈部血管椎动脉致头部缺血引起耳鸣、视力障碍、头晕、恶心甚至一过性晕倒);③交感型(刺激交感神经可以引起血管症状和心脏症状,如耳鸣、视听障碍、心跳加快等);④脊髓型(压迫刺激脊髓引起四肢活动不灵、笨拙,甚至痉挛、麻痹)。颈椎病会引起颈部僵硬转动不灵活、疼痛。

2. 运动疗法与日常保养的作用

运动疗法的作用在于改善颈部的灵活性,减少粘连,增加软组织的弹性;加强颈部肌力稳固颈椎、减少异常活动;改善血液循环,促进炎性渗出物的吸收,减少粘连;降低对刺激的敏感性,提高痛阈,减轻症状。颈椎病急性期应卧床休息,不宜运动治疗。可以配合理疗消除神经根周围的水肿,减轻症状。出现急性肌无力麻痹时,应尽快找医生决定是否手术治疗。

日常的保养方法是,注意保持颈部的中立位,站或坐位工作时不宜过度低头。因为颈椎的关节方向较为水平,长时间低头颈椎前屈会引起关节面前滑,关节囊松弛会引发骨关节病、颈部肌肉劳损,加重颈椎病病变;睡眠时枕头不宜过高或过低。仰卧时以10cm左右为宜,同时头部应稍低,颈部隆起使之符合颈部的生理曲线。侧卧时枕高约15cm左右,使之与肩等高保持正常位置,免于受到牵拉损伤。

3. 颈部医疗体操

(1)头部运动。双手叉腰,头尽力后仰同时吸气,然后前屈同时呼气;头尽力向左旋转同时吸气,然后呼气转回中立位。同样动作向右旋转,吸气动作时颈后部有酸胀感为好。以上动作要连续做10次,每日做2~3次。

(2)头颈回旋动作。双手叉腰,头颈回旋左10个、右10个,每日2~3次。回旋动作应由小到大。做颈部体操应缓慢进行,不应猛甩头。

(3)双手胸前操。双手胸前交叉、低头,眼看左手,双手胸前做回环动作,由下内→向上→向外→向下回到原位。头眼同时随左手运动的方向转动;同法,头眼随右手运动方向转动。每次做10个,每日2~3次。

4. 颈周肌肉力量训练

(1)俯卧,颈后放置1~1.5kg沙袋,做抬头挺胸(离开床面)动作,20个一组，每次 3 组，每日 2～3 次。

(2)侧卧，头侧方放置 0.5～1kg 沙袋做侧起，15～20 个一组，每次 3 组，每日 2～3 次。

(3)站或坐位，双手下垂，手握哑铃(或其他重物)做耸肩动作，15～20 个一组，每次 3 组，每日 2～3 次。

肌力练习要掌握由少到多的原则，尤其合并有肌肉筋膜炎、肌肉疼痛的病人更应注意，否则会加重疼痛症状。

5. 穴位按摩

用拇指或中指点压穴位，每个穴位按压 0.5～1 分钟，由轻到重缓缓进行。风池、太阳、肩井、曲池、内关、合谷等，前两者对头痛头晕尤为有效，后者对减轻上肢症状有效。

6. 颈椎牵引

宜在医生指导下进行。经医生确定牵引后，即可在家里牵引治疗。牵引重量以 10kg 左右开始为宜，每次半小时左右。牵引方向以舒适为准。体位、卧位或坐位皆可。脊髓型颈椎病者应小心进行，过度牵引可以使病情加重。

7. 配合理疗、针灸、按摩

对消除炎症水肿粘连非常有益。肌肉痉挛疼痛者热疗可减轻症状。中频、针灸也有效。深部症状宜用高频理疗(如短波、微波或超短波等)。对脊髓型颈椎病按摩时不应大力扭转扳动，否则会损伤脊髓加重病情，甚至造成瘫痪。颈椎病病情复杂、轻重不一，几种类型可以转变，也可以混合存在，做运动治疗时应由少到多、由小到大。也要注意以哪种类型为主。病情严重的或者效果不好的应考虑其他治疗方法，甚至手术治疗。脊椎型颈椎病应尽早手术，以免拖延病期，影响手术效果，不能恢复健康。

十一、落枕的防治运动处方

落枕是一种常见的扭伤，多因夜间睡觉时姿势不当或颈部受风所引起。用体疗法，可收到理想的效果，具体方法如下。

(1)低头仰头：坐在椅子上，挺起胸部，头先向下低，以下颌骨挨着胸部为止，然后向上仰头，眼朝天上看。稍停 3s 再低头，如此反复 20 次。

(2)左右摆头：坐在椅子上，两臂自然下垂，头先向左摆，然后再向右摆，这样左右重复做 20 次。

(3)摇摆下颌：坐在椅子上，两臂自然下垂于体侧，挺胸收腹紧腰，用力控制左右摇摆下颌，重复练习 20 次。

(4)伸缩颈部：坐在椅子上，挺胸收腹紧腰，先将颈部尽量向上伸长，再将颈部尽量向下缩短，这样能使颈部的肌肉得到活动，增强肌肉的活力与弹性，防止肌肉粘连，重复练习25次。

(5)旋转颈部：坐在椅子上，上体呈挺胸收腹紧腰状，先向左旋转颈部呈90°角，再向右旋转颈部呈90°角，这样向左右重复练习各25次。

十二、失眠的防治运动处方

有些人难于入睡，或易于惊醒，或睡眠持续时间短于正常（早醒）或睡眠不深，这就叫失眠。引起失眠的原因很多，但主要是由神经衰弱而致。健身运动疗法主要有如下方法。

(1)气功导睡法：练功者静息片刻上床，取右侧卧位，全身放松；自然呼吸（即指鼻吸鼻呼），并基本上按平时呼吸的节律和深度，但要求呼吸调整得细（即呼吸出入听不到声）、匀（即快慢深浅均匀）、稳（即不局促、不断滞）；吸气时默想“静”字，呼气时默想“松”字，在默想“松”字时要有意识地放松身体某一部分，每次呼吸放松一个部位。当放松入静有睡意时，可驱散意念，停止练习；倘若尚无睡意则可重来一遍。据观察，练功2～3周便可收到明显的效果。

(2)自我按摩：用两手食指靠近拇指侧的内缘抹前额30次；用两手拇指内面或中指端揉两侧太阳穴（位于眉梢与外眼角连线中点，向后约1寸凹陷处）30次；用两手拇指内面或指端自颞部两侧由前向后推揉30次；用手掌掌根（左、右手均可）拍打囟门10～15次；用两手拇指指端按揉两侧风池穴（枕后发际凹陷处）30次。

十三、防治抑郁症的健身锻炼处方

通过体育运动确实能够促进心理健康，缓解抑郁症。拿老百姓的话来说，运动起来不高兴的事情早抛到九霄云外了。有专家报道，抑郁症患者坚持每天慢跑30分钟，3个月后80%的患者病情好转，其余患者的不良感觉完全消失，情绪明显改观。这种治疗方法不但有非常好的效果，而且没有抑郁症药物的副作用。

如何运动效果最好呢？专家在探讨体育运动对心理健康的作用时，得出如下研究成果：①运动时间要长于20分钟；②一次性有氧锻炼和长期有氧锻炼都有效；③活动量较大的锻炼效果更好；④无氧运动不能降低焦虑症状；⑤渐进性放松练习（气功、瑜伽类）与有氧运动一样有效；⑥10周以上的锻炼效果更好，并且停止后效果可持续3个月；⑦长期进行锻炼效果更好，如果持续进行10～12个月以上、每次至少进行30分钟的有氧运动项目，如游泳、慢跑、骑功率自行车等，那么体育运动治疗心理疾病的作用就能持续；⑧对特质性抑郁和状态性抑郁都有效果；⑨对正常人和精神病患者的抑郁都有效果；⑩锻炼与心理治疗同时进行比单独锻炼效果更好。

十四、支气管炎和肺气肿患者的康复运动处方

慢性气管炎、肺气肿(简称慢支肺)是最常见的呼吸系统疾病,尤其是中老年人的发病率在6%～10%以上。诊断标准是:每年咳嗽、咳痰发作3个月以上,还可以有气短、发热、胸闷等症状。诊断时必须排除肺结核、肺炎等情况。吸烟或感冒是常见的发作诱因。慢支肺不仅可以由于呼吸道的异常而导致呼吸系统功能障碍,同时还由于体力活动的限制,导致一系列继发性功能障碍,包括循环功能障碍(肺心病)等。

1. 运动疗法的作用

(1)尽可能恢复有效的腹式呼吸改善呼吸功能　腹式呼吸是效率最高的呼吸,丧失腹式呼吸模式是慢支肺的基本病理改变,因此通过呼吸运动训练,恢复腹式呼吸就是呼吸运动康复的最基本内容。

(2)帮助清除支气管分泌物　减少支气管刺激因素,保持呼吸道清洁。

(3)减少和治疗并发症　由于慢支肺的反复发作可导致全身活动能力降低,不仅仅局限于呼吸道和肺的问题。因此,必须采取多种措施,防治合并症。

(4)提高心功能和全身体力,提高生活质量　运动锻炼有利于通过肌体生理功能的全面性适应改变,提高并维持患者的生活质量。

2. 运动的适应征、禁忌征和注意事项

运动疗法适用于所有病情稳定的慢支肺患者。病情稳定是指患者的症状不发生显著的波动,没有加重的趋势,全身无发热和明显感染。当然,还要考虑是否合并冠心病、高血压、糖尿病等。

病情不稳定者均为禁忌症,必要时请有关医生帮助诊断。如出现以下情况:①出现感冒咳嗽、腹泻、发热等急性症状;②锻炼过程中突然出现症状加重或出现新的症状;③运动中出现心慌、胸闷、气短、头晕;④突然出现下肢浮肿者。应立即回医院就诊。

3. 重建生理性呼吸模式——腹式呼吸

腹式呼吸是慢支肺病理生理的关键环节之一,运动疗法对此有十分明显的作用。

(1)放松练习。颈背部肌肉紧张是动员辅助呼吸肌和精神紧张的结果,会加剧异常呼吸模式的恶性循环。放松练习旨在放松肌肉,以帮助恢复腹式呼吸。可采取坐位、卧位和立位3种体位达到放松。坐位时最合适的体位为前倾依靠位,即头向前靠枕,两手插于枕垫下。前倾位还有助于降低腹肌肉张力,腹部在吸气时容易隆起。仰卧位或侧卧位时适当抬高上身,有助于腹式呼吸和肌肉放

松。立位可采用站桩姿势,即两腿微屈,立腰含胸缩肩,四肢放松。

还可采用气功式放松。气功流派较多,各具特色,但基本的锻炼方法和要领有共同之处。例如,调身——调整体态,放松自然;调息——调整呼吸,柔和匀畅,以横膈呼吸为主;调心——调整神经,精神状态以诱导入静。锻炼时不宜过分追求特殊的气感,而是实现肌肉放松为主要目标。每次 30 分钟左右。每天1～2次。

(2)加压暗示呼吸法。其中常用的是手法加压——用患者自己的手按压剑突下的上腹部或下胸部的两侧,在呼气时挤压上腹部或两侧下胸部,以进一步增加腹压和减轻横膈肌的张力,使横膈肌进一步上抬。吸气时即对抗所加的压力,徐徐把腹部隆起和下胸部向外膨隆,与此同时所施加的压力渐渐减轻,如此反复,以达到改善横膈活动。也可用布带交叉束于下胸部,呼气时拉紧,吸气时逐渐放松。

(3)缩嘴呼气法。又称吹笛样呼吸法。具体做法是,在呼气时将嘴唇缩紧,增加呼气时呼吸的阻力,这样使支气管内保持一定的压力,对抗呼气时胸腔的压力,防止支气管及小支气管过早塌陷,从而改善气体从肺泡内排出。呼气时强调缓慢,同时不可以用力呼气,以免造成呼吸道狭窄。

(4)深缓呼吸。慢支肺患者常表现为吸气短促、呼气深而费力,这一呼吸模式不利于改善肺通气效益。采用深慢呼吸有助于减少解剖死腔,提高有用的肺泡通气量。

通过上述呼吸练习法,常能较为满意地恢复腹式呼吸。但过多的深呼吸易于发生过度通气的不良现象,因此,每练习 3～5 次后宜暂停几分钟,然后再练。如此反复,直到完全掌握要领。

4. 清除气道分泌物

呼吸道分泌物是慢支肺的主要病因之一,排痰是慢支肺治疗的关键之一。为帮助痰液的排出,需要适当的祛痰药。需要尽量多饮水,保持痰液稀释,以便恢复支气管功能。适当的咳嗽是排出痰液的关键。要完成咳嗽动作,大致需要五个步骤:第一步深吸气;第二步吸气后短暂闭气;第三步关闭声门;第四步增加胸内压;第五步开放声门。为此,需采取体位引流,例如平卧位、侧卧位、抬高上身引流等。有时还采取叩击胸壁,加强上肢、腹肌练习,帮助排出痰液。有时在症状稳定时,就需要进行呼吸体操练习、步行锻炼、胸壁及腹壁肌力练习等。

除慢支肺需要进行上述练习外,支气管哮喘、支气管扩张等病的运动疗法与上述运动方法相似。

5. 呼吸系统疾病患者运动锻炼的原则

(1)因人而异。各个患者的病情不同,个人的锻炼方法应有个性化的特点。

要请专科医生制定运动处方才好。

(2)循序渐进，持之以恒。锻炼需逐步增加强度、难度和运动量，必须量力而行地逐渐增减。要有准备活动，达到热身；要有基本活动，达到锻炼的主要目标；还要有结束活动。应将锻炼身体活动持之以恒地开展下去。

(3)选好锻炼环境。避免在风沙、粉尘、寒冷、炎热、嘈杂、交通拥挤的环境中锻炼。

(4)全面检查身体状况。注意观察运动锻炼有无不适、锻炼后的恢复情况，若出现发热、乏力、脚痛等症状时，要及时就诊。

十五、不同程度肺结核患者的个性化运动处方

结核病中最常见的是肺结核。肺结核是一种慢性、缓发的传染病，80%～90%的患者是通过呼吸道感染肺部引起的，原发结核感染的症状轻微而短暂，很多儿童在不知不觉中感染，由于身体抵抗力较强，结核菌进入体内后被“防御机制”消灭，因此，大部分原发性结核感染能自行愈合。一般发生在曾经受过结核感染的成年人、中老年人的是继发性结核。因在感染结核后未等到彻底治愈，部分结核菌“潜伏下来”，当人们长期过度劳累、营养不良、病后身体虚弱、抵抗力下降或年老体衰时，潜伏的病菌就趁机活动而导致发病。

肺结核患者多数有较明显的症状，如发热、盗汗、咳嗽、咳痰、咯血、胸痛、气急等。肺结核的症状之一是氧气原过程受阻，导致氧气供给不足，呼吸面缩小，使肺功能减弱，同时肺活量降低，通常为正常量的20%～50%，体外呼吸也受到很大限制。肺结核患者要使病情更快好转，除进行药物治疗外，尚需增加营养，严格遵守生活规律，充分休息，同时还必须进行积极的身体锻炼。通过锻炼促进机体的解毒过程，致使体外呼吸正常，促使病灶早日吸收好转，恢复健康。要保持病灶愈合后不再复发，体育锻炼起着更重要的作用。

肺结核患者在病情严重时，病灶处于高度活动状态，有胸膜炎、咯血、空洞、气胸等症状者，应卧床休息，减少活动。当毒性症状消失、病灶活动性减退以后，才可适当参加体育锻炼。根据患者的身体状态和疾病类型，可分3组分别进行体育锻炼。

1. 体弱组的运动处方

病情不稳定，易疲劳，食欲不好，活动时气喘、咳嗽，体温在37.5℃以下，近期患过急性心血管疾病者，包括局灶型肺结核吸收期、浸润型肺结核吸收好转期、一侧纤维空洞型肺结核硬结期、肺硬变伴有肺尖萎缩无代偿不全、血行性慢性扩散性肺结核吸收好转期以及胸廓成形术以后的患者，适宜参加本组锻炼。

(1)锻炼的目的：增强体质，改善肺功能，增加抗病能力，争取逐步恢复健康，

控制疾病进一步发展。

(2)运动强度:宜小强度运动,运动时最高心率控制在每分钟100次以下。一般进行有节奏和速度较慢的练习,并以定位健身体操为主要项目。

(3)运动种类与练习次数、时间安排如下。

健身体操:每日进行1次,每次10～20分钟。

上肢运动:两脚开立与肩同宽,双手自然下垂,做侧平举、上举、斜上举、前平举动作,练习3～4分钟。

下肢运动:立正姿势开始,做左(右)脚前抬、侧抬动作,练习3～4分钟。

躯干运动:两脚开立稍宽于肩,做上体前倒、后仰、左右侧弯动作,练习5～6分钟。

散步:在户外空气新鲜的场所进行平地慢速平稳的散步,开始时每周3～4次,每次10～15分钟,不宜过快,每次走1～2km。散步时在途中应休息几次,病情好转后,可先逐步减少休息次数,身体无不良反应时可逐步增长距离。

(4)注意事项:要严格控制运动量,不能操之过急。病情不稳定时不应做深呼吸、进行随意的非强迫性的呼吸。

2. 恢复组的运动处方

经过一段时间治疗(一般治疗3个月后),病情比较稳定,体温恢复正常,无中毒现象,肺活量也逐步恢复正常的患者,包括局灶型和浸润型肺结核吸收好转期、硬结期、慢性扩散型肺结核硬结钙化期的患者,适宜参加本组锻炼。

(1)锻炼的目的:在前一段治疗和锻炼的基础上,进一步改善肺的功能,增强体质,为恢复健康创造有利条件。

(2)运动强度:从小强度逐步向中等强度过渡,运动时心率控制在每分钟100～120次。可做比较复杂的活动,练习内容以定量运动配合深呼吸为主。

(3)运动种类与练习次数、时间安排如下。

健身体操:每日1次,每次20～25分钟,可分节而有间歇地练习。

太极拳:每日1次,每次20～25分钟,可练习单个动作如云手等,姿势高一些,结合呼吸节律练习。

散步:每周3～4次,每次4～6km,时间在60～90分钟。开始时也应途中休息几次,以后休息次数可逐渐减少。

球类活动:进行排球、羽毛球、乒乓球等活动,每次30～60分钟,不宜参加剧烈比赛。

(4)注意事项:该组患者的身体尚未完全康复,仍处在恢复期。因此,要严格控制运动的强度和密度,加强自我监督,有不适感觉即请医生进行诊断,以防发生意外。

3. 巩固组的运动处方

经治疗两年后无任何临床症状，心血管和呼吸系统已恢复正常，包括局灶型肺结核硬结期和吸收期、浸润型肺结核硬结期和吸收期、单侧无扩散的纤维空洞型肺结核2年无恶化的患者，适宜参加本组锻炼。

(1)锻炼的目的：巩固提高已取得的效果。可逐步加大运动量，有计划地进行全面锻炼，增强体质，提高身体素质，争取早日痊愈。

(2)运动强度：可由中等强度逐步向较大强度过渡，运动时最高心率可控制在每分钟120～150次。防止过急，避免急于求成，运动量一定要由小到大。注意经常找医生复查。

(3)运动种类与练习次数、时间安排如下。

健身体操：每日1～2次，每次25～30分钟，可连续做2遍广播体操，也可根据身体情况编操进行锻炼。

太极拳(简化太极拳)：每日1～2次，每次2～3遍，练习时可结合呼吸进行。

走、跑活动：每次可散步2～4km，慢跑1～3km。跑步时，速度要慢而有节奏，在逐步适应后可加长距离，但要注意不应加快速度。

球类活动：羽毛球、乒乓球、排球、篮球、网球等活动，每次60～90分钟。

(4)注意事项：该组锻炼时的运动量比恢复组的大，并可进行各种体力练习。注意一定要掌握循序渐进、逐步增加运动量的原则，并经常找医生复查身体状况。

十六、神经衰弱患者的个性化运动处方

神经衰弱是一种常见病，属于神经官能症，是大脑皮层功能的暂时失调，而不是器质性病变。其发病原因与精神过度紧张、用脑过度、生活不规律以及疲劳等有关。此外，一些使神经活动减弱的继发因素如脑动脉硬化、传染病、缺乏维生素(尤其是维生素B)以及酒精、吸烟等慢性中毒，也可引起神经衰弱。

神经衰弱的主要症状有头痛、失眠多梦、精神不振、注意力不集中、记忆力减退、情绪不稳定、遇事烦躁、多汗、耳鸣、心慌、气促等现象。

(1)锻炼的目的：通过体育锻炼可以使大脑皮质的功能得到改善，调整神经兴奋与抑制的关系，改善患者的情绪，使精神状态发生变化。

(2)运动强度：先进行小强度练习，然后主要是中强度练习。运动时心率可控制在每分钟120～130次，以后可进一步提高要求。

(3)运动种类与练习次数、时间安排如下。

太极拳：太极拳对神经衰弱患者有较好的治疗效果，因此，是治疗神经衰弱的主要方法之一。练习太极拳要求思想集中，意想小腹，不存杂念，即要“用意不

用力”和“心静”。这种意识和身体锻炼的结合，都是在中枢神经系统兴奋性提高的情况下进行的，从而使大脑皮质形成一个特殊兴奋灶，而周围则处于抑制状态，这样能使大脑皮质得到充分的休息，改善其功能。但太极拳动作比较复杂难学，要学好需要花一番工夫，因此，要一个动作一个动作地学，由易到难，逐步掌握。一般患者可每日练习 2 次，每次 15～30 分钟。失眠较重者，在睡前练习太极拳，有助于安静入睡。

气功：治疗神经衰弱主要靠气功入静的效用。练功入静时大脑皮质处于抑制状态，可使大脑皮质衰弱的细胞恢复原状。神经衰弱的患者适于练强壮功，体质较好者可练站桩，身体较差者可以坐式或卧式进行 1～2 次，每次 20～40 分钟。

按摩：主要是对症进行自我按摩，如头痛可按摩太阳穴、头维穴等。头晕可加用“弹脑(鸣天鼓)”手法，即两手掌心掩按两耳孔，用两手中间三指轻击头后枕骨十几次。失眠、心悸者，可在临睡前擦涌泉穴等。

慢跑与散步：可先散步，每次 2～3km，有助于大脑皮质功能的改善。散步后心情舒畅，精神愉快。体质较好的可以每日进行 1～2km 的慢跑。随病情好转，距离也可逐步加长到 4～5km。开始练习时速度掌握在每分钟 90～100 步，然后可增快至每分钟 120～130 步。每日可进行 15～20 分钟练习，逐步增至半小时左右。

冷水浴：进行冷水浴的方式有擦身冲洗、淋浴和游泳等。冷水浴有助于提高中枢神经的兴奋性，改善体温调节功能，增强人体对疾病的抵抗力。神经衰弱者适于早晨先用温水擦身，经一段时间习惯后改用冷水擦身，逐步向冷水冲洗或沐浴过渡。开始时每次 30～60s，习惯后逐渐延长，最长不宜超过 15 分钟。空腹和饭后不宜进行冷水浴。

其他锻炼项目：包括体操、广播体操，每日 1～2 次，每次 1～2 遍。球类活动(篮球、排球、乒乓球、羽毛球)对精神不振的患者比较适合，可增强体质，改善情绪，每次 30～60 分钟。

(4)注意事项：神经衰弱患者的运动项目可多样化，但动作应以柔和、简单、对精神和体力负担不太大为宜。若患者以抑制为主，性情孤僻，不爱活动，情绪不高，宜多做提高情绪、运动量较大的体育活动，如球类、跑步等。以兴奋为主的患者，则宜多做平衡柔和、运动量较小的活动，如太极拳、气功、散步、慢跑等。临睡前不宜做兴奋性较高、运动量较大的运动，以免影响入睡。如运动后出汗较多，睡眠不佳、多梦、脉搏恢复不正常，表明运动过大，要适当调整。

体疗应根据不同患者的主要症状而选用不同的方法。对精神不振、孤僻不爱活动的患者，宜采用生动活泼的体疗内容和方法，如游戏性和竞赛性的球类活动，运动量适中以免引起过度兴奋和疲劳；对体力尚好的青年患者，可选择划船、游览等，配合进行头部与躯干部的按摩；对一些容易激动的患者，宜采用温和或较平静的体疗内容和方法，如散步、气功、太极拳以及各种保健体操，运动量宜偏小，可配合进行手法较轻的医疗按摩。

十七、焦虑症的个性化运动处方

1. 音乐电疗健身方案

(1)项目简介：音乐早已被证实具有健脑作用。贝多芬曾说过：音乐能使人的精神爆发出火花。通过音乐的物理作用和心理调适能振奋精神，平衡心理活动，缓解焦虑状况，以保持良好的、健康的、积极的情绪和行为。音乐电疗法是20世纪70年代末运用与音乐同步的音乐电流来诊治身心疾病的一种新型的康复技术。一方面通过欣赏音乐、强化音乐形象、诱导与转移消极情绪，使人体的精神和注意力集中到音乐形象所表现的积极情绪上来，以增强生活的兴趣和信心，进而使行为和情感发生变化，以利于身心健康。另一方面，通过音乐电流的物理刺激，使身体的组织、器官、系统产生有益的、和谐的共振和颤动，从而使系统间、器官间的活动协调一致，使原本的功能障碍与紊乱状态获得改善。

(2)运动特点：音乐电疗法通过音乐选曲来实施，电流频率在27～4000Hz之间，采用中、低频电疗法混合，音乐电流的波形、波幅、波频随着音乐信号的转换而变化，不会对人体产生危害性。优美的音乐确实对人体身心活动具有重要的调节作用，欢快的音乐使得愁苦的人变得轻松愉快，胆怯的人变得勇敢顽强，轻浮的人变得庄重收敛。同样，节奏鲜明的旋律振奋人的情绪，缓慢悠扬的乐曲使人变得安静，雄壮的军乐鼓舞斗志，而悲壮的乐曲则让人热泪盈眶，靡靡之音使人消沉丧志。古希腊人认为，A调高扬、B调哀怨、C调和缓、D调热烈、E调安定、F调淫荡、G调浮躁。他们最推崇C调，认为C调最适合陶冶情操，最具有调节身心的效果。健身者可以根据自身的状况和需求作出适当的配音选择(表1-5)。

表1-5 不同人群音乐电疗处方的特点与作用

对象	音乐特点	作用
少年儿童	节奏明快、欢快活泼	天真活泼、增添童趣，缓解学习紧张、用脑疲劳
青年人	节奏强烈、多变富有激情	青春涌动、陶冶情操、转移疲劳、强健体魄
成年人	节奏鲜明、华美动听	娱乐身心、恢复体力、改善状态、提高工作效率、丰富生活乐趣
老年人	节奏平缓、旋律优美	修身养性、健全人格、养生保健、延年益寿

(3)适应人群:情绪焦虑、思想紧张、工作压力大、学习负担重的人,亚健康患者,脑力劳动者,不喜欢慢跑与长走等运动方式的人。

(4)运动强度:以娱乐、放松为主的健身活动,欢快轻松的运动方式。

(5)运动频率:不定期或集中几天进行。每天3～4次,每次15～20分钟。在音乐电疗法的同时进行肢体伸展运动。

(6)辅助运动:体育赛事欣赏、体育展示活动、社区健身大全、体育智力竞赛、简化太极拳、内养功、放松功、放风筝、玩飞盘、棋牌乐、扳手腕、拔河、健美操、交谊舞、大众芭蕾、团体广播操、家庭体育游戏、工会文体活动、社区健身苑群体锻炼、健身慢跑、扣膝运动等。

(7)注意事项:在调节心理过程中,要根据不同对象的心理特征来选曲(表1-6)。音乐体操不仅要考虑乐曲的本身效果,还要注意个体的生活经历、体力水平、情绪状态等因素,才能引起共鸣,达到较好的健身、健心效果。

(8)效果评价:焦虑水平降低,注意力转移,身心愉悦且健康。

表1-6　不同病症所选的乐曲处方

病症	乐曲名称	色光	作用
失眠、多梦、易醒、健忘、心悸等	大海一样的深情 醉夜 梦幻 春江花月夜	蓝色光 蓝色光 绿色光 绿色光	镇静安神
心烦易怒、胸肋胀满等	春风杨柳 同舟共济 星期六的晚上	青色光 青色光 绿色光	舒肝解郁
神疲乏力肢体厥冷等	祝您幸福 祝您快乐	橙黄色光	振奋阳气
食欲不佳、体瘦弱、便溏等	花谣 花好月圆 北国之春	黄色光	健脾强胃
头晕目眩等	梁祝 良宵	绿色光	降血压

(二)文体活动健身方案

(1)项目简介:体育艺术是与体育运动有关的文化活动,诸如音乐、舞蹈、表演、训练、比赛、展示、气功、游戏、旅游、集邮、书法、雕塑等,是可以用来辅助治疗疾病的一门新兴学科,属于无痛医学的重要组成部分。20世纪,曾先后在多伦多、东京举办"跳舞有益于身心健康,发展舞蹈治病"的国际交流会议,奥运会前的体育邮展,比利时政府推出一家一公里运动,芬兰的9月14日"散步节",我国的全民健身节、社区健身活动周等,皆为体育艺术。体育艺术新潮迭起、内涵丰富、形式多样、喜闻乐见,它正在成为吸引更多民众踊跃参加,丰富生活情趣,提高生活质量的一门文化艺术。

(2)运动特点:艺术是一种维护与增进人体身心健康的灵丹妙药,而体育艺术作为文化,产生了许多种能够健全身心、陶冶情操的方法。体育艺术不是一项简单的组合,在开展这类活动的同时也培育了人们的音乐感、造型感和节奏感,有效地激发起人们深刻的审美意识和丰富的情感体验,这对于强化身心健康、减轻焦虑程度大有益处。欣赏、参与和投身体育艺术能够给健康人、亚健康人、慢性病患者带来更大的身心发展好处。

(3)适应人群:情绪焦虑、思想紧张者,工作压力较大、学习负担较重者,亚健康患者,脑力劳动者,体育艺术爱好者。

(4)运动强度:以精神活动与精神享受为主的活动,小部分轻体力活动。

(5)运动频率:不定期。可以根据各自的性别、年龄、身体状况、兴趣爱好,选择适合自身特点的1～2项常年坚持活动,并努力形成自身特色,丰富生活内涵,调节生活情趣,扩大自身影响。

(6)辅助运动:文体活动、体育比赛、体育邮展、体育游戏、体育旅游、体育展示活动、体育时装表演、体育大本营、夏令营、健身讲座、兴趣小组等。

(7)注意事项:体育艺术也像其他文化一样,有着一个逐步积累、发展的过程,与健身爱好者的文化素养有着相当渊源的关联,应该在日常生活中培养积极健康的人生观、道德观和审美观,培养高尚的情操,形成有益的志趣、丰富多彩的人生。

(8)效果评价:一个人能力有大小,但只要有这点精神,就是一个高尚的人,一个纯粹的人,一个有道德的人,一个脱离了低级趣味的人,一个有益于人民的人。

十八、坐骨神经痛患者的个性化运动处方

坐骨神经痛是指坐骨神经通路及其分布区内的疼痛,自臀部沿大腿后面、小腿后外侧向远端放射。其病因较多,可分两类:原发性坐骨神经痛,即坐骨神经炎,主要是神经间质炎,由受冷或病灶感染引起;继发性坐骨神经痛,由附近结构的病变如腰椎间盘突出、腰椎肥大性脊柱炎、骶髂关节炎、子宫附件炎和臀部注射位置不当致药物刺激神经等引起。

原发性坐骨神经痛起病急,有下背部酸痛和腰中僵直感,出现沿坐骨神经通路的剧烈疼痛,有发作性加剧的烧灼样或针刺样疼痛,运动或用力时疼痛加剧;继发性坐骨神经痛,起病较慢,患者多有较长时间的下背部酸痛、腰酸或受伤的病史,常因咳嗽、喷嚏、震动、弯腰而使疼痛加剧,并可能出现肌肉萎缩和感觉迟钝的症状。

(1)锻炼的目的:增强体质,改善血液循环,增加腰背部和腹部的肌肉力量,牵伸放松过度紧张的肌肉和其他软组织。

(2)运动强度:从小强度运动量向中强度运动量逐步过渡,运动时最高心率每分钟达120~130次。

(3)运动种类与练习次数、时间安排如下。

散步:每日1~2次,每次2~3km,时间20分钟。

医疗体操。包括①仰卧位分腿:仰卧床上,做双腿分开、合拢的练习;②仰卧位屈膝:仰卧床上,双膝屈向臀部,慢慢再伸直;③坐位摆腿:坐床上,手支撑在体后,身体转向一侧,患肢小腿前后摆动;④坐位体前屈:直腿坐床上,体前屈,用手摸足尖;⑤立位摆腿:扶墙或扶床、椅子,患腿向前后放松摆动;⑥立位侧弓箭步:叉腰站立,做侧弓箭步,左右交替进行,要求练习时转移重心;⑦立位体前屈:两脚分开,肩宽站立,向前做体屈运动。为加大运动量,可做体前屈后仰练习。

如患者腰椎间盘突出,先进行推拿、理疗,使脱出组织逐步回位,再进行简单床上运动,疾病逐渐好转再向坐位、立位过渡。为加强腰肌的力量,可做左右扭腰动作,每日2~3次,每次10分钟左右。

医疗体操可根据病情单节或成套练习,每日1~2次,每次10~15分钟。

按摩:对患肢部位可进行按摩,每日2~3次,每次10~15分钟。进一步可进行叩打按摩,每日2~3次,每次10~20分钟。

(4)注意事项:坐骨神经炎急性发作时,暂不进行医疗体育锻炼。腰椎间盘突出时,等脱出组织退回原位后再逐步进行锻炼。在锻炼过程中,要加强对腰背部和腹部肌肉的锻炼。治疗后腰椎间盘突出经常复发的患者,要做进一步检查,进行手术治疗。

十九、偏瘫患者的康复运动处方

1. 运动康复方法

(1)按摩。按摩可促进局部血液和淋巴循环及新陈代谢,改善皮肤营养和肌肉张力,保持肌肉和韧带的伸缩性,防止肌肉萎缩,解除肢体的挛缩、变形。初期软瘫时手法应深而有力,起兴奋的作用;当出现硬瘫后,则改用轻柔的按摩与推摩,不能用揉捏与叩击,以免刺激肌肉的兴奋性。要遵循经络学以保证治疗效果。

(2)肢体的被动活动。目的是促进血液循环、维持关节韧带活动度、减轻肌肉痉挛及废用性萎缩,防止肌肉韧带挛缩。被动运动常用于完全或近乎完全瘫痪的肢体。

屈曲关节:被动活动要先做大关节,后做小关节;运动幅度从小到大,力求伸得直、屈得充分，以达到生理的活动范围。根据不同肢体、不同关节，可取仰卧、俯卧或坐位，包括各关节、各方向的运动。每次活动5～10分钟，上下午各1次。对于肌力Ⅱ级以下的瘫肢，除了被动活动外，还应注意保持功能位置。手指关节保持自然伸直或手中放一纱布团。肘关节微屈，上臂稍外展，放于身体两侧。下肢膝关节稍弯曲，膝下放一软枕，足下衬垫防止足下垂和内翻。翻身时瘫肢不能压于体下，手臂不能压于前胸。

翻身训练：用手推肩和髋部，协助患者向健侧或向两侧翻身。床上移动，利用健侧肢体在床上左右上下移动。

坐起训练：被动起坐，摇起床头靠背30°坐5分钟，逐渐70°坐30分钟，2次/日，不出现头晕、恶心或出汗等症状时可到90°坐起。

坐位平衡：做到自己练习保持坐位。

立位平衡：顶住患者足尖和膝部使患者安全站立，从十几秒到几分钟逐渐加长。

坐立平衡：由坐到站、由站到坐的过程训练。逐渐坐高凳到坐低凳、由人帮助到自己做。

深呼吸运动：卧式腹式呼吸运动在急性期刚过就可以开始进行。

(3)主动运动。对于恢复到肌力Ⅱ级以上的瘫肢，应强调主动锻炼。除了按摩和被动活动肢体外，应要求病人做肢体功能锻炼。四肢要坚持外展、内收、旋内、旋外及膝关节、踝关节的屈伸活动。每次5～10分钟，上下午各1次。随着肌力的提高，活动的幅度、范围也将不断增加。由床上锻炼，逐渐转为扶持下的床前锻炼，逐步过渡到户外锻炼。从他人扶持站立、行走，到自己持物体站立、行走，再到持拐行走，最后到徒手行走。逐渐提高锻炼质量，扩大锻炼范围，配合健身操、健身球等向精细动作发展。①步行训练。在平衡杠内前后、转身和横向行走、不同方向重心的移动，能在原地单腿站立。②室内行走。短距离不借外力自己行走，到加长距离。③活动平板。能在活动平板上保持慢速行走。④室外行走。在平地、不同的坡度借助外力或徒手走。慢慢增加距离、速度和稳定性。

(4)有规律的适量运动。一旦肌力恢复接近正常，可以做以静态为主的中华健身气功。

(二)注意事项

(1)最佳时间：肢体功能康复练习的最佳时间在3个月之内。开始的时间越早越好，脑梗死患者病后2～3天，脑出血1周左右，6个月之内都是有效期；病程1年以上康复效果较低。运动形式应视病情而定，适当地选择运动速度、难度及重复次数，或给予适当的阻力，来调节运动的负荷。锻炼的顺序也是由近端至远端，先大关节后小关节。肌力不能带动关节时，仍应努力做肌肉的收缩运动，这样可能有助于活跃神经代谢，促进新的神经通路的形成。给瘫肢做被动活动时，动作应稳健轻柔，避免粗暴，以防肌肉、韧带损伤。

(2)运动的基本原则：除了因人而异外，特别强调要循序渐进，持之以恒。一旦形成较好的自主活动方式，就不要轻易放弃。在普通人活动的水平之内不断递增负荷，加强力量发展。

(3)做好可靠的保护：患者在运动的过程中必须加强保护，以免摔倒再次出现中风。

二十、慢性胃肠疾病患者的康复运动处方

平常所说的"慢性肠胃病"一般是慢性胃炎、慢性肠炎、胃十二指肠溃疡病等的总称。慢性胃炎是胃黏膜的慢性炎症，其发病率可占慢性胃肠道疾病的40%左右。慢性胃炎可由急性胃炎的反复发作而来，症状多为消化不良、上腹疼、恶心、嗳气、食欲不佳等；还有一部分是由于胃功能不佳而导致的功能异常和不适症状，其发病与神经精神状态关系密切。大多数病人是由于长期生活无规律、有不良的饮食嗜好及过度体力活动和精神压抑等原因所致。

1. 运动疗法的作用

除采用药物外，调整自己的生活规律并采用运动疗法，可起到积极的治疗作用。运动治疗的作用在于，有效改善大脑皮层对胃肠的调节功能，增强胃肠蠕动，增加消化液的分泌，促进消化功能的发挥；还能改善胃肠系统的血液循环，提高免疫能力，消炎止痛，加速溃疡的愈合，提高胃黏膜抵抗力。运动还可增强腹肌和骨盆底肌肉力量，加强内脏之间韧带的力量，防止内脏下垂，有利于已下垂的内脏复位。下面介绍慢性肠胃疾病的几种运动疗法。

2. 医疗体操

(1)仰卧单伸腿：①预备式，取仰卧位，两臂放于体两侧，目视上方；②左腿屈膝抬起，大腿尽量贴近腹部；③左小腿伸直上举，绷直脚尖；④左腿屈膝使小腿垂落；⑤左腿伸直下落，还原，成仰卧位；⑥仰卧，伸直右腿，其动作要求同伸举左腿；⑦仰卧，伸举左腿、右腿交替练习，各举6～8次。

(2)仰卧起坐：①预备式，取仰卧位，两腿伸直并拢，两臂贴耳伸直，目视上方；②上体起成坐式，两臂伸直上举，掌心向前，目视前方；③上体向前下俯身，两手尽量抓贴两脚尖，目视两手；④上体起坐，成动作②姿势；⑤上体后倒，还原成预备式，目视上方；⑥重复做仰卧起坐6～8次。

(3)抱腿呼吸：①预备式，端坐于椅子上，两臂垂于体侧，目视前方；②左腿屈膝提起，双手抱膝，使大腿尽量贴腹，同时深呼吸；③左腿、双手下落，还原成预备式；④右腿屈膝提起，双手抱膝，使大腿尽量贴腹，同时深呼吸；⑤右腿、双手下

落，还原成预备式；⑥重复做抱左腿呼吸、抱右腿呼吸动作 8～16 次。

3. 腹部按摩

(1)预备式，端坐于椅子上，左手心贴附在腹部肚脐部位。右手心在外贴附于左手背上，目视前方。

(2)双手掌重叠在一起，向左、向上、向右、向下，沿逆时针方向旋转画圆按摩腹部。圆圈由小到大，转至 36 圈时扩大到整个胸腹。目视前方或轻闭均可。

(3)双掌交换，变成右掌心在里，左掌心贴在右掌背上，双掌重叠，向左、向下、向右、向上沿顺时针方向旋转画圆，按摩腹部。圆圈由大到小，按揉 36 圈，回到肚脐部位。旋转时可两目轻闭，心中默数。转至腹部肚脐时，双掌贴紧加力按揉。每天 2～3 次。

4. 注意事项

(1)运动治疗肠胃痛，应以医疗体操、气功、腹部按摩为主，坚持长久，肯定会产生明显效果。

(2)保持有规律的生活，保证充足的睡眠，注意控制忧愁、多虑的情绪。

(3)采用运动治疗时，应积极配合药物治疗和理疗。

(4)平时饮食不可吃得过饱，并尽量少食油腻食物。可多选用营养丰富、易于消化的食物。

二十一、内脏下垂的个性化运动处方

1. 半倒立健身方案

正常情况下，大部分器官在腹腔内都有一个相对固定的位置，这与横膈的位置与舒缩活动有关，与腹腔内压力的正常与否有关，与内脏器官周围的韧带和脂肪组织的填充和固定有关。横膈位置下降，膈肌与腹部肌肉力量的下降以及脏器周围韧带的松弛，就发生了内脏器官下垂。常见的有胃下垂、肾下垂、肝下垂、部分盆腔器官下垂或脱垂。从临床医学来看，内脏下垂者体瘦者多，营养状况较差者多，不爱运动的人多。如果采用提高膈肌和腹部肌肉力量维持腹腔正常压力，对于防止内脏器官下垂具有明显的作用。采用半倒立等体育康复手段来治疗内脏下垂有着医学不可替代的作用。

倒立是体操、技巧与杂技项目初学者最基本的动作，徒手进行的有全身倒立(全身倒立又分手倒立和头手倒立)、半倒立、弓身倒立、单手倚墙倒立，其中，半倒立与弓身倒立的技术难度明显地要比倒立低得多，初学者容易掌握，也可以在家中或其他简易的环境下操作完成。半倒立的基本动作为：两手臂伸直撑地，与肩同宽，两足搁置在 1m 左右高度的桌椅平台上，要求下肢伸直，腿与躯干呈 90°。弓身倒立的基本动作为：两手臂伸直撑地，与肩同宽，两足搁置在 1m 左右高度的桌椅平台上，要求含胸弓背，下肢伸直，两臂前伸支撑，胸与上肢呈120°夹角。支撑时间为30～60s，适应后逐渐延长支撑时间。在前两者的基础上，进行全身倒立或单手倚墙倒立。

适应人群：内脏轻度悬垂，包括胃下垂、肾下垂患者等。严重心脏血管疾病患者、高血压患者、腹部手术不久、疝等患者不宜。胃下垂伴有活动性溃疡、胃肠道出血者禁忌。肾下垂伴有腰酸、腰痛、泌尿道感染、血尿时应停止运动。

运动强度：以倒立为主的体育康复治疗。

运动频率：每周3～5次，每次3～4组，每次30～60s。

辅助运动：倒立、悬挂、跟头、毽子小翻、单杠、双杠、吊环、太极拳、气功、提肾功、全身保健功、医疗体操、柔软体操、体操、屈腿运动、举腿运动、仰卧蹬骑自行车、直腿仰卧起坐、腹式呼吸运动、按摩、腹部肌肉锻炼等（表1－7）。

表1－7　增强腹部肌肉的练习

器械练习（在斜板、仰卧板上进行）			徒手练习		
方法	发达肌肉	操练要求	方法	发达肌肉	操练要求
仰卧起坐	上腹部肌肉	3～4组，每组15～20次	仰卧起坐	上腹部肌肉	3～4组，每组15～20次
仰卧两头起	上下腹部肌肉	3～4组，每组15～20次	仰卧举腿	下腹部肌肉腹直肌	3～4组，每组15～20次
坐姿举腿	上下腹部肌肉	3～4组，每组15～20次	屈伸臂前屈	上下腹部肌肉	6～8组，每组20次
仰卧举腹	腹直肌	3～4组，每组15～20次	手触地前屈	上下腹部肌肉	6～8组，每组20次

注意事项：不断地增强膈肌与腹肌力量是治疗内脏下垂的关键。内脏下垂的患者不宜进行剧烈的跳跃运动，如跳绳、跑步，以免使原本下垂的内脏器官症状加剧；内脏下垂的患者不宜在饱餐后进行运动；运动时可以佩带胃托、肾托、腰带、紧身裤。

效果评价：自我感觉上腹部肌力增强，身心舒适，面部红润，精神焕发；或者体格检查发现，内脏下垂得到明显地改善、提升。

（二）太极气功十八式健身方案

太极气功十八式是由上海气功研究所林厚生先生根据太极拳的某些特点，结合气功调身、调心、调息三要素创办而成，对内脏下垂具有良好的扶正复位作用。中医认为，人体内脏下垂是由于体内元气亏损所致，所谓“气”主要是指人们所呼吸的空气和人体内在的“元气”。太极气功的练气就是指锻炼身体内在的元气。太极气功十八式也正是一种锻炼元气、平衡脏腑、增强体质的操练方式。它以内养功为主。

太极气功十八式分成起势调息、开阔胸怀、挥舞彩虹、轮臂分云、定步倒卷肱、湖心划船、肩前托球、转体望月、转腰推掌、马步云手、捞海观天、推波助浪、飞鸽展翅、伸臂冲拳、大雁飞翔、环转飞轮、踏步拍球、按掌平气等十八个节拍。练习过程中，始终保持练功的正确姿势，注意意念和呼吸之间的配合，以及内劲的锻炼，操练动作轻松自然，绵绵不断。太极气功十八式以腹式呼吸锻炼为主，胸腹部膈肌的大幅度活动较平时高出3～4倍。通过练习，健身者的呼吸频率和每分钟的通气量减少，身体的氧耗量降低，体内元气大增。

适应人群：胃、肾等内脏下垂者，体型消瘦者，中气不足者，生育较多的妇女。体质极度虚弱者不宜练习，各类疝患者禁忌，胃肾功能损害或活动性病变禁忌。

运动强度：气功锻炼，以中小运动量为主。

运动频率：每周3～5次，或每天1～2次，早晚各1次，每次15分钟。

辅助运动：各类拳操、全身保健功、气功、提肾功、医疗体操、体操、屈腿运动、举腿运动、仰卧蹬起运动、直腿仰卧起坐腹式呼吸运动。

注意事项：运动前，先明确诊断，明确内脏下垂的程度，并在教练员的辅导下进行活动。切忌在饱餐后进行活动，运动时保持自然呼吸，情绪愉快。定期到医院复查。

效果评价：增强呼吸活动功能，增强腹部肌肉力量，增强体内元气内功，增强体质健康水平。

二十二、不同类型肝炎患者的个性化运动处方

肝炎是由病毒引起的一种消化道传染病。临床上根据病变程度和病期不同，大体可分为急性肝炎（包括急性黄疸性肝炎）、重症肝炎（包括急性重型肝炎、亚急性重型肝炎）、迁延性肝炎或慢性肝炎。肝炎患者在中西医结合治疗下可以很快治愈，不留后遗症，病好后逐步进行锻炼。但急性肝炎和重症肝炎患者，应积极进行药物治疗，加强营养，限制运动，待肝功能完全恢复正常后，可根据个人的健康状况开始逐步进行锻炼。

1. 急性肝炎、重症肝炎恢复期的运动处方

（1）锻炼的目的：改善肝脏功能，增强体质，增强肝脏血流量与胆汁分泌，并使肝脏的血液循环得到改善，使肝组织修复。

（2）运动强度：运动量从小强度逐渐过渡到中等强度，运动时心率应控制在每分钟100～120次。

(3)运动种类与练习次数、时间安排如下。

在户外空气新鲜的场地散步:每周 3～4 次,每次 10～20 分钟,完成 1～2km 的路程,身体无不良反应者可每日进行。

呼吸体操:做 3～4 节简单的上肢、扩胸、躯干、下肢运动。在进行上肢、躯干运动时,做两臂分开、高举,用力最小时吸气,躯干部弯曲、上肢放下,用力较强时呼气,练习 10～15 分钟。

太极拳:可练习一套简化太极拳,姿势可高一些。控制运动量,每日 1 次,每次 10～15 分钟。

(4)注意事项:在运动后,无不良反应者可逐步加大运动量。如自觉症状有明显不适,应及时复查肝功能,不宜参加比较剧烈的运动(跑步、球类等),更不能参加任何对抗性比赛。

2. *慢性肝炎、肝功能正常而有临床症状者的运动处方*

(1)锻炼的目的:患者已进入恢复期,积极锻炼,提高身体素质,减轻或消除某些症状,如乏力、软弱、食欲不振、肝区不适等。

(2)运动强度:一般以小运动量为主,可逐步向中等强度运动量过渡,运动时最高心率控制在每分钟 110～130 次。

(3)运动种类与练习次数、时间安排如下。

散步:每次 15～30 分钟,完成 1～2km 的路程。

太极拳:姿势可适当下降,向低姿势正确动作过渡。每日 1 次,每次 1～2 遍,练习 20～25 分钟。

球类活动:可参加排球、羽毛球、乒乓球等活动,每次不得超过 20 分钟。

(4)注意事项:在恢复期要加强医师督导,经常进行肝功能复查,若出现异常,应暂停运动,防止因运动量过大而造成病变。

3. *肝炎静止期的运动处方*

(1)锻炼的目的:提高肌体抵抗力,改善肝脏功能,增强体力,逐步恢复健康。

(2)运动强度:由中等运动强度逐步向较大运动量过渡。运动时心率可控制在每分钟 120～150 次。

(3)运动种类与练习次数、时间安排如下。

慢跑:每周 3～4 次,每次 15～25 分钟,完成 2～4km。

广播体操:每日 1～2 次,每次 1～2 遍。

太极拳:每日 1～2 次,每次 1～2 遍,时间 20～25 分钟。

球类运动:可参加篮球、排球、乒乓球、羽毛球等活动,每日 1 次,每次 30～40 分钟。

游泳:在游泳季节可游泳。每日 1 次,每次 30～40 分钟。

(4)注意事项:定期进行肝功能复查,1年后无异常者,可参加比较多的运动项目和参加比赛,但一定要注意运动量的大小、密度、强度,防止因过度疲劳引起肝炎病复发。

二十三、慢性肾炎病的耐力性康复运动处方

现在不少临床医生都主张,慢性肾炎病人在缓解期应进行以耐力为主的运动,但运动量必须适量。适量的耐力运动非但可以消除肾炎病人由于运动不足所产生的对体能衰退的不利影响,还可促进机体内各种免疫细胞增多,提高这些细胞的活力,大大改善病人的免疫功能,减少各类感染的机会,增进全身的体质状况和健康水平,从而减轻病情,有效地配合临床治疗。

慢性肾炎病人的体育锻炼属于以配合医疗为主的辅助性体疗措施,锻炼应以耐力运动和适量的肌力锻炼为主。常见的耐力运动有定量步行、健身慢跑、24式太极拳、太极剑、气功(动功)、各种健身舞蹈、广播体操等。这些活动的特点都是大肌群、多关节、周期性的活动,有利于全面地增强体质;增强肌力的运动有跑步机、功率自行车、轻器械健身操、拉力器练习等,病人可以根据自己的体力,由少到多,逐渐增加组数和次数。

适应人群:慢性肾炎病人、中年人、经常性腰腿酸软人员。急性肾盂肾炎、严重肾功能损害患者禁忌。

运动强度:患者各选1～2项耐力和肌力训练项目进行适量的疗程锻炼,采取中等偏小运动强度。运动心率控制在110～120次/分。

运动频率:每周5～7次,每次活动20～30分钟。

辅助运动:每次健身活动时,准备活动5～10分钟,主要为广播操或身体伸展性、柔韧性练习。训练活动可采用两种方式,一为持续训练法,如健身慢跑,当活动后心率达到105～110次/分后,持续进行10～15分钟即可;另一为间断训练法,患者可以选择2～3个项目为主,如既练慢跑,又打太极拳或练拉力器,每项练习3～5分钟后,休息2～3分钟,然后进行第二项或第三项练习。总时间不超过20分钟,总体感觉不太疲乏为度。

注意事项:患者应定期到医院里检查血压、尿常规、血氮质和血脂。健身运动宜在饭后2小时进行,天气炎热应暂停锻炼,以免大量出汗造成脱水,引起肾功能恶化。在坚持锻炼的同时,坚持用药。至于症状好转后是否减少或停止药物疗程,应该听取医生意见。

效果评价:每次运动后不应有疲劳感,以食欲正常、睡眠良好为度。每次运动后不应有脸面浮肿,以尿常规正常、肾功能正常为好。

二十四、痔疮与便秘患者的康复运动处方

(一)病情病变

痔疮包括内痔、外痔、混合痔，是肛门直肠底部及肛门黏膜的静脉丛发生曲张而形成一个或多个柔软的静脉团的一种慢性疾病。由于重力作用，肛门周围血管承受张力较大，再加上久坐久立、天气变化以及过食辛辣食物、生活不规律、年迈体虚等，都可致肛门周围血管流通不畅、血液发生瘀结，致血管屈曲扩张形成血管团，这个血管团或者肿块就叫痔疮。

便秘是指排便困难。由于粪便在肠内停留过久，以致大便次数减少，因此，便秘病人大便常常干结。也有少数人几天不大便，大便并不干结，但排便很困难，也应属便秘患者。

(二)痔疮的运动疗法

适当的运动可以减低静脉压，加强心脑血管系统的机能，消除便秘，增强肌肉的力量，以达到防治痔疮的作用。提肛运动是最简便也是最有效的方法。采取站、卧、坐、躺等任意姿势，合齿闭口用鼻孔吸气的同时收腹提肛(紧缩肛门)，保持片刻，张口徐徐吐气，同时肛门慢慢放松。稍停一会，再重复以上动作，反复收缩、放松肛门十余次，每日做4～5次。坚持数日便有效果。

1. 痔疮的医疗体操

(1)放松呼吸。取仰卧位，全身尽量放松，双手重叠于小腹(男性左手在下、右手在上，女性相反)，做腹式深呼吸，吸气时腹部鼓起，呼气时腹部凹陷。重复10～20次。

(2)夹腿提肛。仰卧，双腿交叉(男性左腿在上、右腿在下，女性相反)，臀部及大腿用力夹紧，肛门逐渐用力向上提，持续5s左右。经过练习，可逐渐延长提肛的时间，重复做10～20次。深呼吸与提肛配合进行，即将上述两节动作同时进行操练。

(3)仰卧屈腿挺身。仰卧屈膝两足跟尽量靠近臀部，两手平放体侧，收脚掌和肩部支撑，抬起骨盆，同时收缩肛门，持续5s左右，还原。重复5～10次。

(4)提肛法。取坐位或站位。在意念指导下使肛门一松一紧，每次5分钟，每日2次。此法坚持，定有效果，如有痔出血，用此法也可止血。

2. 练气功

可选用内养功和小周天运气法，循经运气，强调意守丹田、意守会阴，以意领气、气行血行。呼气时收缩肛门、上提肛门，所谓气功的“下塔桥”。练腹式呼吸时注意呼气动作，有意上提膈肌，降低腹压，疏通会阴部，使静脉血液回流。

(三)便秘的运动疗法

饮食过于精细、嗜食辛辣、饮食失调、缺少运动、过度疲劳等,均可影响胃肠功能而发生便秘。下面介绍相关防治操节。

(1)转腰法。两足分立呈外八字形,足距略宽于肩,两膝微屈,上身保持正直,两手叉腰,目视前方,肩膀放松,呼吸自然。接着开始"转腰",以小腹部的转动为主,以肚脐为轴心,按顺时针和逆时针方向平转,连续做小幅度圆周运动。初练时,运动量不宜大,每次以正反方向各转 30～50 圈即可。然后视身体情况和症状轻重,慢慢增加转动圈数,并提高速度。圈数可增至 200～300 圈,时间为 15 分钟左右。转腰时动作宜和缓、连贯,重点要放在腰部和腹部。每天做 1～3 次,清晨锻炼最好,睡前和饭后不宜,一般连续做 10～15 天即可收效。

(2)医疗体操。以腹部运动为主,可选用下列 3 节练习,每天进行 2～3 次。

屈腿运动:仰卧位,两腿同时屈膝提起,使大腿贴腹,然后还原,重复十几次。

举腿运动:仰卧位,两腿同时举起,然后缓慢放下,重复十几次。

踏自行车:仰卧位,轮流屈伸双腿,模仿骑自行车动作,运动要快而灵活,屈伸范围要大,时间为 20～30s。

(四)痔疮与便秘注意事项

便秘是诱发痔疮的原因之一,饮食中宜多食新鲜蔬菜、水果等富含纤维素的食物,少食辛辣刺激性食物,对顽固性便秘应尽早治疗原发疾病,不宜长期服用泻药或长期灌肠,以致反射迟钝,加重便秘,反使痔疮发生。生活要有规律,经常进行锻炼,有益于血液循环,促进胃肠蠕动,从而防治痔疮的发生。

此外,应保持肛门周围清洁,平时进行肛门热敷、勤换内裤,每天两次热水坐浴或用洁身器,及时治疗肛门局部炎症。

二十五、腰肌劳损患者的个性化运动处方

腰肌劳损是由于腰背肌肉缺乏体育锻炼,久坐、久站、长时间弯腰。或劳动时弯腰搬重物,使肌肉、腰椎韧带和关节负担过重而发生。在急性扭伤或牵扯伤后没有得到及时彻底治疗,使受伤部位淤血与渗液纤维化,在肌肉和其他组织粘连情况下,也能发生腰肌劳损。其主要症状为腰酸、腰痛,进一步可发展为腰部活动障碍等。腰肌劳损后,腰肌经常处于紧张状态,甚至痉挛、脊柱活动受限制。

1. 锻炼的目的

放松腰肌和下背部肌肉,增加脊柱的活动度,增强腰背肌力量,改善血液循环,促进渗液和淤血吸收,消除酸痛。

2. 运动强度

从小强度向中等强度过渡,运动时最高心率控制在每分钟 100～120 次。

3. 运动种类与练习次数、时间

(1)医疗体操:主要进行增强腹肌和腰背肌的练习。

举腿练习:仰卧位,两腿伸直,交替上举,连做5~8次。

仰卧起坐:仰卧位,平躺放松,上体抬起成坐位(两手可在体侧,也可抱头),连做3~5次。

燕飞运动:俯卧位,双臂自然放在身体两侧,掌心向上;双脚自然分开,双腿向后伸展。将上身与双腿同时上抬,状如燕子在空中飞行,连做4~5次。如身体状况较好,燕飞运动可多做几次。

体转运动:两脚开立与肩同宽,两手叉腰,向左右侧交替转体,同时同侧手向后摆,眼望掌心,连做4~6次。

弯腰练习:两腿开立稍宽于肩,两手上举,两手经体前弯腰前屈(手指尽量摸足趾),连做4~6次。

下蹲运动:两腿开立与肩同宽,做下蹲练习(要蹲深,足跟不要离地),连做4~6次。

下肢运动:立正,双手叉腰,出左腿成弓步,左右交替练习,连做6~8次。

这套体操每日可做2~3次,每次10~15分钟。仰卧起坐、燕飞运动需要闭气用力,患动脉硬化和高血压者不宜练习。

(2)俯卧、仰卧法:此防治腰肌劳损的疗法简单实用,效果较好,方法如下。

仰卧位法:双膝屈起贴腹,双手抱膝,使腰部贴床,持续1~2分钟。然后左右腿轮流直腿举起10~20次。

俯卧位法:要求腹部着床,头颈及下肢上抬,反复练习10~20次。

(3)按摩:①坐位,反手在背后,用食指在“淤结”或病点进行按压,然后用拇指按压、弹拨或揉转,每一痛点或淤结处可做5~10分钟;②坐位,用两手掌掌心,在腰背痛处上下用力擦摩3~5分钟;③坐位,用两手掌或拳由上而下拍下背到腰部3~5分钟,每日1~2次,每次15~20分钟;④步行,双手叉腰,双拇指在背后按在腰部肾俞穴,每退一步,双拇指按揉一次此穴位,每天进行1次,持续5分钟左右。

(4)太极拳、五禽戏、滚团操:每日1~2次,每次15~20分钟。

(5)散步:每日1次,每次20~30分钟,行程2~3km。

4. 注意事项

在治疗期间,避免腰背部过多用力,防止再次损伤。要加强腰部保暖,可用宽带捆腰。做动作时要缓慢,但幅度要大一些,结合呼吸进行练习时不要闭气。

二十六、慢性腰腿痛患者的康复运动处方

(一)病因及症状

本文只介绍腰肌肉筋膜炎、腰椎骨关节病、腰椎间盘突出症3种慢性疾患。

(1)腰肌肉筋膜炎(又称腰肌劳损)。可因长期保持一种姿势如久坐、久站或长期用力过度或急性扭伤未彻底治疗而引起,也可因局部长期受寒冷潮湿或因其他腰部疾患引起,也可因内脏器官病变反射所致。脊柱畸形、肌肉长期受力不平衡也会引起劳损,或因腰椎椎板骨折引发。长期可致肌肉僵硬萎缩。病理表现可有肌肉筋膜粘连、脂肪疝、血管周围炎、静脉怒张、神经绞窄、血管增生充血。由于疼痛,长久不敢活动,致使腰椎关节柔韧性减低,运动痛、腰背酸痛、不能持续劳动。

(2)腰椎骨关节病。与过劳或与骨关节老化退行性变有关。骨质增生骨刺形成小关节增生退变,可继发腰肌筋膜炎,腰活动受限疼痛。

(3)腰椎间盘突出症。也是常见的腰痛原因。是因腰椎间盘退行性变,髋核向后突出,压迫刺激神经根引起腰痛,且向下肢放射痛、麻窜,严重者可致下肢无力瘫痪,压迫马尾神经可引起大小便失控,性功能障碍。

(二)运动疗法

运动疗法的作用。腰肌肉筋膜炎和腰椎骨关节病的运动疗法目的是加强腰部肌力、稳固脊柱关节,解除粘连,改善血循环、消除无菌性炎症,纠正脊柱功能缺陷,增加肌肉韧带、关节囊等软组织的弹性和柔韧度,增加腰部的活动范围,改善腰椎小关节软骨的营养,防止关节软骨进一步退变。对腰椎间盘突出症的患者,运动疗法除以上作用外,还有改善受压神经的营养,改变突出的髓核与受压神经的位置,解除或减轻神经的受压,从而缓解神经压迫。

1. 腰肌肌力练习

(1)俯卧位:双手放于背部,以腹部为支点做挺胸抬头,双下肢伸直向上抬起(即头胸和下肢两端翘起),每次坚持5～10s,10～20个为一组,做3组,每日2～3次。老年人动作要慢一些。有椎板骨折的病人不应抬起太高,只抬平即可。

(2)仰卧位:头胸及足作为支点,使腰臀部离开床面,坚持10s,10个为一组,做2～3组,每日2～3次。

(3)腰臀悬空法:仰卧,头胸着于凳上,小腿放于另一凳上,身体中部(腰臀)悬空仰卧。保持臀及腰不着地、不弯曲。此时腰肌必须用力,从而锻炼腰背肌。此法对腰椎椎板骨折及有前滑椎的病人更为有效。

(4)牵拉腰肌:床上双髋双膝极度屈曲,双手抱小腿,然后做前后滚动,20～30个,每日2次,尤其每天睡前更有必要。目的是牵拉腰背肌肉及关节囊韧带,

使肌肉放松，改善循环，解除痉挛。

另一种方法是坐于床上，上体前屈，双手向下尽量触足，也能起到上述作用。

2. 晃腰

站立，双足分开与肩等宽，双手抱头。头部不动做腰的回环动作。左 20 个，右 20 个，反复 3 次，每日 2～3 次。作用是增加腰部关节的活动及柔韧性，同时增加腰肌力量及缓解腰肌痉挛僵硬。要点：不是髋关节扭动，而是髋保持不动、脊柱做回转动作。

3. 腰柔韧性体操

(1)站立，尽最大努力做腰前弯、后弯动作，10～20 个，每日 2～3 次。

(2)单手叉腰，向同侧弯腰 10～20 个。相反方向做 10～20 个，每日 2～3 次。

(3)双手叉腰，上体向左、右转体各 10～20 个，每日 2～3 次。

4. 行走练习

站立，挺胸拔背、收腹，目视前方，向前走数十步(双臂自然放松摆动)，再向后退行数十步，反复 3～5 组，每日 2～3 次。逐渐增加距离，每次可达到数百步。向前走时重心在后。向后退时重心偏前，可使腰肌放松，用以调整脊柱的结构功能。

5. 牵引

可以双手悬吊，足离地。坚持 30s 到 1 分钟。可连续 3 组，每日 2～3 次。也可以卧位小重量 10～15kg 牵引 30 分钟。目的是牵拉放松肌肉。

6. 腰椎间盘突出症的练习

(1)急性期不宜运动，应卧床休息 1～2 个月，多数病人症状可以缓解。

(2)牵引治疗适应于大多数腰椎间盘突出症的病人，一般 15～20kg，半小时至一小时，每日 1～2 次。如果平卧牵引疼痛，可以将膝关节垫起来使膝关节屈曲下牵引。

7. 推拿理疗

慢性腰痛病人都适合此疗法，但腰椎间盘突出症急性期不宜大力扳动推拿，只宜用消除肌肉痉挛疼痛的手法；多数慢性腰痛的病人适合理疗，减轻局部炎症水肿，促进血液循环，缓解腰肌痉挛，镇痛。

腰椎间盘突出症的病人经治疗症状消除后，3～6 个月内不宜负重，但应开始做腰的柔韧性练习。慢性腰腿痛通过运动疗法配合其他保守治疗(如药物注射等)，大部分患者可以缓解症状或治愈。但有少数患者疗效不佳需手术治疗。腰椎间盘突出症的病人在治疗过程中如果出现下肢肌力急剧进行性无力，或出现马尾神经症状，大小便失控，肛门周围(马鞍区)麻木，说明出现了急性的严重压迫神经现象，应即刻急诊手术，否则效果不佳，将有严重的后遗症。

二十七、腰背痛的生活方式预防处方

(1)长时间站立时，活动腰背使之成凹形来减轻背部压力。

(2)如果坐时感到腰背很痛，可以换一张带扶手的高背硬椅，将脊柱靠在椅背上，双腿交叉或单腿放松，弯膝，始终保持膝部高过臀部。如果坐时感到背部太平，可以在背的下方加个靠垫。

(3)驾车时，在汽车座位上放上硬的坐靠垫以避免背部凹陷。

(4)避免不正确的抬和举。

(5)加强运动，锻炼腹肌和臀伸肌。

(6)一般性全身运动练习，如步行、慢跑、游泳和骑自行车对预防肌无力或肌肉过紧都是有效的。

(7)剧烈运动之前一定要做热身运动，避免突然、剧烈的背部运动。

(8)保证充足的休息和睡眠，避免精神上或身体上的过度疲劳。

(9)在感到疲劳之前，变换工作性质，改变身体姿势。

(10)睡觉的床不能太软，如果使用席梦思，最好在下面加张硬板。

二十八、骨关节病患者的康复运动处方

(一)病因及症状

骨关节病又称骨关节炎、变形性关节炎、肥大性关节炎等，是关节软骨退行性病变引起关节滑膜、骨以及周围腱组织等的综合性病变。骨关节病分为原发性和继发性两类，可发生于全身各关节，如手、肘、膝、髋、踝关节以及颈腰脊柱关节。原发性骨关节病与年龄、关节负担过重、关节过度使用、肥胖以及遗传有关，表现为关节疼痛肿胀、骨质增生关节变形、活动受限。骨关节病除用药物、理疗、手术等治疗方法外，运动疗法有重要作用。

运动疗法在于增加关节软骨营养、维持关节软骨的生理状态，防止加重退变破坏，改善骨关节及周围组织的血液循环，消除炎症，维持和恢复周围组织的弹性，改善关节活动功能，增强肌肉力量、稳固关节。如脊柱的骨关节病压迫刺激神经，通过运动疗法有减轻症状的作用。

(二)运动疗法

因关节病变部位不同，运动方法各异。下肢负重关节发病最多，如膝关节、踝关节和髋关节。

1. 膝骨关节病

(1)仰卧位，股四头肌抽动(绷劲)练习。20 个一组，练习 3 组，每 2～3 次。

(2)仰卧直抬腿练习。20个一组,练习3组,每日2～3次。直抬腿练习的要点是一定要保持膝关节伸直,这样才能训练股内侧肌,否则内侧肌得不到锻炼。

以上两种方法是训练股四头肌肌力的方法,是属于等长收缩。

(3)俯卧,负重屈小腿高达到45°～60°即可,角度再大则负重力反而减小。20个一组,练习3组,每日2～3次。目的是训练大腿后的腘绳肌和小腿屈肌。

(4)静力半蹲:双腿分开,足与肩等宽、双足基本平行(或足尖稍向外),上体保持直位,逐渐下蹲达到疼痛点再稍高一点(即接近疼痛的角度,但不引起疼痛)。也可以背靠墙练习,开始每次5分钟,做3～5个为一组,每日2～3次。以后下蹲角度逐渐加大,(接近疼痛)时间逐渐延长。如果低位静蹲能坚持10～15分钟,疼痛及功能会明显改善。

(5)被动屈膝及伸膝练习:骨关节病的患者常有膝关节活动度受限,因此,保持及增加关节的活动范围非常重要。每日练习屈膝动作,尽量使膝屈角度达到最大程度。如果可能,每日要全蹲数次,以保持膝的屈曲功能。如果膝关节伸直受限,应每天强迫压膝伸直。练习时间每日可20～30分钟。应注意的是,练习伸直和屈膝要分开进行才能有效。因为练了伸直之后再练屈膝就困难,反之亦然。应避免关节的反复伸屈动作,这样会增加对滑膜的刺激,引起关节肿胀疼痛。

2. 髋关节骨关节病

练仰卧直抬腿,还要练习俯卧向后抬大腿,以增强臀部肌肉的力量;身体朝健肢侧卧,向上抬大腿,练习髋关节外侧肌,稳定髋关节。

3. 踝关节骨关节病

应做提踵动作,20个一组,每次3组,每日2～3次。

4. 手的骨关节病

最常见于指的远侧关节。关节增生膨大变形,疼痛肿胀。要保持关节的活动范围,应经常做手的伸直及握拳动作。

5. 下肢的骨关节炎

可做徒步行走、水中运动、太极拳运动。

(1)徒步行走:每日或隔日徒步行走,距离以病情轻重(关节疼痛肿胀)的程度而定,速度不应过快。行走的目的是保持关节软骨的生理压力刺激,改善关节软骨的营养,维持和加强肌肉力量,保持关节的活动度。而且步行对减少肥胖有积极作用。行走应有规律,逐渐增加运动量、距离及时间。

(2)水中运动:水中行走可以减轻对关节的负重刺激。若在温泉水中步行效果更好,温热的水对关节的炎症有治疗作用。水不宜过深,保持在脐以下为宜,否则对老年人易压迫胸部使呼吸困难，且难以保持平衡。

(3)太极拳运动：太极拳对健身有很好的作用，可以训练协调性、提高身体平衡能力及关节的活动功能。老年人尤其是老年初学太极拳者，宜做高架姿势，因膝半蹲过低及蹲起动作会加重膝关节负担，更不要起伏太多、幅度太大。转体时要保持膝、髋、足尖的方向一致，禁止关节扭转受力，否则会引发和加重症状。

(4)爬山运动：膝关节骨关节病患者不宜做爬山运动，尤其下山时膝关节负担最大。爬山会引发和加重症状。如果喜好爬山也要从短距离慢速度开始；而后逐渐增加运动量，而且要持之以恒，不要突然即兴爬山。如果过去没有爬山的经验，最好做其他运动，放弃爬山运动。

运动疗法治疗骨关节病只是一个方面，还要配合其他治疗，如理疗、药物治疗。关节肿胀积液时，做高频理疗(如短波、超短波)等；口服氨基葡萄糖，关节内注射玻璃酸钠有缓解作用，必要时需手术治疗。

二十九、类风湿性关节炎患者的康复运动处方

类风湿性关节炎是一种慢性、进行性疾病，表现为以滑膜、关节受累为主的多数关节呈对称性损害的全身性炎症性病变。类风湿性关节炎的发病率较高，我国有(400～500)万类风湿性关节炎患者，是成年人最常见的致残原因。病情严重者的寿命会缩短10～15年。病因比较复杂，学说很多，如自身免疫学说、感染学说、遗传学说和其他因素。

1. 病症与病理变化

关节内和关节外都有改变：①关节内滑膜充血、水肿、增厚、肉芽肿生成，软骨和软骨下被吸收、破坏，关节间隙变窄，关节面不平，最终发生关节腔内粘连，关节功能受限，关节脱位变形。②关节外变化，具有代表性的变化体征是类风湿性皮下结节，镜下结构为肉芽肿，常分布于骨隆突处和位于皮下的长骨处，肌腱、腱鞘、滑囊炎症于手足部严重者常见在肌腱上可触及结节，滑囊炎亦跟腱滑囊炎多见。病情的发展可概括为滑膜炎—软骨破坏—骨骼破坏—关节强直。

类风湿性关节炎可发生在任何年龄阶段的人群中，一般可分为成人型与少年型，女性居多，男性与女性之比约为1∶2.5。常见症状是发热、无力、肌肉酸痛、消瘦、贫血等。少年型又可分为3种类型：高热型、多关节型与单关节型。少年型类风湿性关节炎的典型体征为：①无骨质改变的梭形关节肿胀；②脾与淋巴结肿大；③发育延迟；④颈椎常被累及，特点是2～3个椎体矮小，关节间隙变窄。诊断类风湿性关节炎的标准和依据较多，要做好鉴别诊断。

2. 运动疗法的分级

关节炎在急性期，以休息、止痛药物和物理治疗为主，亚急性期开始做医疗

体操、配合气功、太极拳和其他养生运动。慢性期以运动疗法为主，积极发展代偿功能。

根据功能分级而定，一般有以下几种情况。

(1)功能Ⅰ级。要通过经常性的适度运动，保持肢体与各关节的功能，增强肌肉与韧带的力量，保持关节的稳定性。适度挤压关节软骨，使其获得必要的营养，减轻和延缓软骨与骨骼的破坏。

(2)功能Ⅱ级。在要求Ⅰ级的基础上，应在关节疼痛可忍受的范围内，加强病变关节的活动，扩大活动范围。以主动运动为主，配合关节周围的按摩，预防和减轻关节挛缩。

(3)功能Ⅲ级。除尽量保持和加强残存肢体功能外，应积极发展代偿功能，配合温泉治疗、肌力训练、理疗、矫形、步行训练等。以提高生活自理能力，减缓肢体的变形。

(4)功能Ⅳ级。学会在轮椅上和卧位的功能练习，配合药物治疗及其他临床疗法，减缓肌肉挛缩和关节畸形的进展。

3. 医疗体操

本套医疗体操是一个全身运动与局部练习相结合的治疗方案，以主动运动为主，活动全身各关节，保持与增强活动范围与肢体功能。

第一节　转颈运动：前后左右转动，动作缓慢，逐渐增加，活动到最大幅度，开始左右各做 5～10 次，练习一个月后，若无不良反应，可增加到 15～20 次。

第二节　攒拳运动：先左拳用力向前打出，收回，随后变掌，五指尽力分开、伸直，掌心转向下，肩肘向体侧伸出，收回。改换对侧，动作相同。开始左右各做 5～10 次，一周后加倍。

第三节　挺胸运动：双臂稍外展并尽力后伸，背部肌肉用力夹紧，挺直胸部前凸。挺胸时吸气，还原时呼气。开始重复 15～20 次，一周后加倍。

第四节　伸腰运动：身体做后伸动作，包括髋关节后伸。后伸时吸气，还原时呼气。开始时重复 5 次，以后酌情加倍。

第五节　转身运动：身体先向左转，重复 3 次，转身逐渐加力，加大幅度；然后向右转 3 次。开始左右各练习 3 遍，一周后加倍。

第六节　摆腿运动：先摆左腿，髋关节后伸，膝伸直，踝向下屈曲。后伸尽量大；然后，髋向前屈摆起，此时膝伸直，踝向上背身，向前摆动到最大幅度。髋再内收，外展摆动数次还原。再做，右手扶椅背或肋木，向上摆动。开始两腿交替进行 10 次，练习一段时间后加倍。

一共六节医疗体操的准备姿势，一般采用站立位，两腿分开同肩宽，头正，身直，自然呼吸，两手自然下垂，用力时握拳，转体时叉腰。

4. 增强肌力练习

类风湿性关节炎活动期，因发烧、炎症、活动时疼痛加重等，导致肌肉逐渐萎缩，并因活动较少又出现废用性萎缩，使肌力下降。经适当治疗，症状缓解，疼痛性肌力下降有所恢复，对废用性肌萎缩进行适当的抗阻力练习后，才能逐渐恢复。抗阻力练习方法很多，如举哑铃、拉弹簧、组合练习器等器械练习。

5. 步行练习

开始借助拐杖、步行器、轮椅等进行练习，开始需要有人帮助和保护，逐步加强力量，动作熟练后，才能自行练习。

6. 作业治疗

根据职业、爱好、性别、年龄选择不同种类的作业，作业治疗要在作业治疗师指导下操作，随着病情和症状的改变，作业活动项目种类也要相应变化，避免长时间处在同一体位下做某一作业项目。

7. 注意事项

鉴于本组体操动作比较复杂，开始要缓慢练习，掌握要领后，再逐渐加快、加力。注意不要摔倒。一般情况下，医疗体操应该在医务人员或带操员的指导下进行。

三十、肩周炎患者的康复运动处方

(一)病因及症状

肩周炎的全称是肩关节周围炎，发病可能与外伤、慢性劳损、肩部受湿受凉或因某些原因长期肩部固定不动有关。其病理变化不仅限于肩关节周围的组织，肩关节内也有病变。病理过程是炎性充血渗出纤维化，最后粘连。本病的特点是肩关节疼痛，关节活动逐渐受限，严重者可致关节完全固着不动。因此，又有凝肩、冰冻肩之称。又因其多发生于50岁以上的老年人，故又有“五十肩”之称。本病有自愈倾向，但病程较长，常需1年以上，甚至两年之久。然而，通过运动疗法配合其他医疗手段可以明显缩短疗程，减少病人的痛苦。而且无论采用何种治疗方法都需要运动疗法的介入才能取得满意的效果。

肩周炎运动疗法的作用是通过运动改善肩关节及其周围组织的血液循环消除炎症，促进炎性渗出物的吸收，逐渐松解粘连，恢复软组织的弹性，同时改善关节的活动范围，消除症状，并恢复肩关节周围肌肉的力量。

(二)运动疗法

急性期患者由于疼痛严重不能坚持活动往往收效不大，有时夜间疼痛剧烈、痛苦不堪、难以入睡，常需配合其他治疗，如服用消炎止痛药、物理治疗、封闭治疗，再行运动治疗效果较好。

1. 肩周炎医疗体操

摆臂运动：患者站立体前屈 70°～90°。健肢侧手可以扶凳子以保持身体平衡，患肢放松自然下垂。

前后摆动：以身体带动肩及上肢前后摆动（像钟摆一样），而肩及整个上肢要放松，不要用力。一次做数十次，直到手麻胀为止。

左右摆动：同样姿势下患肢放松左右摆动。每次数十次。

画圈运动：身体同样姿势，患肢自然下垂做环形运动，左转数十次，再右转数十次。摆动运动可以徒手进行，也可以持重物进行。所谓持重物即患肢手握重 0.5～1kg 的物体（如沙袋等）做动作。负重对解除关节粘连的效果更好。

绕环运动：直立屈肘手指搭肩，以肩为轴向前绕环 10～20 次。

2. 爬墙运动

（1）直立面向墙壁手掌扶墙，由低向高滑动，到肩不能上举时，再用手指抓墙向上爬动而带动肩的活动范围。

（2）患侧对墙，患侧手扶墙，同法做爬墙运动。做爬墙运动时，身体也应同时向墙倾斜用力压，以增加肩部受力、提高效果。

3. 牵拉运动

吊一滑轮，绳的两端各系一环，或者各结一环。患者双手各握一环：①患肢在上，健肢在下，健肢向下牵拉则患肢被动向上牵拉，增大关节向上的活动范围，重复 20 次左右；②相反，健肢在上，患肢放于背后下面，健肢牵拉患肢内旋并向上运动，增加肩的内旋功能。

4. 体操棒运动

站立，双手握体操棒（距离稍宽些）：①双臂缓慢上举，尽量举高，做 20 次左右；②双手握棒，左右摆动 20 次左右；③双手握棒做双上肢绕圈，左 20 次，右 20 次，幅度逐渐增大；④双手握体操棒放于身后，然后尽力上举 20 次、再左、右摆动 20 次左右。做体操棒运动时应逐渐增大运动范围，动作要缓慢。量由少到多，以避免引起疼痛加重。

以上运动后当日可能有局部不适或疼痛，但次日应恢复。如果次日仍有疼痛加重的现象，说明运动量较大，应适当减少运动量或休息一天。

5. 单杠悬吊

有助于增加肩的上举范围。

（三）按摩推拿治疗

运动疗法配合按摩推拿效果非常好。按摩手法可以分为松骨、弹拨肌肉肌腱解除粘连。在急性期手法宜轻，以镇痛解痉挛为主，不宜大力推拿，否则会引起炎症加重，更加疼痛。

此外，高频理疗（如超短波）消除炎症较好。温热疗法对缓解肌肉痉挛有利。慢性期粘连严重的病人，还可由医生进行全身麻醉推拿和药物消炎治疗。

三十一、预防治疗脊椎骨骺炎的简易处方

早期在学习和日常生活中应做到：①睡觉以仰卧为主，最好暂时不用枕头或用低枕头；②学习、工作、生活应注意养成挺胸习惯，避免长时间趴伏在桌上学习或工作；③如有背部疼痛可用束缚带或支架固定脊柱，但不宜时间过久。

在固定期间，一定要积极努力配合腰背肌锻炼，决不能只用束缚带来替代肌力，因为最终应靠自身肌力来支持脊柱的形态，而不是用束缚带或支架来支持脊柱。应该做到固定和锻炼交替进行，也就是说学习时可用束缚带或支架，在锻炼和卧床休息时应去掉束缚带和支架。一旦背部肌肉已经健壮有力，应及时地去掉束缚带或支架。

三十二、慢性盆腔炎患者的康复运动处方

1. *病情病症*

女性内生殖器（包括阴道、子宫、输卵管及卵巢）及其周围的结缔组织、盆腔腹膜所发生的炎症称为盆腔炎。炎症可局限于一个部位，也可能波及几个部位，如子宫内膜炎、子宫肌炎、子宫周围炎、输卵管炎、输卵管卵巢炎（常称为附件炎）；有时炎症会波及整个盆腔，发生盆腔结缔组织炎、盆腔腹膜炎。盆腔炎症常由于经期、分娩、人工流产、手术时细菌进入内生殖器所引起；有的由于邻近器官的炎症蔓延所致；有的则由于身体其他部位感染经血液循环传播所致。

急性盆腔炎主要表现为下腹疼痛、发热，或有寒战高热、头痛、恶心、呕吐、腹胀腹泻、里急后重、尿急尿频、下腹压痛、反跳痛，以及阴道充血、大量脓性白带、阴道深部触痛、子宫旁触及包块、压痛、子宫增大、触痛等。慢性盆腔炎表现下腹胀坠、腰骶酸痛，伴有低热、乏力、失眠、月经不调等。常在劳累、性交后，月经前后加剧，子宫活动差，后位固定，子宫旁可触及增粗或增厚的输卵管或肿块，压痛明显。临床上慢性盆腔炎患者比较多见。

急性期治疗以注射广谱抗生素为主，同时注意休息、补充液体等。慢性者以抗生素、中药、理疗、运动等综合治疗为主。若有明显包块，经药物治疗不缩小，症状明显者可考虑手术治疗。

2. *运动疗法*

缺乏运动锻炼，尤其是缺乏下腹部的运动锻炼，是盆腔炎的发病原因之一。在城市职业女性中最常见，因本身就缺乏运动锻炼，再加上常常在办公室一坐就是一天，盆腔的血液回流长期不畅，慢慢就开始出现慢性盆腔充血，从而导致慢

性盆腔炎的发生。

除一般性运动外，尤其下肢运动可加强盆腔血液循环，促进炎症消散。慢性盆腔炎患者可进行以下体操锻炼。

(1)仰卧位运动：①下肢轮流或同时伸屈；②下肢轮流或同时直腿上抬；③下肢直腿分合；④两膝屈曲做分合运动。

(2)俯卧位运动：下肢轮流或同时直腿向上、向后上抬。

(3)坐位运动：①两手轮流抱膝，靠近胸部；②两膝伸屈向两侧环绕旋转。

(4)立体运动：①原地高抬腿踏步；②两足分立，两手叉腰，做下蹲运动；③两足分立，两手叉腰，单侧提踵(即提起脚后跟)或两侧提踵运动；④两足分立，两手叉腰，两下肢伸直作内收外展运动。

患者可根据自己的体力情况，在以上运动中选择几种或全做，每节操做二八呼至四八呼，每次10～15分钟，每日1～2次，需长期坚持。提高自身抵抗力和身体素质对治疗妇科病有非常重要的作用，仰卧起坐是发展躯干肌肉力量和伸展性的一种好方法。

三十三、四肢骨折后功能恢复期的体疗处方

主要采用医疗体操，分为骨折愈合前、后两个时期。骨折经整复、固定后，若病情尚属稳定，可开始第一期体疗，即练习伤肢近端或远端未固定的关节的主动活动，必要时给予助力。骨折复位后如病情稳定时，可将伤肢进行有节奏的静力性肌肉收缩和放松运动。上肢损伤后应注意肩外展、外旋及掌指间关节的屈伸。下肢损伤后应注意足踝关节的背伸。

拆除固定和骨折愈合后，可进行第二期体疗。主动练习功能障碍的各关节的活动。并通过助力，进一步牵伸挛缩和粘连组织，增强关节活动的幅度。动作宜平稳缓和，切忌使用暴力。如关节活动恢复缓慢，可进行牵引。牵引的重力应适度，每次牵引的持续时间为10～20分钟。在肌力和关节运动功能恢复到一定水平后，可增加负荷或抗阻力练习，并进行日常生活活动及逐步进行运动技能的练习。

三十四、下肢静脉曲张患者的康复运动处方

1. *病情病症*

下肢静脉曲张是指下肢浅静脉变得迂曲扩张，其原因主要是下肢静脉壁和瓣膜薄弱。下肢静脉有许多瓣膜，当心脏的唧筒作用或下肢肌肉收缩，以及由于呼吸、胸腔的压力下降时，血液回流心脏，这些瓣膜就开放，反之这些瓣膜则关闭，使血液只能向心脏回流，不能反流。有的人先天性的静脉壁薄弱，或由于长

期咳嗽、妇女妊娠期等原因，造成腹腔压力增高，下肢静脉壁所受的压力增大，软弱的静脉壁不能承受持续加大的压力，便疲劳扩张，而静脉内的瓣膜则相对关闭不严，造成了血液倒流、淤积，长期下去就形成了下肢静脉广泛的曲张。这时可在足背部、膝内侧、大腿内侧或小腿的外侧等处看到蚯蚓状血管迂曲隆起，甚至蜷曲成团，站立时更明显。

下肢静脉曲张是一种常见病。据统计，我国下肢静脉曲张的发病率为8%左右。该病多见于长期站立工作的人，如交通警察、教师和强体力劳动者，以及孕妇和体形肥胖或高大粗壮者。

2. 运动疗法

下肢规律性运动是预防下肢静脉曲张的有效方法，如果能坚持进行下肢肌肉的锻炼，就能够很好地预防这种疾病。下面介绍几种适合于预防和治疗这种疾病的运动方法。

(1)游泳。研究证明，游泳是预防静脉曲张的最佳运动方法之一。在游泳时，除了水的压力有助于增强血管弹性外，通过下肢不断地在水中进行规律性的屈腿、伸腿或打水动作，也可以增加腿部肌肉的张力。如同一个“肌肉泵”一样促使静脉血液回流，从而起到预防静脉曲张的作用。

(2)快速步行。每天坚持快速步行，同样可以预防这种疾病，因为在快速步行时，腓肠肌的收缩运动加强，有利于下肢静脉血液的回流，从而预防下肢静脉曲张。如果能坚持每天快速步行4次，每次15分钟，就可以有效地缓解病症。快速步行后，最好能将脚抬高，躺下休息，脚高于身体平面，躺15分钟左右。

(3)爬行运动 。爬行运动不需要场地和设备，如能戴上手套和护膝，那就更好了。同时，还要循序渐进，距离由短到长，速度从慢到快。还要注意不要在饭前、饭后爬行，以免影响消化。

(4)下肢静脉曲张保健操。首先，全身放松，仰卧在床上，两臂平直放在身体两侧，双腿伸直：①双腿蜷起，大腿尽量贴于胸腹部，膝关节弯曲；然后双腿向上伸直，再慢慢放下，恢复平卧。连续做15～20次，根据个人情况可左右腿交替各做15～20次。②弯曲双足趾再伸直足趾，反复做30次。根据个人情况或左右足交替各做30次。③足踝内旋、外旋，再转动踝关节，反复做30s；然后伸平足背，弯曲足背，再转动踝关节，反复做30s，共做60s。也可根据个人情况或左右交替各做60s。④血管“体操”。仰卧在床上5分钟后，右侧下肢立即垂于床边，做膝、踝伸屈动作2分钟，再换左侧做伸屈动作2分钟。反复2～3次。

(三)注意事项

(1)尽管运动可以预防下肢静脉曲张，但是运动量和运动时间一定要循序渐进，以便逐步提高血管的适应能力，否则会适得其反。有下肢静脉曲张的人，因为静脉瓣膜有损坏，应该避免像举重、跳远、短跑、投掷等引起腹压增高的活动，但是可以从事游泳、慢跑、骑自行车、跳绳等运动。

(2)各种呼吸练习有助于调节胸腹腔的压力，在运动中也应注意调节呼吸。运动后抬高肢体，有利于促进下肢静脉的血液回流。平时可做一些医疗体操，如平卧于床，抬高下肢45°维持1～2分钟，或直腿向上向下运动5分钟，每天练习2～3次，有助于下肢静脉回流加快。

(3)平时宜穿长筒弹力袜，它能使皮肤表面产生保护力，使曲张的静脉不再向外膨胀，从而保护曲张的血管。为了使已经曲张的下肢静脉恢复正常，忌长时间站立。宜经常活动下肢或抬高患肢，以利血流流畅，切忌下肢活动过少或下肢长时间下垂不动。

(4)年过50岁以后，下肢静脉曲张严重者久站或走路多症状尤为明显时，易导致皮肤萎缩、下肢奇痒，此时若检查深静脉无异常，应进行手术治疗。

三十五、防治过敏性鼻炎的体疗处方

过敏性鼻炎是一种鼻黏膜的过敏反应。病人有突然发生鼻痒、鼻塞、打喷嚏和流清水样涕等症状，呈间歇性反复发作。

一般来说，过敏性鼻炎患者可用下述两种方法进行锻炼。

(1)慢跑。在早上进行，每天一次，每次15～30分钟。跑后如果配合冷水或温水浴效果更好。

(2)冷水浴或温水浴。冷水浴应该从夏末秋初就开始，经过一段时间的适应后，深秋和初冬仍应继续坚持。冷水浴每次时间不要太长，几分钟就可以，在感到寒冷之前就要结束。寒冬可改用温水浴。

一些年老体弱的人不能进行冷水浴，可以改用冷水洗脸和泡双足来代替。

三十六、更年期综合症的自我治疗处方

更年期综合症属于内分泌腺疾病，因多发于45～55岁的妇女，故又称绝经期综合症，主要因卵巢或性腺机能衰退所致。表现为植物神经系统的功能紊乱的一种症候群，如面部潮红、头颈部胀热、急躁、怕冷、多汗、失眠、皮肤发麻、蚁走感、腰痛、头痛、腰背酸痛及健忘、精神分散、耳鸣头昏、呕吐、心悸、心律加速、血压升高、肥胖等。

(1)按摩疗法：点按拨揉涌泉穴、三阴交、足三里、神门、曲池、太阴跻，采用上下、左右交替配穴法，每次取3～5穴。顺时针以全掌按摩关元、中脘、肾俞穴。沿膀胱经从下背部以双掌抹擦至尾骶部，反复9次；以中脘、关元为中心，用全掌做“十”字抹擦各18次。

(2)耳穴疗法:按压或揉捏耳穴,每次取一侧耳2～4穴,次日换另一耳朵,每日1次。

(3)中药治疗。

三十七、口臭的自我治疗处方

口臭一般属实症,多为胃炎上逆,或肝火挟胃气上逆所致,如牙龈炎、龋齿、口腔溃疡、牙缝及牙表面的食物残渣及分泌物等。小部分为虚火,如肝肾阴虚而致虚火上升,脾气健运致胃气上逆等。

(1)按摩疗法:点按拨揉足三里、三阴交、中脘、内关穴,每次取3穴,每日一次。用手掌从膻中穴沿任督抹擦至耻骨联合(外阴毛际处)处36次,按大肠升、横、降结肠方向推压36次。

(2)耳穴疗法:按压或揉捏耳穴,也可寻找痛点施术。

(3)饮食疗法:多吃蔬菜、豆类、粗粮等,少吃油腻食物。萝卜、水果及茶亦有消除口臭的作用。注意口腔卫生,早、晚刷牙,饭后或吃完食物漱口。保持身体与外界通道的通畅,即汗腺、小便、大便的通畅。如属病态或较重者,应吃一些滋阴降火或清火的药物,成药如牛黄清火丸、舒肝和胃丸、龙胆泻肝丸等。

三十八、中风的运动康复处方

(一)中风的病理病因及症状

1. 中风的病理病因

中风的病理基础主要是脑动脉的粥样硬化和脂肪透明变性、纤维素样坏死,其他有发育畸形、动脉瘤、炎症、淀粉样沉淀和动脉分层等。第二类为继发于脑外的病变,从心脏或颅外循环脱落的栓子堵塞脑动脉而致病。第三类原因为血液成分,血流动力学或灌流压的异常。上述病理过程导致局部脑血流不足,以维持脑功能和脑细胞存活时,发生缺血性中风(脑梗塞),导致脑内或蛛网膜下腔内血管破裂时,发生出血性中风。

2. 中风的症状

(1)突然口眼歪斜,口角流涎,说话不清,吐字困难,失语或语不达意,吞咽困难,一侧肢体乏力或活动不灵活,走路不稳或突然跌倒。这是由于脑血管供血不足、运动神经功能障碍引起的。

(2)突然出现剧烈的头痛、头晕,甚至恶心呕吐,或头痛头晕的形式和感觉与以往不同,程度加重,或由间断变成持续性。这些征兆表示血压有波动,或脑功能障碍,是脑出血或蛛网膜下腔出血的预兆。

(3)面、舌、唇或肢体麻木,也有的表现为眼前发蒙或一时看不清东西、耳鸣或听力改变，这是由于脑血管供血不足而影响到脑的感觉功能。

(4)意识障碍，表现为精神萎靡不振，老想睡觉或整日昏昏沉沉，性格也一反常态，突然变得沉默寡言，表情淡漠，行动迟缓或多语易躁，也有的出现短暂的意识丧失，这也和脑缺血有关。

(5)全身疲乏无力、出虚汗、低热、胸闷、心悸或突然出现打嗝、呕吐等，这是植物神经功能障碍的表现。

(二)运动的益处

脑中风后的开始数周，神经功能恢复最快，然后转为慢慢恢复。据统计，3个月内的恢复情况，前2周几乎占一半；6个月内仍可有持续稳定的恢复。卒中后6～12个月内功能恢复明显减慢，以后恢复则更少。因此，早期开始正式的康复十分必要。但近年在实践中发现，即使是慢性脑卒中期，只要经过合理的康复措施，如强制诱导训练，仍然有一定的恢复潜力。康复训练后3个月，54%～80%的患者能独立步行，但上肢功能完全恢复仅占15%，功能恢复使用者可达40%。最终45%～75%的患者获得不同程度的日常生活能力。

(三)中风的运动康复处方

脑中风的康复阶段分为3个阶段。急性期康复阶段，指发病2～4周内，主要以被动和低强度的体育康复训练为主；恢复康复阶段，指发病3个月内早期恢复阶段，此时是实施各种康复措施的重要阶段；恢复后期或后遗症期康复阶段，主要是长期维持性康复阶段。近来有研究发现，强制性诱导运动训练对此期患者的改善功能仍有很大帮助。

一般健身教练所接触到的脑中风患者都是处于恢复期康复阶段和后遗症期康复阶段，所以运动处方也都是为这个阶段所设计的。

1. 步行训练

早期可在减重器下和泳池中强化步行训练，利用下肢支具辅助步行训练，促进恢复步行，增加步行速度和功能使用。

2. 偏瘫上肢训练

可利用神经肌肉促通技术，进行辅助或自助上肢运动模式，训练上臂的稳定性、协调性和灵活性。手臂的灵巧、精细功能训练要结合作业治疗进行。上肢功能训练是日常生活活动的必要前提和条件。

3. 协调性训练

在偏瘫功能恢复较好时，可利用各种器械和日常生活器具、体育活动进行协调性和全身肌肉耐力训练，如划船器练习、椭圆机练习、固定自行车练习及跑台练习等。

4. 防治膝关节过伸的训练

可采用正确的体位摆放，伸髋练习，跪位行走，腘绳肌力量训练和应用支具并在步态中矫正训练来改善膝关节的过伸。

5. 强制性诱导训练

强制性诱导训练是指限制患者受损较轻肢体或健肢，诱导患者集中、大量、强化使用患侧，避免习惯性废用的产生。训练量为每天至少练习 6 小时，或清醒时间的 90%，连续 10～15 天；主要训练内容包括运动功能性训练，即在实际生活环境中应用患肢。这种方法要求患者每周进行 3 天，每次半小时的集中强制性诱导运动训练，其余时间自行训练，持续 10 周，同时每周限制受损较轻或健肢时间 5 天，每天 5 小时。研究表明，效果依然显著，可明显改善患者的日常生活自理和生活质量。因此，脑中风康复训练的效果可能依赖于训练时间和强度。

6. 康复锻炼的注意事项

(1)每学一个动作，务必了解其具体内容、功能和正确做法，每练一个动作，务必做到姿势正确并把意念集中在这个动作正在锻炼的主要身体部位上。

(2)每锻炼某一部位肌肉，就应该使该肌肉连续多次受到所需要的一定强度的刺激，并要它完成一定量的工作负荷，来促使人体的组织和力量为适应这种强度的刺激和负荷而发展起来。再者，要在人体的组织和力量已发展到能完全适应某种刺激强度和胜任该工作负荷后，就必须再逐步适当增大刺激强度和负荷量。

(3)切勿锻炼过度。锻炼过度往往导致疲劳过度。这不仅不能达到超量补偿，甚至会影响康复进程。

(4)要想产生良好的锻炼效果，必须规律锻炼，时断时续地锻炼，锻炼部位只有接受重复性刺激，才能产生锻炼效果。

(5)避免在康复锻炼中偏重多练某些部位，而忽视锻炼其他部位，要全面兼顾各关节、肌肉及各种不同功能。

(四)中风的危急处理

不可随意推动和翻转患者，减少光和声的刺激。患者平卧位，不宜加垫枕头。需及时解开患者的衣领，用纱布包住患者并把舌头拉出来，并及时消除其口腔黏液、分泌物和呕吐物，使呼吸道通畅，把冰块或冷毛巾放置患者前额，以利止血和降低颅内压。

三十九、癌症患者的个性化运动处方

癌症也叫恶性肿瘤，是中老年人的常见病之一，发病率随年龄的增长而增高。据统计，中老年人每 5 名死亡者中有 1 名死于癌症，在我国南方各省市占死因的首位，年龄越大，死亡率越高。但在中老年人中，癌症的发展比较缓慢，人体正常细胞转化为癌细胞要经过一个很长的过程，需要十年甚至数十年，甚至有些癌细胞在中老年人身上与正常细胞长期共存，没有任何临床表现。有人在中老年人死后尸体解剖中发现，大约30%是医学上所说的"隐性癌"患者。癌症在中老年人身体中发生和发展并不是人们想象的那么可怕。

癌症的发病原因较多，如内分泌功能紊乱、电离辐射、紫外线、长期的机械刺激、寄生虫、病毒、遗传、精神和营养状态、免疫水平下降等都对癌症的发生起着重要作用。如能减少或避免接触外界环境中的致癌因素，加强身体锻炼，增强体质，提高机体免疫能力，建立良好的卫生和生活习惯，戒绝烟酒，心胸开阔，生活规律，保持乐观的情绪，就可大大降低癌症的发病率。恶性肿瘤是机体中正常细胞在各种有害因素刺激下身体失去控制能力、发生过度增生或异常分化而形成的新生物。由于对癌症的病因尚未搞清，目前还不能做到根本控制，最理想的防治办法是"防癌于未然"。不能忽视癌症在最初阶段发生的一些症状表现，如能早期发现，早期诊断，早期治疗，处理恰当，多数能获得良好效果。癌症的治疗方法很多，常用的有手术治疗、放射治疗、化学药物治疗、中药治疗、免疫疗法等。体育疗法是免疫疗法的一种。机体免疫力衰退是引起癌症的主要原因之一，因此，积极锻炼身体，增强体质，增强机体的抵抗力，对中老年人具有很大的防癌保健意义。

据统计，目前世界上40～90岁的人中，0.89%患有癌症。他们参加各种体疗活动，取得了不同程度的效果，特别是参加风行世界的健身跑。德国的阿肯博士报道，对908名40～90岁男性中老年人进行调查，经常跑步的454人中，有4人患有癌症，经6年追踪观察，无一人死亡；而不经常跑步的454人中，有29人患有癌症，6年后却有17人死亡。

1. 锻炼的目的

改善心血管系统与呼吸系统的功能，增强体质，提高机体的免疫功能。

2. 运动强度

锻炼的过程应该是功能逐步改善的过程，要根据年龄、病情、功能状况、精神状态分别对待，因人而异。开始时体质弱者运动时的最高心率应在每分钟100次以下，可逐步过渡到每分钟100～120次。

3. 运动种类与练习次数、时间

(1)癌症手术后与化疗后体弱者的运动处方。

呼吸体操：每日练习1～2次，每次5～10分钟，加强腹式呼吸练习。

自我按摩：①洗脸面，用手掌按摩面部各处5分钟；②鸣天鼓，双手抱头，用手指弹枕骨5～10次；③抚胸肋，两手在胸前由上向下反复按摩5分钟；④按摩足三里穴、涌泉穴，每日1～2次，每次5～10分钟。

太极拳:做单个动作,如云手、野马分鬃等,每次10～15分钟。

散步:每日1次,每次15～30分钟。开始练习时中间可休息一两次。

气功:以静功、松功、内养功、强壮功为主,每日练习1～2次,每次20～40分钟。

(2)体质较好者的运动处方。

呼吸体操:每日1～2次,每次10～15分钟。

简化太极拳:每日1～2次,每次1～2遍,练习15～20分钟。

散步:每日1次,每次10～30分钟,行程2～4km。

跑步:从走跑交替开始,先跑50m,走50m,再延长跑的距离,即跑100m,走50m,再逐步增加跑的距离,减少走的距离,向慢跑逐步过渡。在跑步中不应要求速度,可以延长距离,做提高运动量的耐力练习。每周3～6次,每次2～5km。要根据个人情况决定运动量,循序渐进,切勿急于求成。

气功:气功对癌症有一定的防治作用。通过气功锻炼,可增强体质,调整阴阳,疏通经络,提高免疫功能。通过自己的意识调节气血,能够增强脏腑功能,增强患者防癌抗病的能力。开始时应练内养功、松功、强壮功。每日1～2次,每次20～60分钟。动功先采用保健功,每日1～2次,每次20～30分钟。

气功在我国的流派很多,应根据自己的体质与喜好选择,但要注意功法的运动强度。充满信心,坚持练功,将会收到非常好的效果。

4. 注意事项

注意加强营养卫生,保持乐观情绪,在药物治疗、手术治疗后要积极参加医疗体育锻炼,将医疗体育锻炼作为治疗的重要辅助手段。加强医师督导工作,在医生指导下进行锻炼,肝癌患者锻炼要慎重。癌症患者要严格控制运动量,循序渐进,用顽强的意志坚持锻炼。

四十、避免健身锻炼风险的可行性处方

怎样才能保证在健身锻炼中既能避免危险,又能取得良好的健身锻炼效果呢?长期的实践经验告诉我们,只要重点注意以下几点,就可以防患于未然。

1. 注重体格检查

体格检查对于40岁以下、身体健康、体格正常、无心血管疾病症状、无心血管病危险因素(高血压、高血脂、肥胖、吸烟、有家族史等)的人,一般可以不进行运动前的负荷实验,也没有必要限制他们的运动方式。但对于健康危机人群与疾病人群绝对不可忽略。

2. 加强锻炼的自我监督

在锻炼时要加强自我监督,如当发现有胸痛、胸闷、恶心,甚至呼吸困难时,应立即停止活动;当锻炼后出现食欲下降、睡眠不好、体重下降等征象时,表明运

动量过大，需要调整或暂停锻炼活动等等。

3. 注意循序渐进

开始锻炼的运动量和强度要小，随着身体适应能力的提高而逐渐加大。

4. 坚持经常性原则

运动锻炼，只有经常坚持才能收到良好的健身效果。一旦间断，与人的体力、工作能力等一样，也将随之下降。

5. 特别要避免风险动作

大多数危险运动是可以避免的，关键是有没有得到正确的指导。如果没有医生、运动专家、健身教练或其他有资格的专业人士开出的运动处方，动作练习应该遵循以下原则。

(1)不要过度弯曲膝和颈。

(2)不要过度拉伸膝、颈或腰背部。

(3)不要给膝施加扭力或侧力。

(4)避免运动时屏住呼吸(强抵抗力训练除外)。

(5)避免过度拉伸原本就长而弱的肌肉，同时也要避免过度缩短原本短而强的肌肉。

(6)避免可能损伤韧带和关节囊的过度拉伸关节练习。

(7)避免给椎间盘施加猛烈的压力。例如，同时伸展、扭转脊柱、绕躯干和颈部以及举双腿。

(8)避免易导致关节和软骨损伤的练习。例如，掌心向下绕手臂练习。

(9)如果你做的运动需要你经常违背人体力学原理(如练棒球时接球手需要深蹲，练体操时想做分腿慢起手倒立等)，先要确定肌肉和关节是否能接受。

(10)避免对脊柱急速、用力地过度伸展和弯曲。

第二章　常见疾病的个性化营养处方

中国自远古时代起就有医食同源的说法。由于不同疾病各有不同的营养需要，所以选择的食物和膳食营养处方也不一样。比如肥胖病患者膳食要有计划地减少热能；甲状腺功能亢进患者膳食要高热能、高蛋白质、高维生素；肾病患者膳食要减少食盐；痛风病人要在饮食中减少含嘌呤物质高的食物等。因此，病人的膳食要根据病情和体质、治疗和护理的需要来安排。对病人安排合理的膳食，进行饮食治疗，有利于病情的转机，增强对疾病的抵抗力，补充消耗的营养素及组织修补、新生所必需的物质，积极促进机体的康复。为了保证饮食安全，建议患者朋友尤其是危重病人的食物选择和营养处方应在医生和营养师指导下实施。

第一节　健康危机人群的个性化营养处方

一、不同精神状态人群的营养干预处方

营养心理学家诺夫曼研究发现，情绪与脑内的羟色胺及去甲基肾上腺素有关，而食物对羟色胺和去甲基肾上腺素会产生一定的影响。由此，专家提出了食物可以影响人的性格的新见解。此外，食物还会影响人的心理，调节人的情绪，具有安神催眠之功效。下面介绍在几种不同状态下人们应如何选择食物。

1. 遇事易激动、难以控制情绪的人的营养干预方案

有人遇事难平静，办事难持久，有可能是酸性食物摄入过多，缺乏B族维生素和维生素C的缘故。所以，专家建议，这类人群应多吃碱性食物，如豆类、菠菜、牛奶、花生、柑橘、芝麻和含磷丰富的鸡、鱼、虾、蛋、葡萄、栗子，以保持体内酸碱平衡。

还有些人遇事易激动，难以控制自己的情绪，不妨多吃些鱼、虾和海带等，同时，要多吃含B族维生素丰富的食物，如蒜、油菜、土豆、黄花菜、莲藕、香蕉、苹果、玉米等。

2. 遇事易自责、焦虑不安的人的营养干预方案

这类人时常有喜食咸食、吃饭快、嗜咖啡等刺激性饮料的习惯。应从安神着手，注意补充蛋白质、钙及富含维生素 B_1、B_2、C 等食物，如啤酒、牛奶、蜂蜜、瘦肉、豆类、蔬菜、鱼类、麦片等。食物尽量清淡，不可过咸。

遇事瞻前顾后、优柔寡断的人，可能是体内缺少氨基酸和维生素，要养成多吃些鸡、鱼肉和瓜果、蔬菜的饮食习惯。但注意肉类脂肪不可摄入过多，应食用鱼类、蛋类、豆类和奶制品类等优质蛋白质。

3. 脾气暴躁、爱发火的人的营养干预方案

有人情绪反复无常、脾气暴躁、嫉妒心强、容易发火，可能是由于体内缺钙及B族维生素，应及时补钙，多吃海产品，如贝、虾、海带、蚧，还有大白菜、豆类、花生和牛奶等含钙、磷高的食品，同时还应补充B族维生素，包括食用各种豆类、桂圆、核桃和各类蘑菇等。此外，心烦易怒还与食盐摄入过多有关，应在饮食中控制食盐量，食物尽可能清淡一些，

可多喝牛奶。同时，食盐过量，导致体内钾盐积蓄，人会变得迟钝，喜欢睡觉。食糖过多也不好，可使儿童情绪反复无常，易激怒、爱哭，甚至脾气暴躁、摔毁物品等。

4. 怕交际、爱独处、孤僻胆小的人的营养干预方案

怕交际、爱独处、胆小怕事的人，可以通过调整食物结构改善情绪，多吃碱性食物和含钙丰富的食物，包括谷物、面粉、杂粮和各类蔬菜、水果。经常服用蜂蜜、牛奶、豆浆和果汁，少量饮酒。

羞怯胆小的人，可能与饮食过量与缺乏维生素有关，应控制食量及肉类等酸性食物的摄入，多吃辣椒和含纤维素丰富的蔬菜。

性格孤僻、依赖性强的人，可能与未能均衡摄入营养有关。不要偏食，少吃零食，多吃含钙高的食品，菜肴味道适当咸一点，常喝些果汁和蜂蜜，可适量喝些低度酒。

5. 爱唠叨的人的营养干预方案

爱唠叨的人除与性别(一般女同志爱唠叨)、年龄(上了年纪的人爱唠叨)有关以外，还有可能是大脑缺乏B族维生素的缘故。应在饮食中注意补充此类维生素，多食用动物瘦肉、粗面粉、麦芽糖、豆类等，酵母和小麦胚芽含有丰富的B族维生素，也可将牛奶、蜂蜜调匀、掺入酵母菌，加小麦胚芽，每日饮用，一日3次。

6. 承受巨大心理压力的人的营养干预方案

科学研究发现，当承受巨大心理压力时，身体会消耗约为平常8倍以上的维生素C。所以，应尽可能摄入富含维生素C的食物。蔬菜如西红柿、菜花、甘蓝、

菠菜等绿叶青菜和青椒等；水果如苹果、柑橘、猕猴桃等，还有"维生素C果"红枣等。另外，吃巧克力也可以缓解情绪，使人精神振奋，并能缓解精神压力。经常补充大豆、动物肝脏、核桃仁、芝麻、蛋黄、牛奶等富含卵磷脂和B族维生素的食物，也会使人变得轻松、愉快、活泼、活跃，可适当缓解心理压力。

7. 心情苦闷的人的营养干预方案

人在遇到不顺心的事时，容易心情苦闷、情绪低落。适当吃些零食，有助于改变这种精神状态。

研究表明，零食与情绪存在着紧密的联系。不少甜食可令人的精神进入最佳状态。糖果里的单糖及面包里的多糖均能促进人脑分泌一种能帮助人体平静、使人易入睡及减轻人体对痛楚敏感的化学物质；巧克力能够帮助体内产生一种使人心情愉快的荷尔蒙，故失恋的人吃一点巧克力，可减轻苦闷和痛苦。当紧张、易怒、抑郁时，吃点橙和葡萄能改变不良情绪。精疲力竭时，嚼上一些花生、杏仁、腰果、胡桃仁等干果小食品，对恢复体能有效。因为这些食物中含丰富的蛋白质、B族维生素和维生素E、钙、铁以及植物性脂肪，却不含胆固醇。此外，吃些红辣椒，也可以改善情绪，减少焦虑和苦闷。

粗心大意的人可补充维生素A、C，增加饮食中的果蔬数量，少吃肉类等酸性食物。富含维生素A、C的食物有辣椒、鱼干、笋干、萝卜、牛奶、红枣、田螺、卷心菜等。

8. 情绪低落的人的营养干预方案

情绪低落的人可多食用碳水化合物。实验表明，吃碳水化合物的人比吃其他食物的人更感到精力充沛和心情舒畅，这可能是由于碳水化合物消耗时，使大脑中5-羟色胺传送到神经末梢，促使人的心情变得安宁、愉快、甚至可以减轻痛苦。而狂躁抑郁症患者的大脑中通常缺乏足够的5-羟色胺，这是造成悲观压抑的原因之一。睡前喝一杯热牛奶，吃一片面包或一小碗米粥，就可安然入睡。因为这些食物可促使人的大脑产生更多的5-羟色胺。燕麦中也含有使人愉快的物质。英国人早餐少不了燕麦粥，这或许是英国人性情幽默的原因之一。能使人心情愉快的食物还有香蕉、土豆、面粉和某些蔬菜。

9. 容易疲劳的人的营养干预方案

消除疲劳可食用以下5种食物：一是碱性食物，各类蔬菜、水果，一般疲劳是由生理环境偏酸性造成的，多食碱性食物能中和酸性环境，降低血液肌肉的酸度，增加耐受力，消除疲劳；二是食用含咖啡因的食物，促进肾上腺分泌，兴奋神经系统，增加抗疲劳能力；三是高蛋白食物，如豆类、鱼类、家禽类、畜肉类等，因热量消耗过大自然疲劳，及时补充热量，即可消除疲劳；四是富含维生素的食物，如鲜枣、柑橘、番茄、土豆、动物肝脏、乳类、豌豆、红薯、禽蛋、燕麦片、菠菜、莴苣等;五是其他滋补品和小食品,如人参、银耳可扶正培本、补气活血,改善神经系统,减轻疲劳。麦芽可增强耐力和条件反射能力,使人反应敏捷。

10. 神经衰弱的人的营养干预方案

神经衰弱者需改善大脑和神经细胞的营养状态。磷和钙是补充大脑和神经细胞所需要的营养物质,这类食物包括干酪、麦芽、鸡蛋、杏仁、核桃等。有益于脑细胞活动的食物有鲜奶、鲜肝、啤酒等。虾是适合大脑的美味食品,虾能提供人体最重要的油酸,有助于集中注意力、强健神经系统,每日只需 100g 就足够了。洋葱有助于缓解脑力或精神疲劳过度,促进血液循环,改善大脑供氧,每天可进食半个洋葱。核桃能强健神经系统,促进大脑活动,故神经衰弱者平时应多食用这类食物。

二、不同职业人群的健康促进营养处方

不同职业的人群由于从事的工作不同,所消耗的体力和脑力不一样;不同的环境和不同的时间,对人体生理的影响不同,所要补充的营养成分不一样;还有一些特殊的行业,人体所受的污染毒害不同,因而需要食养食疗的食物也有区别。这就要求我们应根据不同职业人群的营养需求,有针对性地去选择食物。

1. 脑力劳动者的健康促进营养方案

脑力劳动者很多,这类人群一般肌肉活动少,主要从事脑力活动,食物的选择除了应满足一般的生理活动需要外,还要保证大脑的营养,以提高大脑的工作效率。

科学研究发现,人脑的重量虽然只占人体重量的 2%左右,但消耗的能量却占全身能量消耗的 20%。人脑每天需要 116~145g 糖,主要靠血液中的葡萄糖(血糖)氧化供给能量,大脑对血糖极为敏感,当血糖不足时,脑的耗氧量也下降,使人感到疲倦、头昏,大脑工作效率降低,甚至昏迷。足够的血糖供给才能保证大脑复杂功能的完成。脑细胞的代谢过程需要大量优质蛋白质来补充更新,食物中的蛋白质含量较高,能增强大脑皮质的兴奋和抑制作用,其中谷氨酸还能消除脑细胞在代谢中产生的氨的毒性,有利于对大脑的保护。大脑所需要的脂类主要是脑磷脂和卵磷脂,它们能使人精力充沛,有利于工作和学习的持久性,对神经衰弱也有较好的疗效。此外,紧张的大脑神经活动还需要补充维生素 A、B 族维生素、维生素 C、维生素 E 和烟酸。

表 2-1　脑力劳动者适宜选择的食物

营养成分	食物举例
富含糖类	大米、小米、玉米、面粉、红枣、桂圆、牛奶、蜂蜜
富含优质蛋白质	鱼类、禽类、瘦肉、蛋类、乳类及大豆类
富含不饱和脂肪酸	植物油、葵花子、南瓜子、西瓜子、花生、核桃、鱼虾
富含脑磷脂	动物脑(猪脑、羊脑、鸡脑)、蛋黄(鸡蛋黄、鸭蛋黄)(鹌鹑蛋黄,但蛋黄含胆固醇高)、大豆及其制品
富含维生素 A	动物肝脏、乳类、蛋类及胡萝卜、韭菜、木耳
富含 B 族维生素	谷类、豆类、花生、芝麻、香菇、蔬菜、蛋类、奶类、瘦猪肉、鳝鱼
富含维生素 C	各种新鲜蔬菜和水果

特别提示:鱼是“智慧食物”,苹果是“智慧之果”,还有核桃、杏仁、洋葱、虾等,也是有助于提高记忆力的食物,平时应注意多选择这类食品。

2. 体力劳动者的健康促进营养方案

体力劳动者多以肌肉、骨骼的活动为主,他们的能量消耗多,需氧量高,物质代谢旺盛。一般中等强度的体力劳动者每天可消耗 12600～14700kJ(3000～3500kcal)的热量,重体力劳动者每天消耗热量达 15120～16800kJ(3600～4000kcal),其消耗的热量比脑力劳动者高出 4200～6300kJ(1000～1500kcal)。另外,有些体力劳动者还可能接触一些有害物质,如化学毒物、有害粉尘等以及高温、高湿的工作环境,通过合理膳食,能在一定程度上减轻或消除这些有害环境对人体的影响。

体力劳动者在安排饮食时应注意以下几点。

(1)主食。热量主要来源于粮食和其他食物。要满足热量的供给,必须加大饭量来获得较高的热量。主食可以粗细粮搭配、花样翻新,以增加食欲,满足机体对热量的需要,如米饭、面条、水饺、包子、肉卷等。

(2)副食。一是要适当增加蛋白质摄入,蛋白质除了满足人的身体需要以外,还能增强对各种毒物的抵抗力。多吃些含蛋白质的食物对体力劳动者是十分重要的。每天多吃些豆腐或豆制品,最好吃一两个鸡蛋,再适当吃些肉类、鱼类、牛奶、豆浆等,大体可以满足需要。二是供给充足的维生素和无机盐,这不仅能满足人体的需要,而且可以保证某些特殊工种的劳动者身体不受伤害。例如,夏天从事高温作业的人往往大汗淋漓,体内容易缺乏 B 族维生素、维生素 C 以及氯和钠等,造成营养素比例失调,因此,应该多吃些新鲜蔬菜和水果以及咸蛋、咸小菜、盐汽水等,以补充 B 族维生素、维生素 C 以及氯和钠。

3. 夜间工作人员的健康促进营养方案

生理学研究表明,昼夜节律的颠倒可以影响机体的水盐代谢和蛋白质代谢,作息制度的改变可以导致水盐代谢的紊乱和蛋白质代谢的负平衡。夜班作业人员常因工作环境的照明度差而使视力受到损害,加之白天睡觉得不到自然界日光紫外线的照射,因而这类人员对维生素 A、D 的需要往往较白班作业者要高。此外,夜班职业人员往往在白天容易受到周围环境的影响而得不到充分的休息,所以夜班职业者对热能和各种水溶性维生素的需要量也常较白班职业者要高。

在三餐的安排上,首先应保证有足够的热能摄入。热量主要由膳食中的糖、脂肪和蛋白质来提供。但由于职业性疲劳,往往胃口不佳,为增进食欲,可在食品的烹调制作上力求做到食物品种多样化,色、香、味俱全,美味可口;为使一天的热能分配合理,就需要合理安排就餐时间和每餐膳食热量的百分比。营养学家认为,晚餐是夜班人员的主餐,可占膳食总热量的 30%~50%,应食用高蛋白质食物,进餐时间安排在劳动前一两个小时为宜;夜班的中餐热量一般可占膳食热量的 20%~25%,早餐热量一般可占膳食总热量的 15%~20%,应以容易消化吸收的碳水化合物为主。在保证足够热能摄入的基础上,还应注意保证有足够的优质蛋白质、无机盐和维生素的摄入。经常食用乳制品、蛋、鱼、瘦肉、猪肝、大豆及其制品,多吃蔬菜、水果,少吃纯糖和含脂肪高的食物,并应控制食盐的摄入量。

4. 白领一族的健康促进营养方案

白领们一般精神压力大,工作竞争激烈,常常因为工作太忙无暇顾及吃饭,或者就是在餐桌上穷于应付,推杯换盏。长此以往,造成的后果不是营养过剩就是营养不良。因此,身为白领一族有必要了解一些符合自己职业特点的营养之道。

(1)酸碱平衡可抗疲劳。在忙碌了一天后,白领们容易将胃口留到晚上大吃一通,殊不知人在疲劳时,体内的酸性物质就已聚集,所吃的食物如鸡、鸭、鱼肉等又多属酸性,这样一来就会使血液酸性增加,加重疲劳感。相反,新鲜的蔬菜、水果以及豆制品等碱性食物,可使人酸碱平衡,达到抗疲劳的作用。

(2)饮食多样营养全。自然界现成的食物中几乎没有一种是万能的,不可能给人类提供所需的全部营养。为此,人们就要想方设法尽量使饮食多样化,广吃兼收各种各样的食物,如各种菌类食品以及五谷杂粮等,只有均衡而充分地摄取了多种营养物质,才更有利于身体健康,防止毒素在体内积累,达到营养平衡、健体防病的目的。

(3)早餐牛奶、鸡蛋不可少。对于每天想要多睡片刻而又没时间进餐的人来说,最佳的早餐内容应是牛奶+面包+水果,或是豆浆+鸡蛋。这是因为面包可以给我们提供热量,水果中又富含维生素 C,牛奶中含有丰富的维生素 A,而豆浆中的植物雌激素,能调解女性内分泌系统,能改善心理状态,延缓皮肤衰老,特别适合白领女性。至于鸡蛋更是一种天然的滋补佳品，每天吃 1～2 个，即可补充大量的蛋白质，而其所含的胆固醇却是有限的，对身体不会产生太多的负面影响。

(4)晚餐不宜太荤，不宜过晚。白领们不同于常人的特殊生活节奏使得他们有时夜餐较晚且持续时间较长，食物中脂肪和碳水化合物的含量过高，而维生素和矿物质的摄入却明显不足，这样会对身体产生极大的危害。因为晚上人体的有效吸收能力增强，容易引起发胖；另外，晚餐过晚会影响人体内正常的生物钟，容易导致失眠。如果经常出现这种情况，平时就要多注意食用一些蔬菜、水果和豆制品以及海带、紫菜等可以补充体内维生素的食物。

(5)定时加餐。紧张的生活、工作节奏和繁杂事务，经常令白领们在正常的进食时间只能简单地吃上几口，因而有限的热量和营养物质很难满足机体代谢的需求。折中的解决办法就是每隔 2～3 小时，少量进食一些如脱脂牛奶或全麦面包一类的食物。

(6)吃水果要当心。长期静坐的工作方式会造成白领们消化不畅，血脂增高、血管硬化，因此，最需要水果一类的食物补充营养物质。即便是水果，有一些也不能多吃，否则会弊大于利。这是由于在日常工作中，白领们精神高度紧张，注意力过分集中，易患溃疡等疾病，因此，不宜多吃柠檬、杨梅、李子及山楂等酸性高的水果。而菠萝能诱发过敏或头痛，吃的时候要把菠萝在盐水中浸泡一会儿，以破坏其中的菠萝酶等过敏物质。新鲜的荔枝、橘子、甘蔗等水果含糖量都很高，会刺激胃黏膜，可致胃痛、脾胃胀满，所以也不能空腹食用。香蕉自然味道鲜美，质地柔软，但也容易因其性寒导致腹泻。

5. 电脑作业者的健康促进营养方案

电脑操作人员一日三餐应吃得相对均衡，早餐要吃好，营养素要充分；中餐应多吃含蛋白质的食物；晚餐则应吃得清淡些，多选用新鲜蔬菜和水果。相对而言，电脑作业者的体力消耗较少，故热量摄入不宜过多，脂肪类食物应注意限制，尤其是动物脂肪不可过量食用。

由于电脑作业者的眼睛过久注视电脑荧光屏，可使视网膜上的感光物质视紫红质消耗过多，若未能及时补充维生素 A 和其他相关营养素，会导致视力下降、眼痛、怕光、暗适应能力降低等。因此，电脑作业者对维生素 A 的需要量比一般人要高，平时应酌情多吃一些富含维生素 A 的食物，诸如羊肝、猪肝、鱼类、蛋类、乳类等。亦应注意多吃“健眼食物”，如花生、芝麻、核桃、猪腰子、胡萝卜、菠菜、白菜、黄花菜、西红柿等。

多吃含钙质高的食品，如豆制品、骨头汤、鸡蛋、牛奶、瘦肉、虾等。多吃一些增强机体抵抗力的食物，如香菇、蜂蜜、木耳、海带、柑橘、大枣等。多吃一些抗辐射的食品，电脑虽然对人体健康影响较小，但也应预防辐射的危害，饮茶能降低辐射的危害，茶叶中的脂多糖有抗辐射的作用，螺旋藻、沙棘柚也具有抗辐射的作用。

6. 高温作业人员的健康促进营养方案

在高温环境中，人体出现一系列的生理功能变化，必将引起体内许多物质代谢的改变。大量排汗和机体过热，可使钠、钾等元素大量损失，产生无机盐代谢紊乱和血清钾浓度下降、水溶性维生素大量丧失；机体过热，蛋白质分解加速，胰腺和胃肠消化液中的消化酶分泌减少，胃肠蠕动减弱，消化功能下降。因此，在高温环境中的作业人员应补充以下营养素。

(1)水和无机盐。补充水分时最好少量、多次补充，这样能使排汗减慢，可防止食欲减退，还可减少水分蒸发，切忌暴饮。在高温下每日由汗水中排出的食盐可达 25g 左右，补充盐量一般在 15～25g。随汗液排出的还有钾、钙、镁和锌，其中最应注意补充的是钾。在高温环境中长时间缺钾，最容易中暑，所以应及时补钾。可多食富含钾的食物，如黄豆、黑豆、绿豆、小豆等豆类，其次是甜瓜、黄瓜、土豆等。锌在汗液中排出量相当多，如不及时补充，会使食欲减退，这样将影响许多营养物质的摄入量，导致耐暑力严重下降。应多食用含锌较高的食物，如肉类、脏类、蛋类和贝类。

(2)蛋白质。高温时，人体可从汗液中排出大量的氮，从而出现负氮平衡，而失水又促进组织蛋白分解，尿氮排泄量增多。所以在高温条件下蛋白质的摄取量应占膳食中总热量的 14%左右。有人发现由汗液中排出的必需氨基酸中，赖氨酸最多，所以供给蛋白质中的优质蛋白质应占一半。

(3)维生素。维生素 A 有抑制体温上升的作用，所以对高温环境中的人要增加维生素 A 的供给。维生素 B_1、B_2 和维生素 C 在高温中随汗液排出较多，如不及时补充，也会降低机体的耐暑力。

(4)热量。以成年男子轻体力劳动者为例，在高温环境下每日应供给热量 12012kJ(2860kcal)以上，蛋白质 90～107g，水分、食盐、钾、锌要根据排汗量酌情补充，需维生素 B_1、B_2 各 5mg，维生素 C 150～200mg。因此，在膳食中要多吃豆类、瓜果，适当搭配牛奶、肉、蛋或鱼类。因夏季缺乏绿叶菜等含胡萝卜素的食物，为了补充维生素 A，应根据情况每周补充一次浓缩的鱼肝油丸。

7. 放射性工作人员的健康促进营养方案

(1)保证适宜的营养素供给。营养素供给不足或缺乏可增加人体对辐射的敏感性，影响对放射损伤的防治效果。为使放射性工作人员得到适宜的营养保障，我国已有人提出从事放射性工作人员每日营养素供给量如下：热量 10080～10920kJ(2400～2600kcal)，其中碳水化合物占热量的 60%～70%，脂肪占 20%

～25%，蛋白质每日 70～90g。维生素 A 每日供给 1000μg，其中 50%应来自动物性食物和油脂，还要保证多种维生素的摄入。

(2)供给有防护效果的食物。从事放射性工作人员的食物，除主食外，可多食用蛋、乳类、肝、瘦肉、大豆及其制品、卷心菜、胡萝卜、海带、紫菜、柑橘及茶叶等食物。

(3)增加保护性膳食。从事放射性工作人员食用的保护性膳食，一般在早餐或午餐时供给。包括主食、肉、肝、蛋、牛奶、酸奶、卷心菜、土豆、西红柿、新鲜水果以及动、植物油。

8. 铅作业人员的健康促进营养方案

铅及其化合物主要存在于冶金、蓄电池、印刷、陶瓷、玻璃、油漆、染料等行业，铅的危害主要通过消化道和呼吸道进入人体，引起慢性或急性中毒，带来神经系统和造血系统的损害。铅作业人员的饮食注意事项主要有以下几点。

(1)补充维生素 C。由于铅可促进维生素 C 的消耗，故长期接触铅可引起体内维生素 C 的缺乏，甚至出现齿龈出血等症状。若能及时补充大量的维生素 C，则可延缓铅中毒的出现或使中毒症状减轻。体内维生素 C 可与铅结合成浓度较低的抗坏血酸铅盐，降低铅的吸收，同时维生素 C 还直接参与解毒过程，促进铅的排出。因此，铅作业者每日维生素 C 的供给量应不少于 150mg。

(2)补充蛋白质，限制脂肪摄入。蛋白质供给量需充足，因为蛋白质缺乏会降低机体的排铅能力，增加铅在体内的蓄积和机体中毒的敏感性。而充足的蛋白质，特别是富含含硫氨基酸如蛋氨酸、胱氨酸等的优质蛋白质，对降低体内的铅浓度有利，可减轻中毒症状。故蛋白质的供给量应占总热能的 14%～15%，并需要增加优质蛋白质的供给，同时对膳食中的脂肪摄入量应适当限制，以免脂肪促进铅在小肠中的吸收。

(3)多食用水果。接触铅的人员还应当多摄入水果、蔬菜，其所含的果胶、膳食纤维等能降低肠道中铅的吸收。维生素 B_1、B_6 和 B_{12} 有保护神经系统的作用，应增加这些维生素的供给。

9. 农药作业人员的健康促进营养方案

常用的农药为有机磷和有机氯，人在从事农药(特别是有机磷)的生产、包装、搬运、配药、喷洒等各个环节中都可因接触到农药而引起中毒。农药可通过呼吸道、消化道和皮肤侵入体内，在体内蓄积引起一系列急、慢性中毒症状，损害神经系统和肝、肾等脏器，出现倦怠、食欲不振、头痛及震颤等全身症状。

蛋白质对农药毒性有明显的影响。蛋白质供给不足，可加重农药的毒性；膳食中蛋白质充足则可提高肝微粒体酶的活性，加快对农药的分解代谢。碳水化合物对农药的作用是间接的，它通过改变蛋白质的利用率和避免蛋白质作为能量被分解，从而起到一定的解毒作用。体内的脂肪组织可蓄积一定量的农药，缓解中毒症状的出现，但并不能降低农药对机体的损伤作用。

维生素与农药毒性有关。维生素C能提高肝脏的解毒能力，此外维生素B_1、维生素B_2、尼克酸和叶酸对预防或减轻农药的毒性也有一定作用。所以，农药作业人员应多食含蛋白质和维生素含量丰富的食物。

10. 飞行人员的健康促进营养方案

飞行人员的工作岗位是在飞机上，由于活动范围狭小，工作环境颠簸，光线时明时暗，长期从事高速、高空和高度机动的飞行劳动，因此，在膳食营养方面不仅要符合营养卫生的一般要求，还必须考虑加速度、温度、缺氧、低压、噪音、震动、紫外线和装备因素对人体的综合作用，以增强身体素质，保障飞行安全，提高飞行耐力。

根据对飞行人员的热能消耗调查，每人每日热能供给一般为12600～25200kJ(3000～6000kcal)，长期蓄积过多的食物热量就会导致肥胖，影响飞行人员的健康、飞行耐力和飞行年限。蛋白质、脂肪和糖类是人类营养的三大要素。在日常工作情况下，飞行人员摄入的糖类宜占总热量的56%，脂肪为30%，蛋白质为14%。除此之外，维生素、无机盐等对飞行人员抵抗飞行因素的不良影响、提高飞行能力有重要意义。研究结果表明，补充多种维生素，可使飞行时胆固醇不再升高，物质代谢有所改善，包括视觉的准确性和清晰度以及工作能力等方面都有所提高。

飞行人员在飞行中因低气压可引起高空肠胀气，故飞行前的饮食中应注意选择精细优质的食物。避免食用汽水、啤酒、土豆、洋葱等，以免造成在腹内体积过大和易于产生气体。可尽量选用鱼、虾、瘦肉、鸡蛋、山楂、柠檬等易于消化和有助于改善消化功能的食物。此外，不要饮酒，在高空状态下，酒精会加重缺氧的作用，严重时甚至丧失飞行能力。空腹和过饱飞行也是不利的，故就餐时间最好选在飞行前一两小时为宜。

除此之外，夜间飞行时，视觉处于比较疲劳的状态，飞行员必须具备良好的暗夜适应能力，因此，要注意补充维生素A、B族维生素和维生素C含量丰富的食物，如动物肝类、鱼类、蘑菇、新鲜蔬菜、水果等。

第二节　心血管系统疾病的膳食营养处方

一、高血压的膳食营养处方

高血压患者应适当控制饮食并减轻体重。建议体重指数(BMI，kg/m^2)应控制在24以下。研究资料显示，如人群中平均体重下降5kg，高血压患者体重减少10%，则可使胰岛素低抗、糖尿病、高脂血症和左心室肥厚得到改善。饮食上注意减少钠盐，每天不超过5～6g。减少膳食脂肪，有的流行病学研究资料显示，即使不减少膳食中的钠和不减重，如能将膳食脂肪控制在总热量的25%以下，多不饱和脂肪酸/饱和脂肪酸(P/S)比值维持在1，连续40天就可使男性收缩压和舒张压下降12%，女性下降5%。补充适量蛋白质，蛋白质占总热量15%左右，动物蛋白占总蛋白质的20%。注意补充钾和钙，如绿叶菜、鲜奶、豆制品等，多吃蔬菜和水果。下面主要介绍原发性高血压的营养处方。

(一)与高血压相关的营养因素

原发性高血压是常见的全身性慢性疾病，以体循环动脉血压持续性增高为特征的临床综合症，发病率随年龄增长逐渐上升，与其相关的营养因素包括如下几种。

(1)钠。食盐的摄入量与高血压病显著相关，摄入食盐高的地区，高血压发病率也高，限制食盐摄入量可改善高血压。

(2)能量。肥胖者高血压的发病率明显增高，临床上多数高血压患者合并有肥胖或超重，限制能量摄取后，血压会有一定程度的降低。

(3)脂肪和胆固醇。脂肪摄入过多，高脂肪和高胆固醇饮食容易导致动脉粥样硬化。

(4)蛋白质。植物性蛋白质可使高血压病和脑卒中的发病率降低，大豆蛋白可预防脑卒中的发生。

(二)营养治疗处方

(1)适当限制钠盐的摄入量。人们必需的调味品，食盐、酱油、辣椒酱及咸菜中含有大量的氯化钠，在体内分解为氯离子和钠离子，故食盐应限在3～5g/d为宜。

(2)控制能量摄入量。适当限制能量摄入量维持理想体重，是预防高血压病的主要措施之一。

(3)控制脂肪和胆固醇摄入量。脂肪应控制在40～50g/d，限制动物脂肪摄入量。胆固醇应控制在300mg/d以下。

(4)补充维生素C。大剂量维生素C可使胆固醇氧化为胆酸排出体外，从而改善心脏功能和血液循环。橘子、大枣、番茄、芹菜叶、油菜、小白菜、莴笋叶等食物中，均含有丰富的维生素C。多食用此类新鲜蔬菜和水果，有助于高血压病的防治。

(5)限制饮酒。大多数研究证明，饮酒与高血压之间有一定的相关性。重度饮酒者(相当于每天饮65ml酒精)高血压发病率是不饮酒者的2倍；长期饮酒者体内的升压物质含量较多。同时酒精还能影响细胞膜的通透性，使细胞内游离钙浓度增高，引起外周小动脉收缩，导致血压升高。

(三)食物选择宜忌

1. 宜用食物

(1)多食用能保护血管和有降血压及降血脂作用的食物，降压的食物有芹菜、胡萝卜、黄瓜、木耳、海带、香蕉等；降脂食物有山楂、大蒜以及香菇、平菇、蘑菇、黑木耳、银耳等菌类食物。

(2)多食用富含钙的食物，如乳类及其制品、豆类及其制品等。

(3)富含维生素的新鲜蔬菜、水果，如油菜、白菜、芹菜叶、莴笋、柑橘、大枣、猕猴桃、苹果等。

2. 忌(少)用食物

(1)限制能量过多的食物，尤其是动物油脂或油炸食物。油腻食物过量，易引起消化不良，且可发生猝死。食用清淡饮食和限制能量摄入使体重减轻，血压会有一定程度的降低。

(2)限制所有过咸的食物，如腌制品、虾米、皮蛋、含钠高的绿叶蔬菜等。

(3)高血压患者宜少量多餐，4～5 餐/日，避免过饱。

(4)限制烟、酒、浓茶、咖啡以及辛辣刺激性食品。

二、高脂(蛋白)血症的膳食营养处方

血清中的脂类主要有胆固醇、胆固醇酯、磷脂、脂肪酸等，但脂类以游离的形式存在很少，而是与蛋白质结合为复合体，以脂蛋白的形式进行运转，参与体内的脂类代谢，高脂血症和高脂蛋白血症的许多营养治疗原则一致。

(一)营养治疗处方

合理膳食是预防和治疗高脂血症的基础和有效措施。对于高脂血症人群来说，膳食治疗是最重要的。研究表明，膳食治疗能降低血清总胆固醇(TC)5%～10%，而 TC 每减少 1%，冠心病的发病率就可下降 2%。

1. 控制总热量，防止超重和肥胖

超重和肥胖发生除遗传因素以外，主要原因是热量摄入过多，过剩的热量转化为脂肪在体内蓄积。因此高脂血症多见于肥胖者。为了减少血脂的来源及减轻体重必须控制总热量的摄入，尤其是防止饮食中糖和脂肪的过量，维持正常体重。体重减轻后常可使血清甘油三酯降至正常。

2. 控制胆固醇和饱和脂肪酸的摄入

(1)要控制胆固醇的摄入，一般成年人膳食胆固醇摄入量不超过 300mg/d，禁用含胆固醇含量高的食物。高胆固醇来自以下 4 类食物，我们在选择食物时

要予以控制。①蛋类的蛋黄，如鸡蛋黄、鸭蛋黄、咸蛋黄、皮蛋黄等；②肉类，如肥肉、鸡皮、鸡翅、凤爪、香肠、腊肠、腊肉等；③动物内脏，如脑、腰、肝、肠等；④海产类，如墨鱼、鱿鱼、虾膏、蟹黄、鱼子、鱼头等；⑤油类，如奶油、牛油、鸡油、猪油、椰子及其制品如椰油、椰浆等。

不同食物中胆固醇含量见表 2－2。

表 2－2 不同食物中胆固醇含量(mg/100g)

食物名称	胆固醇	食物名称	胆固醇
猪脑	2571	猪肉(肥瘦)	80
羊脑	2004	猪舌	158
羊肝	349	鸡蛋	585
猪肝	288	鸡蛋黄	2850
猪肉	158	鸭蛋(咸)	1570
鸡肝	356	鳝鱼	126
鸡腿	162	墨鱼	226
鸭肫	153	基围虾	181
炸鸡	198	河蟹	267
牛肉(瘦)	58	蟹黄(鲜)	466
牛肉(肥)	133		

周韫珍.膳食营养与心血管疾病[J].公共卫生与预防医学，2004，(5)

(2)减少饱和脂肪酸的摄入。高脂血症患者应严格控制脂肪摄入，调整脂肪类型，以植物油替代动物油。血浆甘油三酯水平与膳食中脂肪的摄入量有直接的关系，因此要限制脂肪摄入。在脂肪的摄入上，除控制膳食的脂肪“量”以外，脂肪的“质”也同样重要。人们日常食用的油脂有动物油和植物油两大类。一般说来，多数动物油中饱和脂肪酸的含量较高，而植物油中则是不饱和脂肪酸的含量居多。植物油分为以下三类。

1)饱和油脂，如椰子油和棕榈子油。这些油中饱和脂肪酸(SFA)的含量高，经常食用可以使血胆固醇水平增高，饮食中应减少这类油脂。

2)单不饱和油脂是含一个不饱和键的脂肪酸，包括花生油、菜油和橄榄油等。膳食中单不饱和脂肪酸(MUFA)主要是油酸，食用油中橄榄油含油酸量可达 84％，其次是花生油，含量为 56％，玉米油含 49％，芝麻油含 45％，这些油中单不饱和脂肪酸含量较高，它们不会改变血胆固醇水平。地中海地区(希腊、意大利等)人群血清 TC 水平较低，可能与其膳食中富含橄榄油有关。

3)多不饱和油脂,如大豆油、玉米油、芝麻油、棉籽油、红花油和葵花子油。这些油中多不饱和脂肪酸(PUFA)含量较高,它们可以降低血胆固醇水平。多不饱和脂肪酸(PUFA)是含两个或两个以上不饱和键的脂肪酸。按所含双键数目与位置不同,多不饱和脂肪酸主要有ω-6脂肪酸和ω-3脂肪酸两种类型,大部分存在于植物油中。

ω-6系亚油酸(亚油酸LA,linolenicacid)和α-亚油酸(ALA,alpha-linolenicacid)可转化为更长链的脂肪酸,如花生四烯酸(AA)和二十二碳六烯酸(DHA)等,它们促进人体内多余胆固醇变成胆汁酸盐,阻止胆固醇在动脉壁沉积,有降低血胆固醇含量,防治动脉粥样硬化作用。不同食物中亚油酸含量见表2-3。

表2-3　食物中亚油酸含量(占总脂肪酸%)

食物名称	亚油酸	食物名称	亚油酸
葵花子油	63.2	葵花子仁	77.1
玉米油	56.4	西瓜子仁	76.9
豆油	51.7	核桃(干)	64.0
芝麻油	45.6	榛子(炒)	19.9
棉籽油	44.3	芝麻(黑)	46.9
大麻油	44.6	南瓜子(炒)	44.7
花生油	37.9	花生(炒)	37.7
茶籽油	16.3	松子(炒)	34.7

周韫珍.膳食营养与心血管疾病[J].公共卫生与预防医学,2004,(5)

ω-3系α-亚麻酸有降低血胆固醇作用,还能降低甘油三酯、降低血小板凝集率和降血压,预防和治疗动脉粥样硬化。

Ω-3脂肪酸也是多不饱和脂肪酸,主要存在于一些海鱼中,故而海鱼和鱼油适合于高脂血症患者食用。有研究表明,改变饮食中多不饱和脂肪酸与饱和脂肪酸的比例,即增加多不饱和脂肪酸,如亚油酸、亚麻酸和花生四烯酸的含量,同时减少饱和脂肪酸,可以使血清胆固醇水平有中等程度的下降,并有降低血液凝固的趋势。但多不饱和脂肪酸(P)与饱和脂肪酸(S)之比,即P/S比值更为重要;当前推荐的P/S比值范围是从1∶1～2∶1。当摄入饱和脂肪酸增高时,血液胆固醇水平上升,而增加亚油酸可阻止胆固醇增高。吃鱼(富含Ω-3脂肪酸)较多的日本人和吃橄榄油(含多不饱和脂肪酸72.3%)较多的地中海沿岸居民冠心病患病率并不高;丹麦居民每日摄入脂肪量140g,与英、美居民每日摄入脂肪120g相比,丹麦人冠心病患病率与死亡率反而较低,这主要是因为丹麦人膳食中动物脂肪较少,而英、美膳食中动物脂肪可达100g,说明脂肪的质比量更为重要。

3. 食物多样化及合理搭配

尤其植物性食物中的膳食纤维可以影响机体对胆固醇的吸收,从而降低胆固醇水平,高脂血症患者宜适当增加膳食纤维的摄入。

(1)保持热量均衡分配,饥饱不宜过度,不要偏食,切忌暴饮暴食,改变晚餐丰盛和吃夜宵的习惯。

(2)主食应以谷类为主,粗细搭配。粗粮中可适量增加玉米、筱面、燕麦等成分,保持碳水化合物供热量占总热量的55%以上。

(3)增加豆类食品,如豆腐、豆浆、绿豆、芸豆等。以干豆计算,平均每日应摄入30g以上,或豆腐干45g或豆腐75～150g。豆类食品除了能够提高蛋白质利用率以外,豆制品中含有的大豆蛋白又能显著降低血清总胆固醇、低密度脂蛋白和甘油三酯的水平。此外,豆制品中不含胆固醇,仅含有的植物固醇阻止肠道吸收食物中的胆固醇。豆制品中含有的卵磷脂能使胆固醇不致沉积在血管壁上形成动脉硬化斑块。因此,常吃豆制品对降低血脂很有益处。

(4)在动物性食物的结构中,增加含脂肪较低而蛋白质较高的动物性食物,如鱼、禽、瘦肉等,减少陆生动物脂肪,最终使动物性蛋白质的摄入量占每日蛋白总摄入量的20%,每日总脂肪供热量不超过总热量的30%。膳食中胆固醇含量不宜超过300mg/d。

(5)食用油保持以植物油为主,每人每日用量以25～30g为宜。

(6)膳食成分中应减少饱和脂肪酸,增加不饱和脂肪酸(以人造奶油代替黄油,以脱脂奶代替全脂奶),使饱和脂肪酸供热量不超过总热量的10%,单不饱和脂肪酸占总热量的10%～15%,多不饱和脂肪酸占总热量7%～10%。

(7)提高多不饱和脂肪酸与饱和脂肪酸的比值。西方膳食推荐方案应达到的比值为0.5～0.7,我国传统膳食中因脂肪含量低,多不饱和脂肪酸与饱和脂肪酸的比值一般在1以上。

(8)多吃富含维生素、无机盐和纤维素的食物。保证每人每日摄入的新鲜水果及蔬菜达400g以上,并注意增加深色或绿色蔬菜比例。它们含维生素C,无机盐和纤维素较多,能够降低甘油三酯、促进胆固醇的排泄。

(9)减少精制米、面、糖果、甜糕点的摄入,以防摄入热量过多。

(10)适当减少食盐摄入量,每日食盐6g以下。

(11)少饮含糖多的饮料,多喝茶;咖啡可刺激胃液分泌并增进食欲,但也不宜多饮。

(12)要避免饮酒,酒能够抑制脂蛋白酶,可促进内源性胆固醇和甘油三酯的合成,导致血脂升高。

4. 不同类型高脂血症人群的膳食区别(控制方案)

高脂血症可分两种类型,即胆固醇偏高型和甘油三酯偏高型,在膳食治疗中也要区别对待。

(1)胆固醇偏高者饮食三原则(控制处方):①应少食胆固醇含量高的食物,如动物内脏、脊椎、蛋黄、鱼子、贝类等。尤其要控制蛋黄的摄入量,每日不超过一只蛋黄;②少食饱和脂肪酸含量高的食物,如全脂奶及奶油制品、动物脂肪、棕榈油等;③多食不饱和脂肪酸高含量的食物,如选择橄榄油、茶油等。

(2)甘油三酯偏高者饮食三原则(控制处方):①限制总热量的摄入,并控制总热量中脂肪供能的比例(尤其是不吃肥肉),热量过高容易转变为脂肪;②少吃糖类和甜食,特别是精制点心等。防止甜点所含的碳水化合物在肝脏中转变成脂肪进一步升高血液甘油三酯,并造成脂肪肝;③饮料以茶为主,少喝或不喝加糖的饮料。

美国自 20 世纪 60 年代广泛开展旨在降低血清总胆固醇(TC)的公众健康教育,即美国国家胆固醇教育计划(NCEP),目前,国际上普遍采用 1994 年美国 NCEP 的高胆固醇血症诊断、评价和治疗专家组(ATP II)提出的标准。根据我国人群 20 世纪 90 年代膳食情况并参照美国 ATP II 的膳食治疗方案;也制定了高血清胆固醇膳食治疗目标和我国高脂血症膳食控制方案(表 2-4、表 2-5)。

表 2-4 我国高血清胆固醇膳食治疗目标

营养素	建议
总脂肪	≤30%总热卡
饱和脂肪酸	≤8%总热卡
多不饱和脂肪酸	8%~10%总热卡
单不饱和脂肪酸	12%~14%总热卡
碳水化合物	≥55%总热卡
蛋白质	15%左右
胆固醇摄入量	<300mg/d
总热量	达到保持理想体重

王振杰,等. 高脂血症的膳食治疗[J]. 中国慢性病预防与控制,2003,11(6)

表 2－5　我国高脂血症膳食控制方案

食物类别	限制量(g/d)	选择品种	减少或避免品种
肉类	75	瘦猪、牛、羊肉、去皮家禽、鱼	肥肉、禽皮肉、鱼子、鱿鱼、加工肉制品(肉肠类)动物内脏:肝、脑、肾、肺、胃、肠
蛋类	3～4 个/周	鸡蛋、鸭蛋、蛋清	蛋黄
奶类	250	牛奶、酸奶	全脂奶粉、乳酪等奶制品
食用油	20(2 平勺)	花生油、菜籽油、豆油、葵花子油、色拉油、香油、调和油	棕榈油、猪油、牛羊油、奶油、鸡鸭油、黄油
糕点、甜食		最好不食用	油饼、油条、炸糕、奶油蛋糕、巧克力、冰激凌、雪糕
糖类	10(1 平勺)	白糖、红糖	
新鲜蔬菜	400～500	深绿叶菜、红黄色蔬菜	
新鲜水果	50	各种水果	加工果汁、加糖果味饮料
盐	6(半勺)		黄酱、豆瓣酱、咸菜
谷类	500(男) 400(女)	米、面、杂粮	
干豆	30(或豆腐 150、豆腐干等 45)	黄豆、豆腐、豆制品	油豆腐、豆腐泡、素什锦

王振杰,等. 高脂血症的膳食治疗[J]. 中国慢性病预防与控制,2003,11(6)

(二)食物选择宜忌

1. 宜用食物

(1)富含膳食纤维的蔬菜(如芹菜、韭菜、油菜)、粗粮等。

(2)乳及乳制品、豆类及其制品。

(3)食用油宜选用植物油,如豆油。

(4)茶叶,尤其是绿茶,具有明显的降血脂作用,可常饮用。

2. 忌(少)用食物

(1)动物性油脂。

(2)胆固醇含量高的动物内脏,尤其是脑、蛋黄、鱼籽、蟹子、贝类等。

三、心脑血管病的膳食营养处方

心脑血管病,无论是冠心病还是脑卒中,其病因都是动脉粥样硬化引起不同程度血管闭塞,一个是脑动脉闭塞所致的脑血栓形成、栓塞以及出血性疾病,另一个是心脏冠状动脉闭塞所致的冠心病。为此，它们在营养学上的调理有其共性。我国居民的膳食结构原来基本上以植物性食物为主，动物性食物为辅。自20世纪末以来，特别是在一些大城市和经济发达省份，动物性食物成倍增长，而主食粮食的消费量逐渐下降。这种食物结构的变化带来直接的后果是由此导致血清胆固醇的水平上升。而中国人群动脉粥样硬化性疾病(包括冠心病和缺血型脑卒中)的发病约10%归因于血清总胆固醇的升高，其结果是近10年来冠心病的发病率和死亡率逐步上升。目前，全国范围内心绞痛、心肌梗塞、心律失常等心脏病的发病率在30～40岁的人群中开始升高，比以往发病年龄提前了10岁左右。这种低龄化的原因，除了缺乏运动以外，膳食的不合理也占有同样重要的位置。

心脑血管病人的膳食要坚持“三限制”和“三增加”的原则，即限制脂肪、食盐和总热量；增加膳食纤维、维生素和钾、钙。

1. 限制脂肪摄入

一些含动物脂肪高的食物，如肥肉、动物内脏等胆固醇的含量高，容易引起血脂升高，从而进一步加速冠状动脉粥样斑块的发生与发展。已经患有冠心病的和那些易患冠心病的高危人群，如肥胖人群、中老年人群和有冠心病家族史的人群，应采取以下两个策略。

(1)尽量避免使用动物油炒菜。在烹调中应以花生油、菜籽油、香油等作为主要的油料来源，而且要限量使用，原则上每天的用量不要超过30g。

(2)控制红肉(即猪肉、牛肉和羊肉)的摄入量，每天应限制在80～100g以内，而且要多选用鱼、禽、蛋代替红肉，每周至少1次鱼肉、1次鸡肉、1～2次豆制品、1～2次海产品。

2. 限制食盐摄入量

高盐饮食是冠心病等心血管疾的重要危险因素之一。因此，世界卫生组织(WTO)提出每日食盐量不超过6g的摄盐标准。尽量减少烹调用盐，少吃咸盐、盐腌食品和煎烤食品。有冠心病、高血压家族史的人，每日摄盐量以不超过6g为宜。

3. 限制膳食总热量

成年人，尤其是趋于超重及已超重的人群，特别要注意控制膳食热量的摄入。中国营养学会提出每人每日总热量摄入下限为能量水平7550kJ(1800kcal)的建议量，上限为能量水平10900kJ(2600kcal)的建议量。超重、肥胖及有冠心病家族病史的人群应控制在8000kJ(1900kcal)左右。要做到这一点，除较重体力劳动者外，一般体力劳动者的主食摄入量应保持在每天400～450g。同时要避食油腻食物及甜食。

4. 增加膳食纤维

富含膳食纤维的食物包括豆类、新鲜蔬菜、水果、谷类等。膳食纤维具有多种好处，可以润肠通便，降低血脂和血糖，还有降低血清胆固醇以及抗癌防癌的作用。因此，专家建议每天摄入膳食纤维至少应在25～30g。具体地说，就是每天应摄入500g左右的新鲜蔬菜以及1～2个苹果、梨、橘子或香蕉等。

5. 增加维生素

多吃富含维生素B_1、B_6，维生素E和C的食物。维生素B_1、B_6，维生素E和C等可改善脂质代谢。维生素E和C是抗氧化的维生素。维生素C能保护血管内皮细胞的完整性，防止发生血栓，脑出血；维生素E可防止有害的物质对脑血管的破坏，保持血管弹性，防止中风发生。适当增加这些维生素的供给有利于保护冠状动脉，减少冠心病的发生。各种新鲜蔬菜、水果、适量坚果食品和植物油均富含B族维生素和维生素E、C，所以应该多吃。必要时可每天补充维生素E和C制剂，以增强免疫功能，减少中风的发生。每天500mg维生素C可降血压。

6. 适量补充钾和钙

机体缺钾时血压易升高，而高血压又是冠心病的重要易患因子。钾还具有维持人体细胞内渗透压与心肌收缩、舒张和能量代谢，因此适当多吃一些含钾高的食品如土豆、黄豆、黑豆、绿豆、香蕉等食品。镁对稳定血压，调解、维护脑细胞钙平衡，保护大脑，预防脑中风也有重要作用。含镁多的食物有玉米、西红柿、海鱼、海带、香蕉、各种坚果（杏仁、腰果、花生）、干豆中的黄豆、黑豆、黑麦、小米、大麦等。钙缺乏不仅易引起骨质疏松，还是冠心病和高血压的危险因素。因此，常喝牛奶、吃豆制品、瘦肉、鱼虾、海带、紫菜等以补钙。

7. 适量补充蛋白质

近年来，不少人认为摄入脂肪和蛋白质太多，会导致血脂过高而引发冠心病，所以他们认为只要吃素就能避免血脂增高，从而预防冠心病的发生。从理论上讲，吃素的人血液黏度较低，血液在血管中能够畅通无阻，不会因血管阻塞而导致心肌缺血、缺氧，引发冠心病。确实对预防冠心病有一定的作用，但长期吃素的做法仍然是片面和不利于健康的。因为长期吃素也是导致冠心病的因素之一。这是因为，在素食中除了豆类食品含有丰富的蛋白质外，其他食物中蛋白质的含量均较少，而且蛋白质的生物学价值也较低，不易被人体消化、吸收和利用。长期吃素可造成人体蛋白质、脂肪摄入不足及脂溶性维生素A、D、E、K和微量元素的缺乏，导致营养失衡，使机体的抵抗力明显降低，从而使人易患传染病、骨质疏松、骨折等。最重要的是，长期吃素的人其体内还会缺乏维生素B_{12}，这样就会造成动脉血管内壁增厚，血管硬化，而血管硬化又是冠心病发生的基础。所以说，适当吃素能预防冠心病，但长期吃素则又有可能成为引发冠心病的危险因素。由此可见，长期素食是应该避免的。

8. 选择合适的保健药品

有一些预防动脉病变的药物制剂和保健品也可以在医生指导下选择性地使用，作为一种辅助手段。复方丹参片、血脂康、阿司匹林肠溶片、藻酸双脂钠片、绞股蓝片、络欣通、深海鱼油等，均有扩张心脑血管、疏通软化血管、降低血脂、血液黏度，清除血小板凝聚因子(PAF)，清洁血液和动脉硬化斑块血栓，有效预防冠心病、高血压、高血脂，降低发病率。

四、冠状动脉粥样硬化性心脏病的膳食营养处方

冠状动脉粥样硬化性心脏病简称冠心病，40岁以后发病率逐年增加，绝大多数是由冠状动脉粥样硬化引起的，临床分为隐匿性、心绞痛、心肌梗死、心肌硬化和猝死等型，临床表现不尽相同，普遍认为与高脂血症、高血压病、糖尿病、吸烟、肥胖和缺少体力活动等有关。

(一)与冠心病相关的营养因素

(1)脂肪。脂肪的数量、质量、脂肪酸的比例对冠状动脉粥样硬化均有影响，脂肪摄入总量是影响血胆固醇浓度的主要因素；必需脂肪酸亚油酸可防治动脉粥样硬化的形成，棕榈酸和豆蔻酸可使血胆固醇明显升高，硬脂酸和中链脂肪酸能使血三酰甘油升高；饮食中增加多不饱和脂肪酸的量，减少饱和脂肪酸的供给，血清胆固醇有中等程度的下降；饮食胆固醇摄入量与动脉粥样硬化发病率呈正相关，植物固醇可使血清胆固醇明显下降；黄豆磷脂酰胆碱可有效降低血胆固醇浓度，防止动脉粥样硬化。

(2)糖类。糖类过多可致肥胖，肥胖是高脂血症的易发因素，糖类摄入过多，可使血三酰甘油增高，果糖对三酰甘油的影响比蔗糖大。

(3)蛋白质。动物蛋白质摄入量越多，动脉粥样硬化形成所需时间越短，且病变越严重。动物蛋白质升高血胆固醇的作用比植物蛋白明显得多，用大豆蛋白代替动物蛋白，可使血胆固醇下降19%左右，供给大豆蛋白不会导致冠心病发病率增加。

(4)能量。饮食摄入能量过多，可引起单纯性肥胖，肥胖者血胆固醇合成增高，限制能量可使体重下降，血清胆固醇和三酰甘油也显著下降，能量分配对血清胆固醇有影响，若全天能量过多地集中于一餐，可使高脂血症的发病率增加。

(5)维生素。维生素C可降低胆固醇，增加血管弹性，预防出血；维生素E最重要的是抗氧化功能，有助于维持细胞膜的完整性，增强心肌代谢对应激的适应能力，还能抗凝血增强免疫力，改善末梢血循环，防止动脉粥样硬化；维生素

B_1缺乏时心肌出现代谢障碍，严重时导致心力衰竭；维生素 PP 为强降脂药物，有抗动脉粥样硬化的功效，大剂量有不良反应；维生素 B_6与亚油酸同时服用时，能降低血脂。

(6)矿物质及微量元素。钙、镁、铜、铁、铬、钾、碘、氟对心血管疾病有抑制作用，锌过高或铜过低使血清胆固醇含量增加，锌铜比值高时，血清胆固醇也高。

(7)其他。膳食纤维可减少胆固醇的吸收；大量饮酒可引起三酰甘油增高。

(二)营养治疗处方

(1)控制能量摄入，维持理想体重。能量供给不应超过需要量，体重超重者应根据患者具体情况确定能量供给量及控制体重方案，降低冠心病的危险因素。

(2)限制脂肪及胆固醇摄入。脂肪摄入量限制在总能量20%以下，增加富含不饱和脂肪酸的植物油，限制富含饱和脂肪酸的动物油，二者比例不低于2∶1，胆固醇限制在300mg/d以下。若原有高脂血症，动物油脂比例还应下调，胆固醇严格限制在200mg/d以下。

(3)适当增加膳食纤维摄入。糖类仍是主要能源物质，占总能量的60%～65%。增加膳食纤维摄入量，减少能量摄入量，缩短食物在肠道停留时间，减少胆固醇吸收，增加胆酸排泄，降低胆固醇水平，有利于动脉硬化及冠心病的预防和治疗。

(4)适宜的蛋白质摄入量。蛋白质占总能量的15%～20%，适当减少动物蛋白质摄入，两者的比例为1∶1。

(5)控制钠盐摄入量。冠心病患者伴有高血压者，食盐摄入量应控制在3～5g/d。

(6)增加富含维生素的新鲜蔬菜及水果，可防治动脉硬化及冠心病。

(三)食物选择宜忌

1. 宜用食物

(1)富含优质植物蛋白的豆类及其制品。

(2)富含膳食纤维的粗粮，如玉米、小米、高粱等。

(3)富含维生素、矿物质及膳食纤维的新鲜蔬菜、水果。

(4)富含特殊成分，有降脂、降压作用的海带、香菇、木耳、洋葱、芹菜、茄子、绿豆、蘑菇等。

2. 忌(少)用食物

(1)动物油脂及油炸食品，如肥猪肉、肥羊肉、肥鹅、肥鸭、炸鸡腿等，高胆固醇食物如猪皮、猪爪、带皮蹄膀、肝、肾、肺、脑、鱼子、蟹黄、全脂奶油、腊肠等。

(2)过咸、过甜的食品，如咸菜、大酱、食用糖、蜂蜜、冰激凌、巧克力、蔗糖、水果糖等。

(3)刺激性食物如辣椒、芥末、胡椒、咖喱、大量酒、浓茶、浓咖啡等。

五、心肌梗塞(死)的膳食营养处方

心肌梗死是心肌缺血而发生不可逆的结构改变、坏死,发病直接原因是冠状动脉闭塞,其中95%以上是由冠状动脉粥样硬化所致。引起心肌梗死的常见原因为心脏负荷加重,如饱食、运动量过大、情绪波动、饮酒过量或服用药物不当等。高血压也是心力衰竭和心肌梗死常见的病因,随着高血压病史延长,心肌缺血常存在,特别是老年高血压,严重者可引起心衰和心肌梗死。多发生在40岁以上中年人,男多于女,女性绝经后发病率增加。有高血压病、高脂血症、肥胖症、糖尿病、吸烟和缺少体力活动者易患心肌梗死。

(一)营养治疗处方

(1)限制总能量。急性心肌梗死2～3天时以流质为主,每天总能量为2092～3347kJ(500～800kcal),液体量约1000ml。可食用藕粉、米汤、菜水、去油过筛肉汤、淡茶水、红枣泥汤等食物。应少量多餐,避免一次进食过多,以预防心律失常。凡能致肠胀气和刺激性流质不宜吃,如豆浆、牛奶、浓茶、咖啡等食物,应结合血电解质及病情变化,调整饮食钾、钠供给能量。

(2)控制液体量。控制液体摄入量,减轻心脏负担。口服液体量应控制在1000ml/d,可进食浓汤、稠藕粉、枣泥汤、去油肉绒、鸡茸汤、薄面糊等食物。

(3)清淡饮食。选择容易消化吸收的食物,少量多餐为主;病情好转后改为半流质饮食,总能量4184kJ(1000kcal)左右。可食用的有鸡蛋清、瘦肉末、嫩碎蔬菜及水果。主食为面条、面片、馄饨、面包、米粉、粥等。不宜过热过冷,保持排便通畅,排便时不可用力过猛。病情稳定后,患者逐渐恢复活动,饮食可逐渐增加或进软食。

(4)限制脂类。按低脂肪、低胆固醇、高多不饱和脂肪酸饮食原则。脂肪限制在40g/d以内,胆固醇＜300mg/d,P/S比值＞1,伴有肥胖者应控制能量和糖类,以维持理想体重为宜。

(5)补充矿物质。注意钾钠平衡,适量增加镁的摄入量;结合临床病情的变化,随时调整水和电解质的失衡,伴有高血压病或充血性心力衰竭时应限钠。病情严重不能口服者,应选用肠外营养。恢复期饮食治疗按冠心病饮食治疗原则。

(6)注意少食多餐,避免过冷过热。

(二)食物选择宜忌

见表2-6。

表 2-6　心肌梗死患者食物宜忌

食物类别	允许摄食的食物	忌吃或少吃食物
谷类及制品	大米、面粉、小米、玉米、高粱	各种面包或切面、饼干、油条、油饼及发酵面粉做的各种点心
豆类及制品	各种豆类、豆浆、豆腐	豆腐干、霉豆腐
禽肉类	猪肉、牛肉、鸡肉、瘦鸭肉	含食盐及苯甲酸罐头食物、香肠、咸肉、腊肉、肉松
油脂类	植物油为主、动物油少量	奶油
奶蛋类	鸡、鸭蛋每天1只，牛奶1瓶	咸蛋、皮蛋、乳酪等
蔬菜类	各种蔬菜，忌食部分除外	咸菜、酱菜、榨菜及含钠高
水果类	各种水果，忌食部分除外	葡萄干、含有食盐及安息香酸钠的水果罐头或果汁、水果糖等
调味品	醋、糖、胡椒、葱、姜、咖喱	味精、食盐、酱油、番茄酱、豆瓣酱等
饲料	淡茶、淡咖啡等	汽水、啤酒、牛肉汁等

(三)高血压合并心肌梗死的营养治疗处方

(1)控制能量摄入，应采用低能量饮食，以减轻心脏负担。

(2)根据肾功能适量控制钠盐，适量及时补充钾。

(3)注意调整生热营养素比例，特别是糖类和脂肪。

(4)避免某些食物与药物不良反应。

(5)坚持少食多餐，应从少量、流食开始。

高血压合并心衰及肾功能不全时，调整钾、钠、水和蛋白质摄入量时应特别谨慎，蛋白质的质量也不可忽视。蛋白质应多餐次供给，应遵循少食多餐原则。

第三节　内分泌系统及代谢疾病的膳食营养处方

一、糖尿病的膳食营养处方

(一)糖尿病的危险因素

糖尿病是遗传因素和环境因素长期共同作用所导致的一种慢性、全身性代谢性疾病，主要为体内胰岛素分泌不足或对胰岛素的需求增多，引起血糖升高，发生糖类、脂肪、蛋白质代谢紊乱的一种疾病。分为Ⅰ型糖尿病、Ⅱ型糖尿病和其他型糖尿病。其危险因素有以下几种。

(1)饮食因素。能量摄入多消耗少,脂肪摄入过多,食物纤维、维生素、矿物质摄入过少,大多数Ⅱ型糖尿病患者伴有肥胖。

(2)生理病理因素。如年龄增大、妊娠、感染、高脂血症、原发性高血压及肥胖等。

(3)社会环境因素。生活节奏加快、竞争激烈、应激增加、体力活动减少等。

(4)遗传因素。糖尿病是遗传性疾病,目前认为,Ⅱ型糖尿病和高血压、动脉粥样硬化有共同的遗传基础和环境危险因素,即有人提出的共同土壤学说。

(二)营养治疗处方

糖尿病人的饮食控制原则主要有两条:第一是控制血糖,纠正代谢紊乱,防止出现各种并发症;其二是保证足够的营养物质,以维持机体生理功能、提高体力和延长寿命。这两者看起来是互相矛盾的,然而任何一方面都不可以偏废。所以糖尿病人的饮食控制的关键在于要找到二者的平衡点,这样才能二者兼顾。在实施的过程中要注意以下 9 个方面:

1. 合理控制总热量

对于糖尿病人来说,体重的适度是很重要的。肥胖患者体内脂肪增多,对胰岛素敏感性降低,不利于血糖控制和其他代谢的平衡,应减轻体重。消瘦者对疾病抵抗力降低,影响健康,应增加体重。糖尿病人的总热量的摄入以能维持理想体重为宜。理想体重:成年男子=身高(cm)-105;成年女子=[身高(cm)-100]×0.9。实际体重超过标准体重的10%为超重,超过20%为肥胖,实际体重低于标准体重的10%为体重不足,低于20%为消瘦。热量的需要应根据患者的体型和活动程度来决定(表 2-7)。

表 2-7 糖尿病人保持理想体重的每天每千克体重热能需要[kJ(kcal)]

体型	较轻体力劳动	轻体力劳动	中体力劳动	重体力劳动
正常	84~105*(20~25)	126(30)	146(35)	167(40)
消瘦	126(30)	146(35)	167(40)	188~209(45~50)
肥胖	63~84(15~20)	84~105(20~25)	126(30)	146(35)

王志宏,等. 您每日的膳食平衡吗? [J]. 中华全科医师杂志,2003,(2);王静. 如何应对心理问题[J]. 保健医苑,2005,(12)

2. 适量摄入碳水化合物

糖尿病的饮食治疗并非碳水化合物越低越好,而是要适当限制热能和脂肪,适当增加碳水化合物的比例。大量实验和临床观察表明,在控制热能的基础上提高碳水化合物摄入量,可增加周围组织对胰岛素的敏感性,增加糖耐量,降低胆固醇和甘油三酯,有利于降低心血管病的发生。机体因缺少糖而利用脂肪代谢供给热量,更易发生酸中毒,如尿酮症等。饮食中的碳水化合物应占总热量的60%左右,使用胰岛素者可适当放宽。饮食控制后血糖的水平不理想者应适当减少。每日碳水化合物进食量可在250～300g(即5～6两),以谷类为主。

进食含等量碳水化合物的不同食物,人体血糖升高的幅度也会不同。因此专家提出了食物血糖指数(glycemicindex,GI)。GI是指进食含50g有价值的碳水化合物与相当量的葡萄糖或面包,在一定时间内(一般是2小时),体内血糖应达水平的百分比值。研究证明,GI是一个比糖类的化学分类更有用的营养学概念。

一般认为,GI值＜55%为低GI,55%～75%为中等GI,＞75%为高GI食物。高GI食物进入胃肠后消化快,吸收率高,快速引起血糖应答。低GI食物在消化道停留时间长,吸收率低,葡萄糖释放缓慢,引起的血糖反应峰值低,下降速度亦慢。在表3-7～表3-9中分别总结了多篇文献中报道的常用主食,豆、奶制品和加糖食品的血糖指数(GI),不同水果、蔬菜、果汁和饮料的血糖指数(GI)和食物混合食用时的血糖指数(GI)。从表中可以看出,精制的谷类食物和土豆的GI较高,豆类和未加工的谷类GI中等,无淀粉的水果和蔬菜GI低。

表2-8～表2-10均按照GI的高低,排序了同类食物中的不同GI的食物,可以供糖尿病人在安排食谱时选用。在选择食物时,应避免GI值大于55%以上的精制食品,如细米面、发酵食品及少量含糖量高的水果等。另外还要注意的是,单吃一种主食,GI就高,若将米面主食和一定量的膳食纤维及蛋白质类食物搭配,GI就降低,如含50g碳水化合物的纯大米饭,GI为71%,配上含有22g膳食纤维的蒜苗则GI下降为57.9%。一些带馅的食品如包子、馄饨、水饺等,GI更低,是糖尿病人的优选食品。

表2-8　常用主食,豆、奶制品和加糖食品的血糖指数(GI)

高GI(＞75%)		中等GI(55%～75%)		低GI(＜55%)	
食物	GI	食物	GI	食物	GI
白面包	105	油条	74.9	荞麦方便面	53.2
		苏打饼干	72	山药	51.0
		小米饭	71	玉米粥	50.9
葡萄糖	100	胡萝卜	71	巧克力	49.0
牛肉面	88.6	大米饭	71	蒸芋头	47.9
白馒头	88.1	土豆泥	70	意大利通心粉(空心)	45.0
大米饭	88.0	小麦饼干	70	黑米粥	42.3
糯米饭	87.0	大米粥	69.4	意大利通心粉(实心)	35.0
白糖	83.3	全麦面包	69	藕粉	32.6

续表 2-8

高 GI(>75%)		中等 GI(55%~75%)		低 GI(<55%)	
食物	GI	食物	GI	食物	GI
酸奶	83.0	小麦片	69	脱脂牛奶	32.0
面条(小麦)	81.6	黄豆挂面	66.6	纯鲜豆腐	31.9
胶质软糖	80.0	蔗糖	65	粉丝汤(豌豆)	31.6
烙饼	79.6	二合面窝头	64.9	绿豆挂面	27.2
蚕豆	79.0	小米粥	61.5	绿豆	27.2
		冰激凌	61	四季豆	27.0
		油炸土豆片	60.3	牛奶	27.0
		荞麦面条	59.3	豆腐干	23.7
		煮土豆	56	冻豆腐	22.3
		甜玉米(煮)	55	大豆	18.0
		燕麦片	55	魔芋	17.0
		爆玉米花	55	花生	14.0
		燕麦粗饼干	55	土豆粉丝	13.6
				低脂奶粉	11.9

从磊,丛旻．浅淡瑜伽对人体的保健作用[J].中国疗养医学,2005,(4);小沼富男他．血糖指数的临床意义[J].日本医学介绍,2000,(8);张英锋,等．SOD——一种超氧化物歧化酶[J].化学世界,2004,45(2)

表 2-9　不同水果、蔬菜、果汁和饮料的血糖指数(GI)

水果		果汁		蔬菜	
食物	GI	食物	GI	食物	GI
枣	103	橘汁	57	南瓜	75
西瓜	72	葡萄汁	48	胡萝卜	71
菠萝	66	苹果汁	41	山药	51
葡萄干	64	可乐	40	芋头(蒸)	47.7
橘子汁	57	水蜜桃汁	32.7	芦笋	<15
芒果	55			绿菜花	<15
熟香蕉	52			菜花	<15
猕猴桃	52			芹菜	<15
柑	43			黄瓜	<15
葡萄	43			茄子	<15
苹果、梨	36			鲜青豆	<15
杏干	31			莴笋	<15
生香蕉	30			生菜	<15
鲜桃	28			青椒	<15
柚子	25			西红柿	<15
李子	24			菠菜	<15
樱桃	22				

丛磊,丛旻.浅谈瑜伽对人体的保健作用[J].中国疗养医学,2005,(4);李蕴瑜.GI——糖尿病患者选择食物的好帮手[J].保健医苑,2006,(1)

表 2－10　食物混合食用时的血糖指数(GI)改变

混用的食物名称	GI	混用的食物名称	GI
牛肉面	88.6	馒头＋芹菜炒鸡蛋	48.6
米饭＋红烧猪肉	73.3	包子(芹菜猪肉)	39.1
馒头＋黄油	68.0	硬质小麦粉肉馅馄饨	39.0
米饭＋蒜苗炒鸡蛋	68.0	西红柿汤	38.0
米饭＋炒蒜苗	57.9	米饭＋鱼	37.0
米饭＋芹菜炒猪肉	57.1	三鲜水饺	28.0
馒头＋酱牛肉	49.4	猪肉炖粉条	16.7
饼＋鸡蛋炒木耳	48.9		

李蕴瑜．GI——糖尿病患者选择食物的好帮手[J]. 保健医苑，2006，(1)

还有一些食物能够产生控制血糖的有益作用。下面举几个典型的例子。

(1)空心菜：空心菜又名蕹菜，各种营养含量比西红柿高出许多倍，同时还含有胰岛素样成分，其丰富的纤维素和胰岛素样成分对糖尿病有益。

(2)柚子：柚子营养丰富，含有大量维生素及钙、铁、磷等营养素，其新鲜汁中含有胰岛素样成分。

(3)洋葱：洋葱能抑制高脂肪餐引起的血浆胆固醇升高，还含有与降糖药物甲磺丁脲相似的有机物，适于糖尿病合并动脉硬化者食用。

(4)苦瓜：苦瓜含有类似胰岛素的物质，有益糖尿病；还含有大量的纤维素，可以延缓人体小肠对糖的吸收。

(5)南瓜：南瓜所含微量元素钴，其含量为所有蔬菜之冠，钴是胰岛细胞维持功能所必需的微量元素，它能增加体内胰岛素释放，有降低血糖的疗效。南瓜还含有一种叫CTY的有效成分，可促进人体胰岛素的分泌。南瓜所含有的果胶纤维素，与淀粉类食物混合时，使胃排空和肠道蠕动的速度减慢，使饭后血糖不至于升高过快。果胶纤维素在肠道内形成一种凝胶物质，使消化酶和碳水化合物能均匀混合，延缓肠道对单糖物质的消化吸收，从而使血糖降低。但是，要注意南瓜的GI高达75％，属于高血糖指数的食物，多吃不但不能降糖，还会升高血糖。因此不可以大量食用。脱去淀粉的南瓜粉是比较理想的食物，有研究认为，每天服用南瓜粉2g，有明显的降血糖作用。

(6)黄瓜：黄瓜所含成分可改善糖代谢、降低血糖，其所含的葡萄糖、木糖，不参与通常的糖代谢，对糖尿病有较好的疗效。

(7)胡萝卜：胡萝卜健脾化滞、养肾壮阳，含胡萝卜素、维生素等多种成分，人体摄入后，有利于控血糖。

(8)芹菜含有大量植物纤维。高纤维食物有延缓碳水化合物吸收，使血糖升高速度减缓及稳定血糖的作用。

(9)虾皮等海洋生物中含有丰富的活性多糖，其具有明显的降糖功效。甲壳质是存在于蟹壳、虾皮壳中的一类粘多糖，其主要组成成分是N-乙酰-D-氨基葡萄糖，临床上用于降血脂症和糖尿病的治疗。其机理在于甲壳质能阻止脂肪消化吸收。最近有研究表明壳聚糖使细胞的胰岛素受体敏感性提高。

(10)鳝鱼：鳝鱼含有黄鳝素A和黄鳝素B，两者均有调节血糖作用。

3. 减少脂肪的摄入量

在糖尿病的早期就可以存在较明显的脂代谢紊乱，随着病程的进展，血脂紊乱愈加明显。Ⅱ型糖尿病患者的脂代谢紊乱更为明显，研究结果显示，有40.5%～50.0%的Ⅱ型糖尿病患者合并血脂异常。胰岛素抵抗(IR)和胰岛素缺乏是导致脂代谢紊乱的中心环节。其血脂异常往往不能单纯通过血糖控制而得到纠正，需采用药物治疗(降脂药)和非药物治疗。在非药物治疗中合理饮食又是控制血脂的主要手段。多数糖尿病患者都比较注意主食的控制，但却忽略了脂肪摄入的过量。饮食中脂肪所供热能应减到总热能的25%，若按千克体重计算，不宜超过1g/kg体重。脂肪应以含多不饱和脂肪酸高的花生油、豆油为主，少食含饱和脂肪酸高的，容易导致低密度脂蛋白、胆固醇升高的动物油，胆固醇是人体正常代谢不可缺少的重要物质，也是促使动脉硬化的因素之一，摄入量每日应少于300mg。为防止或延缓糖尿病患者血管并发症的发生、发展，减少食物中脂肪的摄入量非常重要。糖尿病人一定要通过药物和非药物治疗将血脂控制在表2-11所示的“良好”水平。

表2-11　糖尿病人的血脂控制目标

血脂指标	血脂控制目标(mmol/L)		
	良好	一般	不良
总胆固醇	＜412	≥415	≥610
高密度脂蛋白胆固醇	＞111	111～019	＜019
甘油三酯	＜115	＜212	≥212
低密度脂蛋白胆固醇	＜215	215～410	＞410

王战建，等．Ⅱ型糖尿病血脂异常与干预措施[J]．中国全科医学，2006，(4)

4. 优质蛋白质的供应要充足

糖尿病造成的代谢紊乱使体内蛋白质分解过速、丢失过多，容易出现负氮平衡。所以，膳食中应补充足够含蛋白质丰富的食物。摄入量与正常人相当或稍高、蛋白质应占总热能 15%～20%。参与蛋白质生物合成的必需氨基酸主要来自动物食品。因此，每天摄入的蛋白质中最好有 1/3 来自肉类或蛋类。植物中豆类食品也富含必需氨基酸。对于伴有脂代谢异常的糖尿病人，有关专家认为蛋白粉是最理想的蛋白质补充品，因为蛋白粉只含很少量的脂肪。

5. 补充维生素

由于糖尿病饮食限制主食的摄入量，往往造成维生素 B_1 的摄入不足，容易出现因缺乏维生素 B_1 而引起的神经系统疾患，如手脚麻木和多发性神经炎等。病情控制不好的患者，糖原异生旺盛、B 族维生素消耗增多，故应补充 B 族维生素。

6. 补充无机盐和微量元素

治疗饮食中钠盐不宜过多，高钠易诱发高血压和动脉硬化。当病情控制不好时，容易出现各种感染和酮症酸中毒，要注意适当补充无机盐。酸中毒时补充钠、钾、镁可以纠正电解质紊乱。中老年人Ⅱ型糖尿病患者补充镁可改善葡萄糖耐量，而且，适当补充镁也是防止视网膜病变的有效措施。铬是人体的必需微量元素之一，是胰岛素生物活性剂，轻度缺乏时会使机体对胰岛素敏感性降低，严重缺乏时临床可发现空腹血糖升高，尿糖阳性。锌能协调葡萄糖在细胞膜上的转运，每一个胰岛素分子中有两个锌原子，锌的供给不足可以使胰岛素分泌减少。

7. 注意膳食纤维的补充

膳食纤维分为可溶性（如葡甘聚糖、果胶、愈创胶等）和非可溶性（如纤维素、木质素等）两种，其化学成分虽然是糖，但不易被吸收，不产生热量，具有延缓食物吸收、降低餐后血糖高峰、减肥、降低血清胆固醇水平、防治便秘等多重作用。

对于糖尿病人来说，特别要强调的是膳食纤维的降低餐后血糖和防治便秘的作用。从表 2－12 可以看出，含膳食纤维越高的食物，其血糖指数越低，对餐后的血糖控制越有利。便秘在糖尿病中比较常见，尤其是老年患者更是如此。据统计糖尿病患者中便秘的发生率为 15%～52%。Ⅱ型糖尿病患者若血糖长期失于控制，易引起周围神经病变，导致代谢紊乱，进而出现一系列神经功能失调的症状。失去神经指挥的消化道出现“胃瘫痪”和肠蠕动减慢或不规律，最后导致便秘。

糖尿病人应该使用低 GI 膳食，并保证每天膳食纤维摄入量在 23g 以上。饮食含纤维素丰富的食物有粗粮，如玉米、小米、豆类、荞麦、筱麦、燕麦等，蔬菜的茎叶，如萝卜、韭菜、芹菜、圆白菜、油菜等及海藻类。但是膳食纤维摄入也不宜太多，否则会影响矿物质和微量元素的吸收。

表 2-12　食物膳食纤维含量与血糖指数的负相关关系

食物	膳食纤维含量(%)	血糖指数(GI,%)
土豆	0.7	80～90
稻米	1.4	70～80
白面包	3.6	60～70
全麦面包	5.8	50～60
燕麦	6.6	40～50
黑豆	10.2	30～40
扁豆	13.4	20～30
大豆	15.5	10～20

摘自:www. jianfeiba. com

8.合理安排餐次,科学配膳

为了减轻胰岛细胞的负担,糖尿病人每日至少进食3次,有条件的可增加餐次或加餐。每餐最好主副食搭配,做到餐餐有碳水化合物、蛋白质、脂肪,既有利于减缓葡萄糖的吸收、促进胰岛素分泌,又符合营养膳食的要求。一日三餐,主食可按早、中、晚各占1/3,或早餐占1/5,午餐、晚餐各占2/5的比例分配,并要求定时定量。

糖尿病人的菜肴应以清淡为宜,尽量少吃煎、炸、爆、炒的食物。食物加工应以氽、炖、熬、煮、烩、焖、凉拌为主,要减少多余脂肪的摄入。

在为糖尿病人进行配餐的时候,仅仅依据食物的血糖指数来选择和安排食谱是不够的,同时还要考虑各种营养素的需要和平衡。因此,目前国内外普遍采用《糖尿病食品交换法》来计算糖尿病人的食谱。《糖尿病食品交换法》将食物按照来源、性质分成四大组(谷薯组、菜果组、肉蛋组和油脂组)八类(谷薯类、蔬菜类、水果类、大豆类、奶制类、肉蛋类、硬果类和油脂类)。同类食物在一定重量内所含蛋白质、脂肪、碳水化合物和热量相似,不同类食物所含蛋白质、脂肪、碳水化合物是不同的,但是所提供的热量是相同的,即均为376.56kJ即90kcal(表2-13)。在前面的糖尿病人保持理想体重的热能需要(表2-7)可以查到不同个体的热能需要,将其热能需要量除以376.56kJ(90kcal),就是我们在设计食谱中所要安排的食物的份数。以一位60kg体重的正常体型的从事轻体力劳动的糖尿病人为例,每天,每公斤体重需要126kJ(30kcal)热能,一日的总热能需要为:126kJ×60=7560kJ(1814kcal)每份食物可以提供376.56kJ(90kcal),这位糖尿病人的食谱应该由20份不同组别和类别的食物组成。此时我们要根据各种营养素的需要和平衡来安排这20份食物,同时也要考虑尽量选择低血糖指数的食物，设计出一个完全合理的食谱。

表 2-13 食物交换份表

组别	类别	每份重量(g)	热量(J)	蛋白质(g)	脂肪(g)	碳水化合物(g)
谷薯组	谷薯类	25	376.56	2.0		20.0
菜果组	蔬菜类	500	376.56	5.0		17.0
	水果类	200	376.56	1.0		21.0
肉蛋组	大豆类	25	376.56	9.0	4.0	4.0
	奶制类	20	376.56	5.0	5.0	6.0
	肉蛋类	50	376.56	9.0	6.0	
油脂组	硬果类	15	376.56	1.0	7.0	2.0
	油脂类	10	376.56		10.0	

张桂华.糖尿病饮食治疗中食物交换份的计算[J].护士进修杂志，2005，(8)

近年来不少研究者采用不同的方法来改进糖尿病人食谱的制定方法。张俊采用了糖尿病患者的不同的病程和并发症在碳水化合物、脂肪和蛋白质需求的比例不同，提出了不同饮食分型，即 A、B、C、D、E、F、G 共 7 个类型(表 2-14)来计算不同的饮食食物分配表，与原食物分配表比较，具有针对性强、准确性高、应用范围广、符合临床实际等特点。对糖尿病患者饮食治疗有较强的指导作用。

表 2-14 糖尿病患者不同饮食分型

分型	体	碳水化合物(%)	蛋白质(%)	脂肪(%)
A	轻重糖尿病	60	16	24
B	血糖尿病均高	55	18	27
C	合并高胆固醇	60	18	22
D	合并高甘油三酯	50	20	30
E	合并高功能不全	66	8	26
F	合并高血压	56	26	18
G	合并多种类并发症	58	24	18

张俊.成年糖尿病患者食谱计算方法的探讨[J].卫生职业教育，2005，(15)

9. 选用代糖甜味品

我国市场出售的甜味剂，包括有甜味菊糖、甘草苷、蛋白多糖、木糖醇、麦芽糖醇等。这些甜味剂，多是植物多糖或人工合成的多糖。这些甜味剂在代谢的过程中不需要胰岛素，而且热能值低，甜度高，并可改善或调节食物口感，是糖尿病患者较为理想的甜味剂。

10. 关于糖尿病人是否可以饮酒和喝咖啡的误区

人们常常一听说某人患有糖尿病，就不让他饮酒和喝咖啡，自认为这是为了他的健康。其实不然，适当的酒精和咖啡，不仅对糖尿病人无害，还有一定的辅助治疗作用。

(1)糖尿病与酒精。研究认为，少量和中等量饮酒可以降低其易患糖尿病的危险。不饮酒者及大量饮酒者糖尿病发病危险性高于轻度和中度饮酒者。另外，大量饮酒男性如果减少饮酒量可能降低其易患糖尿病的危险。

Koppes 等结合文献进一步分析了适度饮酒降低Ⅱ型糖尿病发病风险的可能机制：①中等量的酒精摄入可升高高密度脂蛋白胆固醇水平，而更高量的酒精将导致体重增加，甘油三酯水平和血压升高；②可能与酒精的抗炎作用有关，因为目前认为Ⅱ型糖尿病是一种慢性低度炎症性疾病；③胰岛素水平与酒精摄入量的关系呈“U”形曲线，提示中等量的酒精可增强胰岛素的敏感性。

喝多少酒合适呢？营养学家认为，每天喝酒的酒精含量不应超过 30g。例如，北京啤酒的酒精含量是每 100ml 4.3g，700ml 的北京啤酒就含酒精 30g，也就是说，每天喝的啤酒不要超过 1 瓶。如果喝二锅头，每 100 ml 二锅头含酒精 50.1g，也就是一天只能喝 60ml(即 1.1 两)二锅头(表 2－15)。

表 2－15　100ml(2 两)酒的酒精含量和产热量

名称	酒精(g)	热量(kJ)
北京啤酒	4.3	133.9
五星啤酒	4.4	133.9
清爽型啤酒(6°)	4.8	146.4
黄酒	8.6	276.1
白葡萄酒	9.4	276.1
红葡萄酒	10.5	309.6
曲酒(55°)	47.2	1380.7
二锅头(58°)	50.1	1468.6

荏苒. 美酒 & 咖啡，我也要喝一杯[J]. 糖尿病新世界，2005，(1)

最后要强调的一点是，糖尿病人要将饮食控制同药物使用放在同样重要的位置。不能有“我已经在吃药，饮食不需要控制”或“我多吃一片药，就可以随意进食”的错误想法。那些“只要吃了我的保健品就可以大口吃香蕉”的营销广告，更是一种误导，是不科学的，更是不道德的。

(2)糖尿病与咖啡。研究认为长期饮咖啡可降低Ⅱ型糖尿病的发病危险。芬兰年人均消费咖啡豆量约 11kg，平均每人每天喝 9 杯咖啡，列世界第一。他们对 1.46 万人的咖啡摄取量与糖尿病发病率之间的关系的调查显示，每天喝 3～4 杯咖啡的人，患糖尿病发生几率女性可降低 29%；男性可降低 27%。咖啡的摄取量越大，预防糖尿病的效果越好。每天喝 10 杯以上咖啡的人，患糖尿病发生几率女性可降低 80%；男性可降低 55%。一份荷兰的研究也同样表明，以每天饮咖啡≤2 杯者患Ⅱ型糖尿病的相对危险度为 1，则每天饮咖啡 3～4 杯者为 0.84，5～6 杯者为 0.76，≥7 杯者为 0.53。美国哈佛大学对 12.5 万人的调查也得到同样的结果。

咖啡的主要成分是咖啡因和氯原酸(chlorogenicacid)，并含有大量的镁。氯原酸在体外试验中可减少葡萄糖的吸收和氧化应激水平，抑制 6-磷酸葡萄糖(G-6-PD)的水解从而减少肝糖原的释放；镁的摄入有助于增强胰岛素的分泌及敏感性。但是过量摄取咖啡因可能增加患心脏病的危险，所以饮用咖啡还是要适量。

(三)膳食计算

1. 确定全日能量供给

根据病人的年龄、性别、身高、体重、体力活动强度等资料，求出理想体重，并计算出能量供给量。

举例：某患者，男，60 岁，身高 175cm，体重 85kg，职业文员(轻体力劳动)，平时一日三餐，食量一般(中等)，每日喜饮牛乳 1 袋(250ml)，蔬菜 500g，目前血糖、尿糖偏高，血脂正常，无高血压和并发症，采用单纯膳食治疗。

(1)求出理想体重。理想体重(kg)＝身高(cm)－105＝175－105＝70kg。

(2)体型评价。理想体重 70kg，实际体重 85kg ，超重 21%，即[(85－70)÷70]×100%＝21%，属肥胖。

(3)计算全日能量供给量，轻体力活动肥胖者能量供给量为 20～25 kcal/(kg·d)。70kg×(20～25)＝1400～1750kcal/d。平日食量中等偏低，故能量供给为 5857.6kJ/d(1400kcal/d)。

2. 确定糖类、蛋白质、脂肪供给量

本例病人血糖和尿糖偏高，膳食构成：糖类、蛋白质和脂肪分别占总能量的 55%、18%、27%。它们每克的供能系数分别是 4kcal、4kcal、9kcal。

(1)糖类供给量(1400×55%)÷4＝193g。

(2)蛋白质供给量(400×18%)÷4＝63g。

(3)脂肪供给量(1400×27％)÷9＝42g。

3. 餐次分配

根据本例病人的饮食习惯，主食量分成三餐，早、午、晚餐比例分别为 1/5、2/5、2/5。

4. 膳食医嘱

从上述计算结果综合得出患者的膳食医嘱如下。

(1)能量供给量 1400kcal/d。

(2)糖类 193g/d。

(3)脂肪 42g/d。

(4)蛋白质 63g/d。

主食三餐分配：早餐 1/5、午餐 2/5、晚餐 2/5。

(四)食谱内容与用量计算

在计算出病人每日总能量、糖类、蛋白质和脂肪的供给量后，再将其换算成食物的用量进行配膳。配膳步骤：计算主食谷类用量(糖类食物)；计算蔬菜用量；计算肉、蛋、豆制品用量(蛋白质类食物)；求全日烹调油用量(脂肪类食物)。一般有 3 种方法计算各种食物用量和配膳。

1. 食物成分表计算法

按照食物成分表中各种食物营养素含量计算食谱内容的用量。这种方法计算数据较准确，但较繁琐，糖尿病人在家不易操作。目前已制成多种电脑软件，采用电脑配餐方便、快捷，且较准确。

2. 食品交换份法

此法是将食物成分表简化，将日常食物按营养特点分为 6 类，在每一类食品中按常用食品的习惯用量粗略计算每一份食物的营养成分(能量、蛋白质、脂肪和糖类)，再将每类食品中其他食品计算出“等值”营养成分的使用量，以便在进行食谱内容选择时可以与同类食物等值互换，从而达到食物多样化(表 2－16)。

食物交换份法的食物分类如下所述。

第一类：谷类，富含淀粉的食品。每 1 交换单位谷类含有能量 90kcal，蛋白质 2g，糖类 19g，脂肪 0.5g。常用谷类及其 1 个交换单位重量见表 2－17。全部食物均以可食部计算，每份可食重量可按规定量互换一种食品。

第二类：蔬菜类，富含矿物质、维生素和膳食纤维。每 1 交换份含能量 80kcal，糖类 15g，蛋白质 5g，见表 2－18，每份均为净食部重量。

表 2-16 不同能量包含内容的交换份(单位)举例

能量 kJ(kcal)	交换	主食类		蔬菜类		鱼肉类		乳类		油脂类	
	份	份	约重	份	约重(g)	份	约重(g)	份	约重(g)	份(g)	植物油
4185(1000)	12	6	150	1	500	2	100	2	220	1	1汤匙
5021(1200)	14.5	8	200	1	500	2	100	2	220	1.5	1.5汤匙
5858(1400)	16.5	9	225	1	500	3	150	2	220	1.5	1.5汤匙
6694(1600)	18.5	10	250	1	500	4	200	2	220	1.5	1.5汤匙
7531(1800)	21	12	300	1	500	4	220	2	220	2	2汤匙
8368(2000)	23.5	14	350	1	500	4	225	2	220	2	2汤匙

表 2-17 等值谷类食物交换表

重量(g)	食物举例
25	大米、籼米、小米、卷面、干玉米、绿豆、赤豆、芸豆、银耳、苏打饼干、面粉、通心粉、荞麦面、干粉条、藕粉
30	切面
35	淡馒头
37.5	咸面包
75	茨菇
125	山药、土豆、藕、芋头
150	荸荠
300	凉粉

表 2-18 等值蔬菜类食物交换份表

重量(g)	食物举例
500	白菜、青菜、鸡毛菜、菠菜、芹菜、韭菜、莴笋、西葫芦、冬瓜、黄瓜、苦瓜、茄子、番茄、绿豆芽、花菜、鲜蘑菇、金瓜、菜瓜、竹笋、鲜海带
350	马兰头、油菜、南瓜、甜椒、萝卜、茭白、豆苗、丝瓜
250	荷兰豆、扁豆、豇豆、四季豆、西兰花
200	蒜苗、胡萝卜、洋葱
100	豌豆

第三类:肉蛋类,包括瘦肉类、水产品、鱼类和部分豆类制品,富含蛋白质。每 1 交换单位含有能量 80kcal,蛋白质 9g,脂肪 5g(表 2-19)。食品除了鸡蛋、鸭蛋带壳外,其他食品均为可食部,可按规定量互换。

表 2-19 等值肉蛋类食物交换表

重量(g)	食物举例
15	猪肋条肉
20	太仓肉松、瘦香肠
25	瘦猪肉、猪大排、猪肝、猪小排
50	鸡肉、鸭肉、瘦牛肉、瘦羊肉、猪舌、豆腐干、香干
55	鸡蛋、鸭蛋(中等大小)
70	猪肚、猪心
100	老豆腐
200	豆腐、豆腐脑

第四类:豆乳类,包括牛乳和豆浆,富含蛋白质、脂肪和糖类等营养素。每 1 交换单位含有能量 80kcal,蛋白质 4g,脂肪 5g,糖类 6g。表 2-20 列出的每种食品,按规定量可互换。豆浆一般是指黄豆与水重量比为 1∶8,浸泡、磨浆、过滤、煮沸。

表 2-20 等值豆乳类交换表

重量(g)	食物举例
15	全脂奶粉
20	豆浆粉、干黄豆
25	脱脂奶粉
100	酸牛奶、淡全脂牛奶
200	豆浆

第五类:油脂类,包括烹调油和含脂肪丰富的硬果类。每 1 交换单位含能量 80kcal,脂肪 9g,见表 2-21,可按规定量食品互换。

表 2-21 等值油脂类交换表

重量(g)	食物举例
9	豆油、菜油、麻油、花生油
12	核桃仁
15	花生米、杏仁、芝麻酱、松子
30	葵花子、南瓜子

第六类：水果类食物交换份可产生 90kcal 能量，其中含有糖类 21g，蛋白质 1g，见表 2－22，可按规定量食品互换。

表 2－22 等值水果类交换表

重量/g	食物举例
750	西瓜
300	草莓、杨桃
250	鸭梨、杏、柠檬
225	柚子、枇杷
200	橙子、橘子、苹果、猕猴桃、菠萝、李子、桃子、樱桃
125	柿子、鲜荔枝
100	鲜枣

(五)食物选择宜忌

1. 宜用食物

(1)提倡应用粗制米、面和一定数量的杂粮。如荞麦面、莜麦面、燕麦面、玉米等，富含矿物质。维生素和膳食纤维，有助于改善葡萄糖耐量。

(2)豆油、玉米油、葵花子油、花生油等。

(3)蔬菜。新鲜蔬菜富含维生素、膳食纤维及矿物质。

2. 忌(少)用的食物

(1)精制糖。白糖、红糖、甜点心、蜜饯、雪糕、冰激凌、甜饮料等(当出现低血糖时例外)。

(2)高糖类、低蛋白质的食物。马铃薯、芋头、山药等，食用时应减少主食摄入量。

(3)动物油脂。猪油、牛油、奶油等。

(4)甜的水果、含果糖和葡萄糖高的水果应限量，如食用应相应减少主食摄入量。

(5)酒。酒是纯能量食物，无其他营养素，长期饮酒会损害肝脏，易引起高三酰甘油血症，故少饮为宜。

(六)糖尿病肾病的营养治疗处方

(1)能量供给量应满足机体的需要，必要时可由静脉补充。

(2)适当限制蛋白质供给量，供给量应根据病情确定。早期患者肾功能正常者，蛋白质供给量应控制在 0.8～1.0g/(kg · d)，出现尿素氮升高时，降为 0.6g/(kg · d)，宜采用优质蛋白质的动物性食品，如乳类、蛋类、瘦肉等，少用植物性食品，如谷类、豆类。可用麦淀粉，藕粉等淀粉类低(无)蛋白质食物代替部分米、面等主食。

(3)根据病情限制钠盐摄入，水肿时食盐应控制在 2g/d 左右或更低些，限制咸菜、酱菜及含钠高的食物。

二、痛风的膳食营养处方

痛风是与遗传有关的嘌呤代谢紊乱所引起的疾病，分无症状期、急性期、间歇期及慢性期。临床特点为反复发作的急性关节炎和某些慢性表现，如痛风、关节僵直、肾实质损害、尿路结石及高尿酸血症等。高尿酸血症是痛风症的重要特征，人体尿酸摄入有内源性及食物中的高嘌呤食物所生成。

(一)急性痛风的营养治疗处方

1.限制嘌呤

减少外源性嘌呤来源，病人应长期控制嘌呤摄入。根据病情，限制膳食中嘌呤的含量(表 2－23)。在急性期严格限制嘌呤摄入少于 150mg/d，可选择嘌呤含量低的食物，其中肉、鱼、禽肉用量 60～90g/d，用煮过去汤的熟肉代替生肉。另外可自由选用含嘌呤低的食物，禁用含嘌呤高的食物。

为了使用上的方便，一般将食物按嘌呤含量分为三类，供选择食物时参考。

(1)第一类：含嘌呤较少，每 100g 含量＜50mg。

谷薯类：大米、米粉、小米、糯米、大麦、小麦、荞麦、富强粉、面粉、通心粉、挂面、面条、面包、馒头、麦片、白薯、马铃薯、芋头。

蔬菜类：白菜、卷心菜、芥菜、芹菜、青菜叶、空心菜、芥蓝、茼蒿、韭菜、黄瓜、苦瓜、冬瓜、南瓜、丝瓜、西葫芦、菜花、茄子、豆芽菜、青椒、萝卜、胡萝卜、洋葱、番茄、莴苣、泡菜、咸菜、葱、姜、蒜头、荸荠。

水果类：橙、橘、苹果、梨、桃、西瓜、哈密瓜、香蕉、苹果汁、果冻、果干、糖、糖浆、果酱。

乳类：鸡蛋、鸭蛋、皮蛋、牛奶、奶粉、奶酪、酸奶、炼乳。

硬果及其他：猪血、猪皮、海参、海蜇皮、海藻、红枣、葡萄干、木耳、蜂蜜、瓜子、杏仁、栗子、莲子、花生、核桃仁、花生酱、枸杞、茶、咖啡、碳酸氢钠、巧克力、可可、油脂(在限量中使用)。

表 2-23 常见食物的嘌呤含量(mg/100g)

	食物	含量		食物	含量		食物	含量
谷薯类	大米	18.1	蔬菜类	白菜	12.6	水产类	海参	4.2
	糙米	22.4		卷心菜	12.4		鳝鱼	92.8
	米糖	54.0		芥菜	12.4		鳗鱼	113.1
	米粉	11.1		芹菜	10.3		鲤鱼	137.1
	糯米	17.7		青菜叶	14.4		草鱼	140.2
	小米	6.1		菠菜	23.0		鲢鱼	202.4
	面粉	17.1		空心菜	17.5		黑鲳鱼	140.6
	麦片	24.4		芥蓝	18.5		白鲳鱼	238.0
	玉米	9.4		韭菜	25.0		白带鱼	291.6
	白薯	2.4		茼蒿	33.4		沙丁鱼	295.0
	马铃薯	5.6		苦瓜	11.3		凤尾鱼	363.0
干鲜豆类及制品	黄豆	166.5		黄瓜	14.6		鱼丸	63.2
	黑豆	137.4		冬瓜	2.8		小鱼干	1638.9
	绿豆	75.1		豆芽菜	14.6		虾	137.7
	红豆	53.2		萝卜	7.5		牡蛎	239.0
	花豆	57.0		胡萝卜	8.0	水果类	橙	1.9
	豌豆	75.5		洋葱	3.5		橘	2.2
	豆干	66.6		番茄	4.3		苹果	0.9
	四季豆	29.7		葱	4.7		梨	0.9
肉类	猪肉	122.5		姜	5.3		桃	1.3
	牛肉	83.7		蒜头	8.7		西瓜	1.1
	羊肉	111.5		南瓜	2.8		香蕉	1.2
	鸡肉	140.3		丝瓜	11.4	坚果及其他	瓜子	24.5
	鸡肫	138.4		西葫芦	7.2		杏仁	31.7
							栗子	34.6
	肝	233.0		茄子	14.3		花生	32.4
	肾	132.6		菜花	20.0		黑芝麻	57.0
	肚	132.4		蘑菇	28.4		红枣	8.2
	脑	175.0		青椒	8.7		葡萄干	5.4
							木耳	8.8
	小肠	262.2	奶类	牛奶	1.4		枸杞	31.7
	胰脏	825.0		奶粉	15.7		蜂蜜	3.2
	猪血	11.8		鸡蛋(1个)	0.4		海藻	44.2
							酵母粉	589.1
	浓肉汁	160～400		皮蛋白	2.0		茶	2.8

(2)第二类:含嘌呤较高,每100g含50～150mg。

豆类:米糖、麦麸、麦胚、粗粮、绿豆、红豆、花豆、豌豆、菜豆、豆腐干、豆腐、青豆、豌豆、黑豆。

肉类:猪肉、牛肉、小牛肉、羊肉、鸡肉、兔肉、鸭、鹅、鸽、火鸡、火腿、牛舌。

海产及蔬菜:鳝鱼、鳗鱼、鲤鱼、草鱼、鳕鱼、鲑鱼、黑鲳鱼、大比目鱼、鱼丸、虾、龙虾、乌贼、螃蟹、鲜蘑、芦笋、四季豆、鲜碗豆、昆布、菠菜。

(3)第三类:含嘌呤高的食物,每100g含150～1000mg。

猪肝、牛肝、牛肾、猪小肠、脑、胰脏、白带鱼、白鲇鱼、沙丁鱼、凤尾鱼、鲢鱼、鲱鱼、鲭鱼、小鱼干、牡蛎、蛤蜊、浓肉汁、浓鸡汤及肉汤、火锅汤、酵母粉。

2. 低能量

患者多伴有超重或肥胖,应控制能量摄入尽量达到或稍低于理想体重,体重最好能低于理想体重的10%～15%。能量供给平均为25～30kcal/(kg·d),即1500～2000kcal/d。超体重者应减少能量摄入,应循序渐进,切忌猛减,否则引起体脂分解过快会导致酮症,抑制尿酸的排出,诱发痛风症急性发作。

3. 适量蛋白质

适量限制蛋白质供给可控制嘌呤的摄取。其供给量约为0.8～1.0g/(kg·d)或50～70g/d,并以含嘌呤少的谷类、蔬菜类为主要来源,优质蛋白质可选用不含或少含核蛋白的乳类、干酪、鸡蛋等。尽量不用肉、鱼、禽类等,如一定要用,可经煮沸弃汤后食少量。在患痛风性肾病时,应根据尿蛋白的丢失和血浆蛋白质水平适量补充蛋白质,但在肾功能不全,出现氮质血症时,应严格限制蛋白质的摄入量。

4. 低脂肪

脂肪可减少尿酸排泄,可采用低量或中等量,为40～50g/d,占总能量的20%～25%,并用蒸、煮、炖、卤等用油少的烹调方法。

5. 合理供给糖类

糖类有抗生酮作用和增加尿酸排泄的倾向,故应是能量的主要来源,占总能量的55%～65%。但果糖可增加尿酸的生成,应减少其摄入量。

6. 充足的维生素和矿物质

各种维生素,尤其是B族维生素和维生素C应足量供给。多供给富含矿物质的蔬菜和水果等成碱性食物,有利于尿酸的溶解与排出。但由于痛风患者易患高血压、高脂血症和肾病,应限制钠盐摄入,通常用量2～5g/d。

7. 多饮水

入液量应保持2000～5000ml/d,以维持一定的尿量,促进尿酸排泄,防止结石生成,可在睡前或半夜饮水,以防止夜尿浓缩。可多选用富含水分的水果和食品，并设法使尿液呈碱性。但若伴有肾功能不全，水分应适量。

8. 限制刺激性食物

乙醇可使体内乳酸增多，抑制尿酸排出，并促进嘌呤分解使尿酸增高，诱发痛风发作，故不宜饮酒。此外，强烈的香料和调味品，如辛辣调味品也不宜食用。茶、可可和咖啡可适量食用。

(二)慢性痛风的营养治疗处方

给予平衡饮食，适当放宽嘌呤摄入的限制，禁食含嘌呤高的食物，限量选用含嘌呤在 75mg/100g 以内的食物，自由选取含嘌呤量少的食物；坚持减肥维持理想体重；限制脂肪摄入防止过度饥饿，养成多饮水的习惯，少用食盐和酱油。

(三)食物选择宜忌

(1)宜用食物。痛风患者宜选用嘌呤含量低的食物，如乳类、乳制品、蛋类、谷类、根茎类、油脂类、蔬菜类等。

(2)忌(少)用食物。在缓解期可按个人情况限量选嘌呤含量中等的食物；禁用嘌呤含量高于 150mg/100g 的食物，如动物内脏、沙丁鱼、肉汤、鸡汤、贝类、虾、蟹、苗芽类、豆类等。一般食物嘌呤含量为：内脏、鱼＞干豆、坚果、肉＞叶菜＞谷类＞淀粉类、水果。

三、甲状腺功能亢进症的膳食营养处方

甲状腺功能亢进症(hyperthyroidism)简称甲亢，是指各种原因导致甲状腺功能增强、分泌激素增多或因甲状腺素在血循环中水平增高所致的一组内分泌疾病，其主要属于内分泌自身免疫性疾病。起病缓慢，临床上多呈高代谢综合征，甲状腺肿大，伴有或不伴有不同程度的突眼症。由于发病机制不同，甲亢的临床分型有多种，其中以毒性弥漫性甲状腺肿较为常见。

(一)与甲状腺相关的营养因素

(1)碘。碘是参与甲状腺素合成的独具生理意义的元素，人体甲状腺中含碘量占人体总量的 20%。人体摄取的碘，大多在胃肠道内还原为碘化物后再被吸收。碘本身在体内蓄积过多也可能诱发甲亢，称为碘甲亢。如应用碘化钾治疗多结节性甲状腺肿或用含有机碘化物的造影剂进行检查时，都可能发生甲亢。正常人即使一次摄入碘过多，仍可保持正常的生理功能。

(2)微量元素。患有甲亢时，血中的钡、镁、锰、锌等微量元素明显降低。血镁浓度还与 T_3 浓度呈显著负相关。甲亢时由于肠蠕动增强，锌的吸收减少，同时汗液中锌的丢失增加引起身体低锌，并可能导致月经周期延长甚至闭经。低锰可能导致卵巢功能紊乱、性欲减退及糖耐量异常。

(3)能量。甲亢时因 T_3、T_4 分泌增多促进三大营养物质的代谢，加速氧化，

产热与散热明显增多，基础代谢率异常增高，故每天需要增加能量才能纠正体内能量的消耗。

(4)三大营养物质代谢。生理剂量的甲状腺激素能刺激蛋白质的合成，而过多的甲状腺激素能够加速蛋白质的分解，导致负氮平衡。甲状腺素还能促进脂肪动员，加速脂肪氧化和分解，促使体内胆固醇的合成。但在甲亢时，由于胆固醇的降解及由胆汁排出的速度超过胆固醇的合成，使血胆固醇偏低。过量的甲状腺激素能促进肠道对糖的吸收，促进葡萄糖的氧化和利用，促进肝糖原分解。

(5)水盐代谢。甲状腺激素不但有利尿作用，还能够加速矿物质的排泄。在尿液中钾的排泄较钠多，加上钾大量转入细胞内，因此甲亢时常并发低钾血症或合并周期性瘫痪。此外，甲状腺激素对破骨细胞和成骨细胞均有兴奋作用，使骨骼的更新率加快，导致骨质脱钙、骨质疏松症。

(6)维生素代谢。甲状腺激素是多种维生素代谢的必需激素。甲亢时，B族维生素、维生素C及维生素A在组织中的含量减少。维生素 B_1 对甲状腺有一定的抑制作用，而甲亢病人对维生素 B_1 的需要量及尿中的排出量均增加，对维生素C的需要量也增加。

(二)营养治疗处方

营养治疗目的是通过高热量、高蛋白、高维生素及钙磷的补充，纠正因代谢亢进引起的消耗，改善全身营养状况，防止营养不良的发生。

1. 三高一限：指高能量、高蛋白质、高维生素饮食，限制碘的摄入量

(1)增加能量供给。每天给予充足的糖类，以纠正过度的能量消耗。每天能量供给可达到3000～3500kcal(12552～14644kJ)，比正常人增加50%～70%，以满足过量甲状腺素分泌引起的代谢率增加。

(2)保证蛋白质供给。蛋白质供给在1.5g/(kg·d)以上，并保证优质蛋白质的摄入量。

(3)充足的维生素供给。应供给丰富的多种维生素。由于高代谢消耗能量而消耗大量的酶，容易缺乏多种水溶性维生素，尤其是B族维生素。维生素D是保证肠钙、磷吸收的主要物质，应保证其充足供给。同时应补充维生素A和维生素C。

(4)适当的钙、磷摄入。为了防止骨质疏松症及其并发的病理性骨折，应适量增加钙、磷的摄入，尤其是对于症状长期不能控制和老年甲亢的病人。

(5)忌食富含碘的食物和药物。碘是合成甲状腺素的原料，摄入大量碘可能加速甲状腺激素的合成而诱发甲亢，或使甲亢症状加剧。因此应忌用含碘食物和含碘药物，对各种含碘的造影剂也应慎用。

2. 增加餐次

为了纠正体内消耗，在每日三餐外还可在两餐间增加点心或富含营养素的食物，再改善机体的代谢紊乱。

（三）食物选择宜忌

1. 宜用食物

(1)根据病人平时的膳食习惯可选用各种富含淀粉的食物，如米饭、面条、馒头、粉皮、芋头、马铃薯、南瓜等。

(2)各种动物类食物，如各种鱼类、食肉、猪肉、牛肉、羊肉等。

(3)各种新鲜水果及蔬菜。

(4)富含钙、磷的食物，如牛奶、果仁、鲜鱼等。

(5)如有低钾时，可多选橘子、苹果、香蕉等。

2. 禁忌食物

忌用富含碘的食物，如海带、紫菜、发菜等。中药的牡蛎、昆布、海藻、丹参等也应忌用。

四、甲状腺功能减退症的膳食营养处方

甲状腺功能减退症(hypothyroidism)简称甲减，是由多种原因引起的甲状腺激素合成分泌减少或生物效应不足所致的全身性内分泌疾病。根据病因可分为原发性甲减、继发性甲减、再发性甲减、周围性甲减四型。在各型发病的后期均可表现为黏液性水肿。

（一）营养代谢

(1)碘代谢紊乱。人体碘主要来自食物、食盐、水、空气，每天摄入300～500μg，碘是碘甲腺原氨酸合成的原料，缺碘可能使甲状腺激素合成不足，从而反馈性抑制促甲状腺激素(TSH)，致使甲状腺增生肥大，发生甲减。碘本身有内在保护作用，缺碘可直接影响大脑发育，也可导致胎儿甲状腺功能低下而影响大脑发育。在缺碘地区，无论是甲状腺肿大患者还是无甲状腺肿大居民，都存在缺碘的情况，甲状腺肿大只是缺碘的代偿性表现。相反，长期食用富含碘的食物或含碘的有机物，也可引起碘化物所致的地方性甲状腺肿，应当注意同缺碘引起的甲状腺肿相鉴别。

(2)促甲状腺肿物质。某些蔬菜及药物有促甲状腺肿的作用，如卷心菜、白菜、油菜等食物内含促甲状腺肿物质。此外，木薯、核桃等食物也是导致缺碘地区发生甲状腺肿的因素之一。经临床验证，由于促甲状腺肿物质影响甲状腺激素合成而导致的暂时性甲减患者，当停用促甲状腺肿物质时，甲状腺功能可以自行恢复。

(3)蛋白质缺乏。在蛋白质营养不良的条件下,甲状腺功能有低下的趋势。要使甲状腺肿的发病率降低,除了应保证供给食物中的碘以外,还应提供充足的蛋白质和能量,才能改善甲状腺功能。

(4)脂肪代谢紊乱。脂肪是人体能量和脂溶性维生素供给的主要来源。甲减时血浆胆固醇合成速度虽然不快,但是排出速度缓慢,因而容易出现高三酰甘油和高胆固醇血症,这在原发性甲减时更加明显,其血脂增高程度与血清 TSH 的水平呈正相关,因此应限制脂肪的摄入。

(5)甲状腺激素对造血功能的影响。甲状腺激素不足可能影响红细胞生成素的合成而使骨盆造血功能减低,有月经过多、铁吸收障碍等。

(二)营养治疗处方

营养治疗目的是给予一定量的碘补充和忌用促甲状腺肿物质,保证蛋白质供给,改善和纠正甲状腺功能。

1.补充适量的食物碘,忌用促甲状腺肿物质

(1)补充碘盐。国内一般采用 1/50 000～1/10 000 的碘盐浓度,即每 2～10kg 盐添加 1g 碘化钾,用来防治甲状腺肿大,使发病率明显下降,适用于地方性甲状腺肿流行地区。此外,对于生育期妇女更要注意碘盐的补充,防止因母体缺碘而导致后代的克汀病。

(2)忌用促甲状腺肿物质。避免用卷心菜、油菜、白菜、木薯、核桃等,以免发生甲状腺肿大。

2.供给足量蛋白质

每天摄入蛋白质不低于 60g,以维持人体蛋白平衡。甲减时因小肠黏膜更新速度减慢,消化液分泌腺体也受到影响而使酶活性下降,导致白蛋白下降。氨基酸是组成蛋白质的基本成分,应补充必需的氨基酸,供给足量蛋白质,改善病情。

3. 限制脂肪和富含胆固醇饮食

甲减病人往往伴有高脂血症,因此应限制脂肪摄入量,每天脂肪供能量在 20%左右,并限制富含胆固醇食物。

4. 纠正贫血,供给丰富维生素

有贫血者应补充富含铁质的饮食,同时补充维生素 B_{12},例如摄入动物肝脏等,必要时还应供给富含叶酸的食物或药物等。

(三)食物选择宜忌

1.宜用食物

因缺碘引起的甲减需要选用适量的海带、紫菜,可以选用碘盐、碘酱油、碘蛋或面包加碘。炒菜时应注意碘盐不宜直接放入沸油中,以免碘挥发而降低碘浓

度。蛋白质补充应选用蛋类、乳类、各种肉类等；植物蛋白可互补，如各种豆制品、黄豆等。供给动物肝脏可纠正贫血，还要保证各种蔬菜和新鲜水果的供给。

2.禁忌食物

(1)忌食各种促甲状腺肿食物，如各种卷心菜、白菜、油菜、木薯、核桃等。

(2)忌食富含胆固醇食物，如蛋黄、奶油、动物脑及内脏等。

(3)限制高脂肪食物，如食用油、硬果类食物、芝麻酱、火腿、五花肉等。

五、单纯性肥胖的膳食营养处方

肥胖是指由于能量摄入超过能量消耗导致体内脂肪储存过多而引起的体重增加，超过标准体重20%以上。近年来肥胖的发生率不断增加，统计发现肥胖40%～70%由遗传因素决定，环境因素占30%～60%，外因与社会因素、饮食因素、心理行为因素及体力活动因素相关。肥胖是高血压、冠心病、动脉粥样硬化、高脂血症、糖尿病等病症的诱发因素。控制肥胖是医疗保健中的一个重要课题。采用低能量营养平衡膳食是治疗的基本措施。

1. 控制能量摄入，使之低于消耗

成年以上中度肥胖，每周减体重0.5～1.0kg，每日能量可减少552～1104 kcal(2310～4620kJ)。减少能量应循序渐进，不能过快、过猛，否则会影响健康。每日能量应不低于1000kcal(4148kJ)。

2. 保证营养平衡

在限制热能的范围内，合理安排蛋白质、脂肪、糖类的进量，保证无机盐和维生素的供给充足。

(1)适量蛋白质，供能比占15%～20%或1.0g/(kg·d)，优质蛋白占50%以上。

(2)限制脂肪摄入量，供能比应低于25%，其中饱和脂肪应低于7%，控制烹调油为10～20g/d。

(3)糖类的进量可适当减少，一般占总能量的45%～60%，谷类食物应作为主要来源。

(4)新鲜水果和蔬菜应作为无机盐、维生素的主要来源，同时含有较多的无机盐和水分、膳食纤维，有充饥功能。

(5)限制食盐和嘌呤，食盐3～6g/d，嘌呤可增进食欲，加重肝肾代谢负担，故含嘌呤高的食物如动物肝、心、肾等应限制。

3. 注意烹调方法

食物应以煮、炖、拌、卤等少油烹调方法制备为主，以减少用油量。为了减少水在体内的潴留，同时应限制食盐和酱油、味精的摄入。

4. 养成良好的生活习惯

(1)一日三餐,定时定量。减少一餐或晚餐进食过多,均不利于减肥。

(2)少吃零食、甜食和饮料。多数零食尤其是坚果类如花生、核桃、开心果、瓜子等,均含有极高的能量和脂肪,不利于减肥。

(3)吃饭细嚼慢咽,能够延长进餐时间,达到饱腹作用。

(4)配合积极的体育锻炼,必要时选择适合的药物治疗,能够达到理想的效果。不同活动消耗 373.3kJ 所需的时间如表 2-24 所示。

表 2-24 不同活动消耗 373.3kJ 所需的时间

活动项目	时间(分钟)	活动项目	时间(分钟)
睡眠	80	步行、跳舞、游泳	18～30
坐、写字、手工缝纫	50	体操、购物、上下楼	25
电动打字	45	熨衣、打高尔夫球	25
弹钢琴、剪裁、打台球	40	骑自行车	15～25
办公室工作	35	打乒乓球、排球	20
铺床、扫地	30	打羽毛球、网球	15
烹饪、机器缝纫	30	长跑、爬山、打篮球、踢足球	10

六、骨质疏松症的膳食营养处方

原发性骨质疏松症包括骨矿物质和骨基质的减少,矿物质主要由钙、磷和一些微量元素组成,骨基质主要由胶原蛋白组成。当人的饮食中缺少钙、磷、蛋白质和微量元素即可导致骨质疏松,所以营养与骨质疏松关系密切。其中适量补钙、磷和维生素 D,就是预防骨质疏松症的最重要环节。为了防治骨质疏松症,需要注意以下的营养补充。

(一)与骨质疏松相关的营养因素

(1)钙。钙是骨的主要成分,身体中总钙量的 99%存在于骨中,成人全身钙总量为 1100～1200g。正常人的钙需要量为 400～1000mg/d,可维持正常钙平衡。老年人需要钙 1000～1500mg,儿童需钙 200mg,孕妇需钙 1500mg。

(2)磷。成人全身磷总量 500～800g,在骨组织中磷占 85%～95%。磷的最低需要量为 880mg/d,因此每天摄入 1.5g 即可。血浆磷浓度不稳定,常受年龄、饮食、代谢等影响而波动,但是血浆钙、磷之间常处于相对恒定的状态。

(3)维生素 D。人类从食物中摄取维生素 D,但主要来源是通过紫外线照射，使皮肤内7-脱氢胆固醇转变为D_3。维生素D主要作用于肠、肾、骨，能够刺激上皮细胞产生钙结合蛋白，增加肠钙吸收。

(4)蛋白质。蛋白质摄入增加导致尿钙增加。成人每代谢1g蛋白质，尿钙就丢失1mg，蛋白质摄入高于75g/d、钙摄入低于600mg/d时，则出现负钙平衡。因此，高蛋白或高肉类摄入可能减少PBM(峰值骨密度)，增加骨丢失和髋骨骨折的危险。蛋白质对尿钙的影响与含硫氨基酸代谢有关，但是蛋白质摄入过少导致营养不良也不利于骨质形成，增加骨折的危险。因此应保证适量优质蛋白质的摄入。

(5)钠。尿钠排出增加必然伴随着尿钙增加，肾脏每排出2300mg钠就要排出20～60mg钙。高钠摄入可导致尿中钠、钙增加，血钙减少，血PTH增加与骨丢失。在我国北方地区与沿海地区普遍存在高钠摄入的问题，应该适量摄入钠盐。

(6)维生素K。维生素K缺乏能够导致血骨钙结合蛋白(BGP)减少、BGP羧化程度降低，以及BGP结合到羧磷石上的能力减弱。据调查，骨质疏松患者尤其是髋骨骨折者血维生素K含量低。骨质疏松症患者尿钙和羟脯氨酸升高，而补充维生素K能使两者降低。常见食物为深绿色蔬菜、动物肝脏中含量较多。

(7)维生素C。维生素C与微量元素锌、铜、锰、氟都参与骨有机基质的合成。儿童期和青春期前臂骨BMD与膳食维生素C的摄入量呈正相关。绝经期妇女可补充维生素C 150mg。绿叶蔬菜和水果中含丰富的维生素C。

(8)食物中的生理活性物质。由牛奶中提取的酪蛋白磷肽能够促进人体钙质的吸收，还有大豆中提取的异黄酮等都对钙的吸收有益。

(二)营养治疗处方

(1)合理的膳食结构。我国居民的膳食基本上属于贫钙膳食。其原因是：①膳食结构主要以植物性食物为主，钙含量低；②乳及乳制品的摄入量低；③钙吸收的干扰因素较多，例如植物酸影响钙的吸收。含钙高的食物有奶制品、鱼虾、河蚌等，尤其虾皮的含钙量相当丰富。此外，芝麻、豆制品、紫菜、海带含钙量也很丰富，新鲜蔬菜的含钙量也很高。老年妇女每天喝两杯牛奶再加至少一顿鱼虾、蔬菜或豆制品，补钙量就接近一天的正常所需。

饮食中的钙、磷、镁的摄入量及比例协调是极为关键的。对钙、磷、镁的摄入，以膳食补给为佳。由于正常饮食中含磷极为丰富几乎不会缺乏，所以重要的是钙、镁的补充。含钙、镁丰富的食品首选为牛奶，每100ml牛奶中含钙120mg，约2/3可被人体吸收，同时牛奶中含有丰富的磷和镁。

(2)适时适量补钙。维持体内钙平衡所需要的钙，首先是要从日常膳食的摄取中补足。如果人体从食物中摄取的钙不足以满足需要时，就要额外补充钙剂。目前我国钙的适宜摄入量的标准是 18～50 岁成年人每天 800mg；50 岁以上的中老年人每天 1000mg。但最近的数据表明，对于中老年人来说，钙的最佳摄入量要高于目前的标准。缺乏雌激素的女性对钙的平均需要量为每天 1500mg。美国国家健康协会(NIH)1994 年提出建议，将中老年人钙摄入量的标准提高，65 岁以下每天 1000mg；65 岁以上每天 1500mg。钙补充剂的具体成分相对来说并不重要，重要的是要保证其吸收率在 20%以上，大多数钙补充剂都能满足这个要求。

目前，在与年龄相关骨质疏松症的临床治疗中，常选用某些抗骨质吸收的药物(如雌激素、降钙素、维生素 D 及其衍生物和双磷酸盐等)与钙剂联合治疗。事实证明，补钙能使抗骨质疏松药物的疗效最佳化。从不同部位骨骼的骨量变来看，雌激素加钙剂的效果相当于只用雌激素效果的 25～52 倍。因此，通过膳食或钙剂进行钙的补充是与年龄相关的骨质疏松症的首选治疗方法之一。

(3)选用大豆植物雌激素。以往的研究表明，大豆中含有植物雌激素，可以减轻更年期的一些症状，而没有药用雌激素的副作用。日本科学家最近研究发现在绝经早期多吃豆制品，如豆腐、煮黄豆和豆奶，骨骼就明显强壮于少吃这类食物的妇女。同时，发生腰痛和关节痛的可能性也较少，他们认为多吃大豆制品与更年期妇女的骨密度增加有很大关系。豆制品是中国人喜爱的食物之一，也是更年期妇女的天然保健食品，对预防骨质疏松症，既经济又有效。

(4)注重维生素 D 的营养。在补钙的同时，也可以补充适量的维生素 D。除此以外，户外活动接受日光中的紫外线照射，有利于人体皮肤合成维生素 D，促进食物中钙质的吸收及钙质在骨骼中的沉积，从而达到预防骨质疏松的作用。

(5)注意供给维生素 D。适当增加日光浴，可增强钙的吸收能力，同时可以增加富含维生素 D 的膳食。

(6)减少糖和盐的摄入。减少糖和盐的摄入也有利于骨质疏松的预防。糖是酸性食物，酸性食物进入人体后要消耗大量的维生素 B 和钙元素。食盐过多影响钙质在人体骨骼中的沉积，因此，少吃糖和盐可减少骨质疏松症的发生。

(7)养成良好的膳食习惯。坚持科学的饮食习惯，不挑食、不偏食、不吸烟、不饮酒、少喝咖啡、浓茶及含碳酸饮料，动物蛋白不宜摄入过多，因为蛋白过多使尿呈酸性，可增加钙的排泄。多接受日光浴。此外，有遗传基因的高危人群，要重点随访，早期防治。

(三)食物选择宜忌

1. 宜用食物

(1)含钙高的食物，如牛奶、鱼类、虾蟹、青菜、乳制品等。

(2)多选用含维生素D的食物，如沙丁鱼、鳜鱼、青鱼、牛奶、鸡蛋等，也可以加用适量的鱼肝油，但需注意不能过量地摄入。

(3)咖啡中含有咖啡因能够减少钙吸收，因此应防止咖啡的过多摄入。

2. 禁忌食物

高磷酸盐食物添加剂、动物内脏、肝脏等，因为内脏、肝脏中往往含有极高量的磷。

第四节　呼吸系统疾病的膳食营养处方

一、哮喘的膳食营养处方

(一)与哮喘相关的营养因素

(1)营养与过敏。哮喘与食物过敏有关，许多食物可以成为变应原，如乳中的球蛋白、蛋清中的类卵黏蛋白和果仁等。

(2)n-3多不饱和脂肪酸。n-3多不饱和脂肪酸可降低脂类介质的作用和抑制迟发反应。

(3)维生素C和镁。维生素C可降低气道对运动或乙酰胆碱的吸入反应；镁有轻微的支气管扩张作用。

(二)营养治疗处方

1. 避免过敏性食物

当患者出现哮喘症状时，应观察日常饮食中有无致敏因素，调整饮食结构，去除致敏食物。

2. 轻症哮喘

哮喘发作时应给予半流食及流食，能量及营养素供给可稍低于正常人，缓解期能量及各种营养素供给量同正常人。

3. 重症哮喘

重症哮喘患者多伴有营养不良，因此，应给予足够的能量及各种营养素。

(1)能量：按症状轻、中、重不同及身高、体重而定。

(2)蛋白质：适量的蛋白质供给可改善营养不良状况，增强了免疫功能。过量可使症状加重不利于患者康复。哮喘患者蛋白质摄入应占总能量的14%～18%为宜，以优质蛋白质为主。

(3)脂肪：足量的脂肪供应可减少高糖类负荷，节省蛋白质，促进脂溶性维生素的吸收，降低二氧化碳分压与每分钟通气量，避免摄食后发生的呼吸急促困难。哮喘患者每日脂肪摄入量应占总能量的32%～36%。以植物油为主，可适当食用深海鱼油。

(4)糖类:适量摄食糖类可调节低氧性肺血管收缩反应。过快、过量摄入可加重症状。因此,糖类摄入量占总能量的50%即可。

(5)矿物质、微量元素及维生素应充足。

(6)尽量避免有刺激性的食物,戒烟酒。

(7)重症哮喘长期反复发作者可合并COPD、呼吸衰竭、肺性脑病,根据病情确定能量供给量:①糖类应占总能量的40%～50%为宜;②蛋白质应占总能量的15%～20%为宜;③脂肪供给量应相应增加,以40%～45%为宜,此类病人宜采用流食或管饲流食进行营养治疗。

(三)食物选择宜忌

1.宜用食物

(1)轻症哮喘。牛乳、酸奶、豆浆、麦乳精、果汁、菜汁等流食,以及粥、面片、烂面条、面包、蛋糕、饼干、肝泥、菜泥等半流食。

(2)重症哮喘不能经口食及COPD患者。临床多通过管饲低糖类要素营养剂进行营养治疗。

(3)脂肪以植物油为主。

2.忌(少)用食物

(1)能引起变态反应的食物如牛乳、鸡蛋、羊肉、鱼、虾、蟹、海贝、葱、蒜、洋葱、韭菜、辣椒、胡椒、酒、姜、蘑菇、草菇、豆类、花生、芝麻等。

(2)产气量大的食物如豆类、薯类、萝卜、碳酸型饮料等。

(3)少食动物脂肪、动物内脏。

二、急性气管-支气管炎的膳食营养处方

急性气管-支气管炎是气管-支气管黏膜的急性炎症,多发于寒冷季节或气候突变时。主要症状为咳嗽、咳痰,常延至2～3周后消失,部分可发展为慢性支气管炎。

(一)营养治疗处方

给予平衡易消化吸收的软食,能量摄入与正常人相同。

(1)蛋白质供给量为1.2～1.5g/(kg·d),多食用优质蛋白丰富的食物以提高免疫功能,有利于炎症消除。

(2)脂肪。少用油腻食物,食物宜清淡、细软、易消化,避免过稠、浓、坚硬食物刺激黏膜腺体分泌。

(3)维生素及矿物质应充足,以增强免疫功能,减轻呼吸道感染症状。

(4)增加液体摄入量。应大量饮水、豆浆、米汤、菜汁、果汁为宜,有利于痰液

稀释，保持气管通畅。

(5)忌刺激性食物，过冷、过热、过甜、咸、辛辣等刺激性食物，以免加重黏膜的刺激。

(6)茶、咖啡、巧克力等食物可刺激支配腺体分泌的副交感神经兴奋，使分泌物增多，咳嗽、咳痰加剧。

(7)适量限制奶类制品。奶制品易使痰液变稠，使感染加重，应避免食用。

(二)食物选择宜忌

1. 宜用食物

(1)清淡流质饮食如豆浆、米汤、稀释肉汤、新鲜菜汁或果汁(过滤)等。

(2)痰多，严重咳嗽者可多食用有化痰止咳作用的食物，如陈皮、莱阳梨等。

2. 忌(少)用食物

(1)忌用腌熏、蜜饯制品，忌用过冷、过热食物。

(2)忌用葱、姜、蒜、芥末等辛辣调味品。

(3)忌用茶汁、咖啡、巧克力。

第五节　胃肠道疾病的膳食营养处方

一、消化性溃疡的膳食营养处方

消化性溃疡是消化系统常见的慢性病之一，主要部位在胃和十二指肠。任何年龄均可发病，以 20～50 岁为多见。男女比例为 2∶1～4∶1，致病原因包括幽门螺旋菌感染、胃酸及胃蛋白酶的影响等。主要临床表现为慢性上腹部疼痛，典型者有规律性、周期性、季节性等特点。

(一)营养治疗处方

(1)少量多餐。定时定量，每天 5～7 餐，每餐量不宜多。少量多餐可中和胃酸，减少胃酸对溃疡面的刺激，利于溃疡的愈合。

(2)蛋白质。蛋白质对胃酸起中和作用，但其在胃内消化又可促进胃酸分泌，每天按 1g/kg 供给，贫血时按 1.5g/kg。

(3)脂肪。适量供给，因其适量对胃黏膜没有刺激，但过高可促进缩胆囊素分泌增加，抑制胃肠蠕动，引起胃胀痛。每天可供给 70～90g。

(4)足量糖类。每天供给 300～350g，蔗糖不宜过多，太多可使胃酸分泌增加。

(5)供给丰富维生素。选富含 B 族维生素、维生素 A 及 C 的食品。

(6)避免刺激性食物。

(7)进餐时心情舒畅,细嚼慢咽。

(二)食物选择宜忌

1. 宜用食物

(1)糖类选粥、面条、馄饨等。

(2)富含蛋白质的牛奶、鸡蛋、豆浆等。

(3)脂肪类选奶油、蛋黄、奶酪。

(4)低纤维蔬菜如冬瓜、丝瓜、山药等。

2. 忌(少)用食物

(1)机械性刺激过强的食物,如粗粮、芹菜、韭菜、雪菜、竹笋及干果类。

(2)化学性刺激强的食物,如咖啡、浓茶、烈酒、浓肉汤等。

(3)易产酸食物,如地瓜、土豆、过甜点心及糖醋食品。

(4)易产气食物,如生葱、生蒜、生萝卜、蒜苗、洋葱等。

(5)生冷食物,如大量冷饮、冷拌菜等。

(6)坚硬的食物,如腊肉、火腿、香肠、蚌肉等。

(7)强烈的调味品,如胡椒粉、咖喱粉、芥末、辣椒油等。

二、腹泻的膳食营养处方

腹泻是较常见的消化系统症状,分为急性和慢性两种。

1. 急性腹泻的营养治疗处方

(1)急性期禁食。急性水泻期需暂时禁食,使肠胃完全休息。必要时由静脉输液,以防失水过多而脱水。

(2)清淡流质饮食。不需禁食者,发病初宜给清淡流质饮食,以咸为主。早期禁牛奶、蔗糖等产气的流质饮食。有些患者对牛奶不适应,服牛奶后常加重腹泻。

(3)根据病情调整饮食。排便次数减少,症状缓解后改为低脂流质饮食,或低脂少渣、细软易消化的半流质饮食及软食。

(4)补充维生素。

2. 急性腹泻的食物选择宜忌

(1)宜用食物:①病初宜选蛋白水、果汁、米汤、稀藕粉、薄面汤、去油肉汤等;②症状缓解后选大米粥、藕粉、烂面条、面片等;③腹泻基本停止后,可供给面条、粥、馒头、烂米饭、瘦肉泥等;④富含维生素 B 和维生素 C 的鲜橘汁、果汁、番茄汁、菜汤等。

(2)忌(少)用食物:①酒;②肥肉、油脂多的点心;③坚硬及含粗纤维多的蔬菜;④生冷瓜果及冷饮等。

3. 慢性腹泻的营养治疗处方

(1)低脂少渣饮食。每天摄入脂肪 40g 左右,过多不易消化并加重胃肠负担,刺激胃肠蠕动加重腹泻,故植物油也应限制,并注意烹调方法,以蒸、煮、汆、烩、烧等为主,禁用油煎炸、爆炒、滑溜等。注意少渣,少渣饮食可减少肠蠕动、减轻腹泻,当腹泻次数多时最好暂时不吃或尽量少吃蔬菜和水果。

(2)高热能。慢性腹泻病程长,常反复发作,影响食物消化吸收,并造成体内储存的能量的消耗。为改善营养状况,应给高能量饮食,并用逐渐加量的方法,如增加过快,营养素不能完全吸收,反而可能加重胃肠道负担。可供给能量 10460～12550kJ(2500～3000kcal)。

(3)高蛋白。蛋白质 100g/d 左右。

(4)注意维生素的补充。

4. 慢性腹泻的食物选择宜忌

(1)宜用食物:①细挂面、粥、烂饭、馄饨、面包或馒头等;②鲜果汁、番茄汁等。

(2)忌(少)用食物:①生冷瓜果、冷拌菜等;②含粗纤维多的粗粮、韭菜、芹菜、榨菜等;③坚硬不易消化的肉类,如火腿、香肠、腌肉等;④产气多的食物,如萝卜、南瓜、甘薯等;⑤刺激性食物,如辣椒、烈酒、芥末、辣椒粉;⑥肥肉、油酥点心等高脂肪食物。

三、急性胃炎的膳食营养处方

急性胃炎起病较急,症状亦较为严重,但病程一般较短。病变大多仅局限于黏膜层。致病原因包括细菌或病毒感染、大量饮酒、肠绞痛、食欲减退、恶心和呕吐等,甚至出现中毒症状,如发热、畏寒、头痛、脱水、酸中毒、肌肉痉挛和休克等。

(1)腹部明显或持续性呕吐者应禁食,卧床休息,由静脉输液补充水分和电解质。

(2)杜绝任何致病因素对胃黏膜的刺激,注意防止脱水和酸中毒。

(3)病情较轻者可采用清流或流食,持续时间 1～3 天,宜选米汤、藕粉、果汁、清汤、蛋汤。在度过急性期后选择清淡少渣半流食,并逐步过渡到软食和普食。伴有肠炎腹泻者不宜采用易引起胀气的产品,如蔗糖、牛奶、豆奶及相关。

(4)餐饮。每日 5～7 餐,每餐量约 200～250ml,每日流食总量 1200～1800ml,以避免增加胃的负荷和对胃黏膜的刺激。

四、便秘的膳食营养处方

大便间隔超过 48 小时,粪便干燥引起排便困难称为便秘。便秘因病因不同可分为痉挛性、梗阻性、无力性三种。其中无力性便是因腹壁及肠道肌肉收缩无力所造成,最常见于老年人。对不存在器质性病变的便秘者,可采用饮食调控的方法进行辅助治疗。

(1)增加膳食纤维的摄入。每日吃1顿粗粮,多吃蔬菜、海藻类、魔芋食品。

(2)鼓励多饮水。每日6~8杯水,晨起空腹1杯淡盐水,对防治便秘会非常有效。

(3)维生素 B_1 可能保护胃肠神经和促进肠蠕动,应多吃些富含维生素 B_1 的食物,如粗粮、麦麸、豆类、瘦肉等。

(4)适当食用莴笋、萝卜、豆类等产气食物,刺激肠道蠕动,利于排便。

(5)适量增加运动,尤其锻炼腹肌力量,也可每日增加提肛运动。

(6)不用或少用刺激性食物或调味品,如辣椒、咖喱粉、浓茶等。

(7)必要时采用药物通便措施。

第六节　肝胆胰疾病的膳食营养处方

一、肝硬化的膳食营养处方

肝硬化为常见的慢性肝病,由一种或多种病因长期或反复作用而成。突出病变为弥漫性纤维组织增生和肝细胞结节状再生,肝正常结构遭到破坏,使肝变形变硬,以致引起肝功能减退和门静脉高压为主的临床症状,我国常见原因为病毒性肝炎。肝硬化可引起蛋白质、脂肪、糖类、脂类、胆汁酸和电解质的代谢紊乱。

(一)营养治疗处方

1. 肝功能损害轻无并发症者的营养处方

应供给高能量、高蛋白质、高维生素膳食。

(1)根据患者具体病情确定能量需要量。

(2)供给充足的蛋白质,以避免出现低蛋白血症、腹水,并修复被破坏的肝组织。每日蛋白质供给量不应低于60~70g,其中动物蛋白质占总蛋白量的40%左右。

(3)肝硬化患者肝功能减退,胆汁合成减少,脂肪消化受到影响,过多供给脂肪容易在肝内沉积,阻止肝糖原合成,加重肝功能损伤。因此应控制脂肪的供给量,每日以40~50g为宜,尽量食用植物油。

(4)每日可供给糖类350~500g,以使肝脏有足够的肝糖原,防止致病因素对肝细胞的损害。

(5)充足的维生素,可食用富含B族维生素和维生素C的食物,以保护肝内酶系统增加肝细胞的抵抗力,促进肝细胞再生。

2.肝功能严重受损者的营养处方

当肝功能严重损害时,肝脏不能将体内蛋白质分解所产生的氨转化为无毒性的尿素排出体外,导致血氨升高,引起中枢神经系统氨中毒。因此应严格限制蛋白质供给量,以减轻肝脏负担,防止肝昏迷。当出现肝昏迷先兆症状时,每日蛋白质供给量应限制在50～55g。

3.伴腹水者的营养处方

有腹水者应给予少盐或无盐饮食,每日钠摄入量应控制在500～800mg(相当于氯化钠1.2～2.0g)。

4.食管-胃底静脉曲张、痔静脉扩张者的营养处方

饮食应细软、易消化,避免生食蔬菜、水果。蔬菜以叶类、瓜类、茄果类为主,食用时宜切碎煮烂;水果宜做成果泥、果汁食用;可多食用乳类及其制品、豆制品。忌食产气量高的食物。

(二)食物选择宜忌

1.宜用食物

(1)含优质蛋白质丰富的食物,如牛乳、豆腐、蛋类、瘦肉类等。

(2)发酵食品富含B族维生素,宜多食用,如包子、面包、馒头、花卷等。

(3)糖类可选用葡萄糖、食用糖、蜂蜜等易消化的单糖或双糖类,但宜少用。

(4)蔬菜选用白菜、菠菜、生菜、小白菜、油菜、豆角、冬瓜、菜瓜、丝瓜、西葫芦、茄子、番茄、草菇、水浸海带等。

2.忌(少)用食物

(1)禁忌饮酒及含乙醇饮料。

(2)忌用辛辣有刺激性的食品和调味品。

(3)不食油炸食品。

(4)少用或不用含粗纤维多的食物如芹菜、韭菜、笋等。

(5)避免食用产气量高的食物,如豆类、薯类、萝卜、碳酸型饮料等。

二、脂肪肝的膳食营养处方

当肝内脂肪分解与合成失去平衡或储存发生障碍时,脂肪(主要是三酰甘油和脂肪酸)就会在肝实质细胞内过量积聚,如果总量超过常量的1倍,或组织学上肝实质脂肪浸润超过30%～50%,称为脂肪肝。以肥胖、糖尿病、高脂血症、酒精性肝炎引起的脂肪肝多见,妊娠、药物性和营养不良引起的脂肪肝较为少见。

1. 控制能量摄入量

对于脂肪肝患者，热能供给不宜过高，从事轻度活动的脂肪肝病人每日应供给 126～147 kJ/kg(30～35 kcal/kg)，以防止发胖和避免加重脂肪堆积。对于肥胖或超重者，每日应为 84～105 kJ/kg(20～25kcal/kg)。以控制或减轻体重，对能量控制不能骤然剧减，以免患者不能适应。

2. 高蛋白质

建议高蛋白饮食(1.5～1.8g/kg)，以避免体内蛋白消耗，有利于肝细胞的修复和再生。保持氨基酸的平衡很重要。蛋白质中蛋氨酸、胱氨酸、色氨酸、苏氨酸和赖氨酸等均有抗脂肪肝作用。

3. 低糖类

过多的糖类可转变为脂肪，导致肥胖，促使肝内脂肪酸的形成。糖类应主要由谷粮供应，不用精制糖类、蜂蜜、果脯、果酱、蜜饯等甜食和甜点心。

4. 控制脂肪和胆固醇

植物油不含胆固醇，所含谷固醇或豆固醇和必须脂肪酸有较好的趋脂作用，可阻止或消除肝细胞的脂肪变性，对脂肪肝有益处。对于脂肪肝病人，全日食物和烹调油所供给总量不宜超过 20g，对于胆固醇高的食物宜适量控制。

5. 补充维生素、矿物质和膳食纤维

饮食应粗细搭配，多用新鲜蔬菜、水果和藻类，保证有足够的食物纤维。增加维生素、矿物质的供给可补充肝病时的缺乏，又有利于代谢废物的排除，对调节血脂、血糖水平也有良好的作用。

三、急性胰腺炎的膳食营养处方

急性胰腺炎是指胰腺及其周围组织被胰腺所分泌的消化酶自身消化的化学性炎症，临床以急性腹痛、发热，伴有恶心、呕吐、血与尿淀粉酶增高为特点，是常见的消化系急症之一，其发生多与外伤、胆管感染、胆石症、肿瘤、大量酗酒、暴饮暴食等因素有关。饮食不慎是重要的诱因，故饮食治疗对胰腺炎的预防和治疗十分重要。

(一)营养治疗处方

1. 应激期与并发症期

此期应绝对禁食，采用肠外营养支持。重症胰腺炎的患者每日可给 2000～2500kcal。由于补充营养并不能减轻此期患者的分解代谢，而且肠外营养供给过多，也会引起消化液分泌增加，所以一般主张能量供给达到 2000kcal/d 即可。应激期一般持续 7～10 天，并发症期可持续 20～50 天。

2. 恢复期

(1)此期逐渐由肠外营养向正常摄食过度，长期进行肠外营养，会引起胃肠功能衰退。病情稳定后，可逐渐减少肠外营养，经过肠外营养与管饲营养结合、单纯管饲营养、管饲营养与经口摄食结合，过渡到正常经口摄食。

(2)开始时，在减少肠外营养供给量的同时，先采用低浓度、低蛋白、低脂营养液少量试用。

(3)消化道适应后，再逐步提高浓度，增加供给量。同时，相应减少肠外营养供给量，直至肠内营养能够完全满足营养需要，才能完全停用肠外营养。

(4)可以正常摄食后，应供给蛋白质 40～50g/d，以促进损伤组织修复。脂肪 30g/d 左右，不可过高，避免病情反复。其余不足能量由糖类提供，每天 350～450g。

(5)同时注意钾、钠、镁、钙等矿物质及维生素的补充。

(二)食物选择宜忌

1. 宜用食物

(1)开始可选用低脂、低蛋白要素营养剂，目前临床多用百普素。

(2)无脂高糖流食，如果汁、米汤、藕粉等。

(3)根据病情选取无脂低蛋白厚流质、无脂低蛋白半流质、低脂低蛋白软食和低脂软食。

2. 忌(少)用食物

(1)忌用脂肪含量高的食物，如动物油脂、肉汤类、畜肉、油炸食品等。

(2)忌用机械性刺激性强的食物，如生食瓜果等。

(3)忌用辛辣刺激性食物(包括调味品)。

(4)禁用酒精性饮料。

四、慢性胰腺炎的膳食营养处方

慢性胰腺炎是由多种因素造成的胰腺组织和功能持续损害，导致胰腺进行性功能衰退，使胰腺对食物的消化能力减退，发生恶心、腹泻等消化不良症状，易发生多种营养素的缺乏。

限制脂肪和蛋白质的摄入，以减轻胰腺负担，缓解疼痛，避免继续发作。

(1)应按正常人的能量需要供给能量(25～30kcal/kg)。

(2)蛋白质。按每日 1g/kg 或 50～70g/d 供给，注意选择含脂肪少、高生物蛋白的食物如鸡蛋清、豆腐等。

(3)脂肪。发作期严格限脂肪(＜20g/d)，恢复期中度限脂肪(40g/d)，病情好转后可给予轻度限脂肪膳食(50g/d)。必要时可采用部分中链三酰甘油

(MCT),来代替部分食物中脂肪(不超过脂肪总量的50%)。胆固醇供给量每天少于300mg。

(4)糖类是能量的主要来源,每日应供给300g以上。可选取谷类、蔗糖、红糖、蜂蜜等食物。

(5)供给充足的维生素。多选用富含B族维生素、维生素A、维生素C的食物,维生素C的供给量每天在300mg以上,必要时给予片剂口服。

(6)少食多餐,每日4～5餐。

(7)避免胀气及刺激性食物,忌酒。

(8)如出现糖尿病,则应按糖尿病的营养治疗原则处理。但应注意对脂肪的控制应比一般糖尿病病人稍严格,膳食纤维用量不宜过高。

五、胆囊炎与胆石症的膳食营养处方

胆囊炎和胆石症是胆道系统常见的疾病,两者常同时存在,互为因果。急性胆囊炎发病急,常由于饱食或食用油腻食物而引发,如治疗不及时或反复发作会转变为慢性;慢性胆囊炎多因胆石症存在而引起。

1. 营养治疗处方

通过控制脂肪和胆固醇,供给足够的营养,维持机体能量需要,消除促进胆石形成和引起疼痛的因素,减少诱因,增加机体抵抗力。

(1)脂类。控制饮食中脂肪量,全日供给脂肪35～45g,脂肪过量易引起胆囊绞痛。适当限制胆固醇,胆结石患者的胆固醇摄入量一般以每日低于300mg为宜,对重症高胆固醇血症患者则应控制在200mg以下,严格限制富含胆固醇的食物,如肥肉、脑、鱼卵、蛋黄、动物内脏等。

(2)糖类。胆固醇结石形成与糖代谢也有关,胆固醇结石患者的血糖值偏高,故应以复合多糖如大米、面粉、玉米、马铃薯作为糖类的主要来源,适当降低单糖、双糖食物的摄入。

(3)能量。能量摄入过多时易致肥胖,而胆结石多见肥胖者,故能量应根据个体差异而决定。

(4)膳食纤维。增加膳食纤维摄入。植物性纤维素能吸附肠道内的胆汁酸,又能促进肠管蠕动而降低其对胆汁酸的吸收,使胆汁酸的排泄增加,从而促进胆固醇转变为胆汁酸。

(5)适当增加蛋白质。每日供给量以1.0～1.2g/(kg·d)为宜,并以植物蛋白为主,如豆制品。蛋白质可促进胆囊收缩,有利于胆囊排空,有利于防止结石形成。

(6)饮食教育。要养成良好的生活习惯,每天晨起空腹饮水一杯,必须进食早餐，以防胆汁浓缩，引起结石。烹调时采用煮、烩、炖等方法，忌煎、炸等食物，同时注意饮食卫生。

2. 食物选择宜忌

(1)宜用食物：宜多选用谷类、粗粮、豆类及其制品，新鲜瓜果和蔬菜以及香菇、木耳等具有降低胆固醇作用的食物。

(2)忌(少)用食物：①忌用动物内脏、鱼子、蟹黄、蛋黄等胆固醇含量高的食物；②少用刺激性食物和浓烈的调味品，如辣椒、咖喱、芥末、酒和咖啡等；③忌用油炸食物及洋葱、蒜苗、萝卜等易产气食物。

第七节 泌尿系统疾病的膳食营养处方

泌尿系统疾病主要为慢性肾炎，因此，本节主要介绍慢性肾炎的膳食营养处方。

慢性肾小球肾炎是多种原因引起的双侧肾小球弥漫性损害，大多数起病隐匿，病程长，发展缓慢，临床表现多变，病情相对稳定，也可反复急性发作，严重者发展为肾功能衰竭，危及生命，临床表现有浮肿、蛋白尿、高血压和氮质血症等。

1. 营养治疗处方

由于病情各期症状不同，营养治疗应作相应处理，应密切结合病情变化，修订饮食配方，以利于病情的稳定和恢复。

(1)蛋白质。根据肾功能损害程度确定膳食蛋白质摄入量。对于病程长、肾功能损害不严重者，不需要严格限制蛋白质摄入量，以免减弱机体抵抗力，造成营养不良。供给量为0.8～1.0g/(kg·d)，以不超过1.0g为宜，其中优质蛋白质应占50%以上，可选用鸡蛋、牛乳和瘦肉等生物价高的动物蛋白。出现氮质血症时，应限制蛋白质的摄入量在30g/d左右；必要时可适量口服必需氨基酸。

(2)限制钠盐摄入。有水肿和高血压者，应限制钠盐的摄入，采用低盐饮食，每日2～3g为宜，水肿严重者，每日食盐摄入量应在2g以下，或采用无盐饮食。同时，由于慢性肾炎多尿期或长期限制钠盐摄入量，容易造成机体钠含量不足或缺乏，故应定期检查血钾、血钠水平。

(3)保证能量供给。以糖类和脂肪为能量的主要来源；供给量应视劳动强度而定，以满足活动需要。休息患者可按25～30kcal/(kg·d)摄取，每日总能量在2000～2200kcal为宜。

(4)充足的矿物质和维生素。宜多摄取各种维生素含量丰富的食物，如新鲜蔬菜和水果。有贫血表现时，应多供给B族维生素、叶酸和富含铁的食物，如动物肝脏等，但血钾高时，应慎重选择蔬菜和水果。避免含钾高的蔬菜和水果。

(5)病情变化的饮食原则。慢性肾炎急性发作时,可按急性肾炎的营养治疗原则进行处理。有大量蛋白尿时,可按肾病综合征的营养治疗原则进行处理。肾功能恶化时,则应根据恶化程度,采用相应的营养治疗原则,调整饮食内容。

2. 食物选择宜忌

(1)宜用食物:在适合病情的蛋白质供给量范围内,各种食物均可食用,且优质蛋白应占蛋白质总量的50%以上。

(2)忌(少)用食物:食盐用量按病情决定。血钾高时,忌用含钾量高的蔬菜和水果。忌用酒精类饮料和刺激性食物。

第八节 血液系统疾病的膳食营养处方

一、贫血的膳食营养处方

贫血是指外周血中单位容积内血红蛋白(Hb)的浓度、红细胞计数(RBC)及血细胞比容(HCT)低于相同年龄、性别和地区的正常标准。常分为以下几类:①营养性巨幼红细胞性贫血;②再生障碍性贫血;⑧缺铁性贫血;④溶血性贫血;⑤恶性贫血;⑥失血性贫血。

1. 缺铁性贫血的营养处方

缺铁性贫血是指由于各种原因使体内储存的铁不足,影响血红蛋白的合成,而引起红细胞成熟受到影响的贫血。红细胞体积变小,血色素含量降低,即所谓小细胞低血色素贫血。多发于生育年龄妇女和婴幼儿。在大多数发展中国家,约有2/3的儿童和育龄妇女缺铁,其中约1/3患缺铁性贫血。临床表现为头晕、头痛、乏力、心悸、活动后气短、耳鸣眼花、食欲减低及腹胀等。儿童及青少年体格发育迟缓、体重降低、体力下降、注意力不集中等。实验室检查示血清铁蛋白、血清铁及转铁蛋白饱和度降低。

(1)常见缺铁原因:①铁的摄入不足(饮食中缺少铁、有偏食习惯等);②吸收障碍(胃大部切除术后等);③铁的需要增加(生长发育期的儿童、青少年、月经期妇女、妊娠和哺乳期妇女等);④铁的丢失量增加(消化道出血或月经失血过多等);⑤疾病的影响(溃疡病,钩虫感染、痔疮、胃肠肿瘤及子宫肌瘤出血等)。

(2)营养治疗处方:①摄入富含铁的食物,动物性食物中的铁吸收率约为20%,植物性食物中的铁吸收率为1%～7%;②补充维生素C;③采用铁制炊具烹调;④纠正偏食等不良的饮食习惯。

(3)食物选择。①富含铁的食物:海带、紫菜、木耳、香菇、豆类及其制品、各种肉类、禽蛋类、动物的肝、肾等;②富含维生素C的食物:新鲜蔬菜和水果;

③忌饮浓茶、咖啡和鞣酸含量高的食物。

2. 再生障碍性贫血的营养治疗处方

再生障碍性贫血是以骨髓造血组织显著减少，造血功能衰竭，从而导致全血细胞（红细胞、粒细胞及血小板）减少为特征的一组临床综合病征，分为急性型和慢性型。病因有原发性、先天性、化学和物理因素等。其中，以药物和物理因素引起的再障最为常见。

（1）营养支持与治疗处方：①充足的能量[35～40kcal/（kg·d）]；②高蛋白饮食[1.5g/（kg·d）]，优质蛋白质应占总蛋白的75%以上；③充足的铁质、叶酸和维生素 B_1、B_6、B_{12}、K和C等。

（2）食物选择。①优质蛋白质来源：各种肉类、鸡、禽蛋类、奶类及其动物的肝、肾和豆类等；②含维生素C、B_1、B_6 和叶酸丰富的食物：新鲜蔬菜、水果、瘦肉等。

3. 营养性巨幼红细胞性贫血的营养治疗处方

营养性巨幼红细胞性贫血是因造血物质叶酸及维生素 B_{12} 缺乏，使血细胞中脱氧核糖核酸（DNA）的合成障碍而引起的一种红细胞体积增大、血色素含量正常的所谓大细胞正色素性贫血（又称为大细胞性贫血），表现为乏力、头昏、面色苍白，活动时气促、心悸，急性发作的病人可有轻度黄疸。典型症状是舌炎，伴灼痛感和味觉异常，整个舌面和舌背呈鲜红色（所谓“牛肉样舌”）；有时可见舌面小溃疡，舌乳头萎缩、光滑（“镜面舌”）。

（1）营养治疗处方：①食物多样化；②补充叶酸、维生素 B_{12} 及维生素C；③禁酒；④避免高温长时间烹制含叶酸丰富的食物。

（2）食物选择。①富含叶酸的食物：绿色新鲜蔬菜、水果、酵母、动物肝脏、肾脏、花生米、豆类及其制品等；②富含维生素 B_{12} 的食物：动物肝、肾脏和肉类；③富含维生素C的食物：新鲜的水果、蔬菜。

4. 恶性贫血的营养治疗处方

恶性贫血以巨幼红细胞性贫血、胃酸和蛋白酶缺乏以及神经系统损害为特点，可引起死亡，临床表现为软弱无力、舌疼痛、四肢麻木及麻刺感觉、体重下降等；实验室检查可见许多异型细胞，网状红细胞指数常明显低于正常值，血小板降低。胃液分泌的总量和胃液中的酶含量明显减少。

（1）营养治疗处方：①终身肌内注射维生素 B_{12}，补充铁、维生素 B_{12}、叶酸和维生素C；②能量为30～35kcal/（kg·d）；③蛋白质1.2g/（kg·d），优质蛋白占75%；④对舌炎病人可供高蛋白、高维生素流食或半流食，必要时管喂肠内营养制剂；⑤少量多餐，每日5～6次；⑥禁酒；⑦避免高温长时间烹制富含叶酸的食物。

（2）食物选择。①富含维生素 B_{12} 的食物：动物肝、肾脏和肉类；②富含叶酸的食物主要有：绿叶蔬菜、酵母、面包、花生米、蘑菇、橘子汁等；③富含铁的食物有：绿叶蔬菜、蛋黄、豆类、红糖等；④富含维生素C的食物：新鲜的水果、蔬菜。

二、白血病的膳食营养处方

白血病是原因不明的造血组织的恶性疾病。临床表现：贫血、出血、发热、感染、肝脾淋巴结肿大等。根据病程稳定及白细胞成熟程度可分为急性白血病和慢性白血病；根据不同白血病系列的异常增生可分为粒细胞性白血病、淋巴细胞性白血病和单核细胞性白血病；根据周围血象中白细胞总数和幼稚细胞的多少分为白细胞增多性白血病和白细胞减少性白血病；特殊类型的有红白血病、巨核细胞性白血病、浆细胞性白血病以及多毛细胞性白血病。

1. 营养治疗处方

(1)纠正贫血。输入分离红细胞，维持血红蛋白在80g/L以上。

(2)纠正水、电解质、酸碱失衡。

(3)适量增加热量(35～40kcal/kg)，甚至更高，以达到并维持理想体重。

(4)补充蛋白质(1.5g/kg)，以期减少或纠正负氮平衡。

(5)补充充足维生素(特别是维生素C和复合维生素B族)和矿物质(钠、钾、氯和钙等)。

(6)对不能经口进食或经口进食不足者应采用管饲肠内喂养，不宜肠内营养者应采用肠外营养支持，同时注意监测各项代谢参数。

2. 食物选择

(1)富含优质蛋白食物：鸡蛋、瘦肉、牛奶及其制品、大豆及其制品。

(2)富含维生素食物：新鲜蔬菜、水果、果汁。

(3)增加液体摄入量：每日饮水2000～3000ml。

三、出血性疾病的膳食营养处方

1. 血小板减少性紫癜营养处方

血小板减少性紫癜由于血小板数目减少(周围血液中血小板数低于10万/μL)而致皮肤紫癜和其他部位出血时，分为原发性(病因不明)和继发性(血小板生成减少、消耗增加和分布异常所致)两种类型，主要临床表现为：①急性型，有皮肤紫癜或瘀斑、黏膜出血(齿龈和鼻)、消化道和泌尿生殖器出血、颅内出血；②慢性型，有皮肤紫癜、齿龈和鼻出血、月经量增多，而内脏和颅内出血少见。

(1)营养治疗处方：①补充充足的维生素C、维生素K；②补充充足的蛋白质，每日1.5～2.0g/kg；③补充富含造血物质的食物，以促进红细胞及巨核细胞的增生和分化。

(2)食物选择。①富含维生素C的食物:新鲜蔬菜、水果和果汁等;②富含维生素K的食物:菠菜、猪肝等;③富含蛋白质的食物:各类动物性食物、大豆及其制品。

2. 过敏性紫癜(非血小板减少性紫癜)的营养处方

过敏性紫癜是一种以皮疹及水肿等过敏性表现为特征的疾病,常由于对食物或某些其他过敏源产生变态反应而引起毛细血管通透性或脆性增加而致,常见病因包括感染、药物、食物过敏及花粉吸入、虫咬或疫苗注射等。常见临床表现有皮肤紫癜、关节的肿痛、胃肠症状及肾脏和其他组织受损的表现。

(1)营养治疗处方:①避免易导致过敏的食物如鱼、虾、蟹等;②补充充足的维生素C;③可配以中药食疗,如红萝卜、白毛根、车前草、甘草菊花饮等。

(2)食物选择。①富含维生素C的食物:新鲜蔬菜、水果及果汁;②富含优质蛋白质的食物:瘦肉、禽蛋、猪肝以及豆类及其制品;③富含叶酸、铁及维生素B_{12}的食物:绿叶蔬菜、酵母、面包、花生米、蘑菇、橘子汁、动物肝、肾脏、肉类等。

3. 维生素C缺乏性紫癜营养处方

(1)临床特点:表现为毛囊周围出血、牙龈水肿及出血。

(2)营养治疗处方:补充充足的维生素C,每日300mg。

(3)食物选择:富含维生素C的食物,包括新鲜蔬菜、水果及果汁。

四、血友病的膳食营养处方

血友病是遗传性出血性疾病,分为血友病甲型、血友病乙型和血友病丙型,共同特点为活性凝血活酶生成障碍,凝血时间延长,病人终身有轻微创伤后出血倾向。

1. 营养治疗处方

(1)食物须柔软、温和,避免摄入粗糙和有机械性刺激的食物。

(2)如有消化出血时,应给予冷流食。

(3)肌肉和关节出血时应给予病人半流食和软饭。

(4)适量增加蛋白摄入,以补充因为失血而引起的蛋白质丢失,并有助于凝血因子的合成。

(5)补充足量维生素C。

(6)纠正贫血,贫血严重者可补充铁剂。

2. 食物选择宜忌

(1)宜用食物:①富含蛋白质的食物,如牛奶、鸡蛋、瘦肉、动物内脏等;②富含维生素C的食物,如新鲜蔬菜、水果及果汁等。

(2)禁用慎用食物:带刺的鱼、带壳的蟹、带骨头的肉等。

五、白细胞减少症的膳食营养处方

当周围血白细胞总数低于 $4000/mm^3$ 时,称白细胞减少症,主要致病因素包括严重感染、理化因素、血液病及其他如脾功能亢进和系统性红斑狼疮等,常见表现为乏力、心悸、低热、失眠、咽喉炎及黏膜溃疡等。

1. 营养治疗处方

(1)纠正水及电解质平衡失调。

(2)适量增加蛋白摄入,每日 1.5g/kg。

(3)补充足量的维生素。

(4)补充充足的水分,每日 2000～3000ml。

(5)注意食品卫生,严格消毒,不吃生冷及不干净的食物。

2. 食物选择宜忌

(1)富含优质蛋白的食物:瘦肉类、奶类、禽蛋类、动物内脏、大豆类及其制品。

(2)富含多种维生素的食物:酵母发面食品、谷类、花生、绿叶新鲜蔬菜、水果、果汁等。

第九节　感染性疾病的膳食营养处方

感染性疾病主要涉及到慢性肝炎,因此,本节主要介绍慢性肝炎的膳食营养处方。

慢性肝炎是由多种原因引起的一类以肝脏损害为主的全身性疾病,肝细胞炎症和肝细胞坏死持续超过 6 个月以上称作慢性肝炎。常见病因为病毒性、化学药物、酒精中毒和营养不良。肝脏损伤时引起糖耐量降低、胰岛素抵抗和高血糖素升高,补体、白蛋白下降,胆固醇降低、三酰甘油升高及微量营养素代谢紊乱。虽然病因不同,但各型肝炎的营养治疗原则相同,下面以病毒性肝炎为例,介绍营养治疗处方。

1. 营养治疗处方

(1)适宜能量。应根据患者的身高、体重、病情和活动情况而定,以适量、能够保证理想体重为宜。如有发热等并发症的情况下应酌情而定。避免由于热量过高而导致肥胖、脂肪肝、糖尿病等并发症。

(2)足量优质蛋白质。蛋白质是肝细胞修复和再生的主要原料,应提高膳食蛋白质的供给量。可按 1.5～2.0g/(kg·d),如有血氨升高,则应限制蛋白质的摄入量。由于饮食中蛋白质的供给量增加，产氨也相应增多，使血氨增高，不利于疾病恢复，因此，应注意提供产氨少的食物。一般乳类产氨最少，其次是蛋类，肉类产氨较多。

(3)低脂肪。患病毒性肝炎时，饮食中脂肪供给过多，会加重肝脏分泌胆汁的负担，患者容易出现脂肪泻，而过分限制脂肪摄入量，又会影响食欲和脂溶性维生素的吸收。因此膳食脂肪供给应适量，每人每日供给以 40～50g 为宜，占总能量的 20%～25%。

(4)适量糖类。糖类对蛋白质有保护作用，并可促进肝脏对氨基酸的利用，促进肝细胞修复和再生。糖类占总能量的 60%～70%为宜。

(5)供给丰富的维生素，可增加肝脏的解毒作用，有利于疾病恢复。应选用维生素含量丰富的食物，如绿叶蔬菜、红黄色蔬菜、各种水果以及豆类、乳类等。

(6)膳食应合理加工、烹调，以提高食品的色、香、味、形，增进食欲、促进消化吸收。烹调方法忌用煎炸，宜选择蒸、煮、烧、烩、炖、卤等。菜肴制作要注意软、嫩、量少、质精，同时兼顾患者的口味和饮食习惯。

(7)宜少量多餐，每日进食 4～5 餐，以达到利胆作用，要避免一次大量进食。

2. 食物选择宜忌

(1)宜用食物：脱脂乳类、蛋类、瘦肉类、豆制品以及新鲜的蔬菜和水果等。

(2)忌(少)用食物：①肥肉、糕点、动物油、油炸食品、粗纤维及坚硬食物；②禁忌饮酒及含乙醇的饮料，忌用辛辣刺激性的食品和调味品。

第十节 神经精神疾病的膳食营养处方

一、老年性痴呆症的膳食营养处方

老年性痴呆症是指智能缺损、严重程度足以影响工作和生活，严重者个人生活完全不能自理。脑部病理变化为弥散性脑萎缩，显微镜下可见老年斑和神经元纤维缠结。随着老年人口的数量和所占比例的不断提高，该病的防治已提到我国健康防治的重要位置。

1. 老年性痴呆症的营养影响因素

有人认为此病与神经递质生物合成酶的活性降低有关，也有人认为是神经组织过氧化、自由基产生过多导致细胞病理性老化所致。营养因素被认为是痴呆发病的环境因素之一，伴随着年龄的增加，人体器官功能降低，腺体分泌减少，代谢、免疫功能下降，如果所需要的营养素(蛋白质、维生素、微量元素等)补给不足或不当(脂肪过多)，老化的进程就会加快。

2. 营养治疗处方

根据痴呆的程度，给予合理的营养，延缓痴呆的过程，维持各器官组织的功能。

(1)增加蛋白质供给。为保证人体对蛋白质的需求，食物中的动物性优质蛋白应占蛋白质总量的50%。如果以素食为主，则应补充黄豆及其制品，每天不应少于60g。

(2)减少脂肪和糖类的供给。脂肪供给量占总热能的20%～25%，每天50～60g，应选择大豆油、玉米油、芝麻油等代替动物脂肪；胆固醇控制在300mg以内，不宜过分限制。糖类占总热能的60%～65%，限制单糖的摄入。应多食新鲜蔬菜和瓜果。

(3)增加维生素的摄入。维生素C和维生素E为天然抗氧化、抗衰老的保护剂；维生素B参与各种营养生化代谢，是多种能量代谢酶的辅酶，应增加供给量。

(4)适量增加钙、铁、锌等的供给量，减少钠盐的摄入。少量多餐。不能自己进食者，应用易于消化的流质、半流质饮食喂养，或以鼻饲供给。

二、神经性厌食的膳食营养处方

进食障碍是一组与心理障碍有关的不能正常进食、发作时无法控制的疾病，包括神经性厌食、神经性贪食与神经性呕吐，是心理生理障碍与心身疾病。

神经性厌食是用刻意节食的方法控制体重而导致的进食障碍。最初多发生在发达国家的上层社会青年女性中。随着社会的发展，该病在发展中国家的发病率也逐渐上升。其患病率难以统计，因为很多患者否认自己的病情或不认为这是疾病，患者也不配合治疗，甚至抗拒治疗，轻症患者几乎没有症状，而重症可导致死亡，死亡率为5%～20%。其发病原因归结于个体易感素质与心理社会原因综合作用。

1. 临床症状

(1)患者对自身形象感知歪曲。患者非常担心自己会发胖，即使已明显消瘦，仍认为自己太胖。

(2)体重明显减轻。由于患者认为自己太胖，故采用节食的方法控制体重，尤其拒绝食用糖类，甚至不惜采用人工呕吐、泄泻、过度运动等方法，导致体重明显下降。体重的减轻量常达标准体重或患病前体重的25%以上，严重者发展为恶病质甚至死亡。

(3)停经。停经也是神经性厌食的常见症状，可在体重减轻前就出现，是营养不良造成下丘脑-垂体-性腺轴功能发生障碍，引起性激素分泌水平低、分泌周期紊乱。当体重下降幅度超过25%时，黄体生成素对下丘脑释放激素反应性开始迟钝。部分患者月经可随体重的恢复而恢复正常。

(4)个性特点。患者依赖性较强，人际关系不协调，缺乏自信，情绪脆弱，易焦虑、愤怒及恐惧，易感情用事，刻板多疑。

(5)其他。神经性厌食的儿童可出现性发育迟缓或停滞，成人可出现性欲减退或消失、多囊卵巢、乳房及子宫缩小等症状。

2. 营养影响

患者有意控制进食量，使体重减轻，导致营养不良。严重者可发生营养代谢紊乱和内分泌障碍。可出现各种不同体征，如维生素缺乏症状、口角炎、毛发稀少及周围水肿等。患者可明显消瘦，但却很活跃。有隐藏食物、食后呕吐等特殊习惯。

3. 饮食营养治疗处方

饮食营养治疗的目的是尽力设法使厌食症患者口服进食，恢复正常饮食，纠正营养不良。

(1)在心理治疗、鼓励进食的基础上，协助或者强迫进食。症状较轻的神经性厌食患者进食，饮食可以流质饮食、半流质饮食为主，最初供给能量为正常需要量50%左右即可。宜少量多餐，每天不少于8次。病情好转时，能量供应可缓慢增加至正常供给量，饮食种类也可逐渐过渡到普通饮食。症状较重的神经性厌食症患者，应采用管饲进行营养治疗，可选用营养均衡型肠内营养制剂，宜用持续滴注法输注营养剂，最初滴速控制在50ml/h，随病情变化调整滴速和供给量。

(2)饭前注射少量胰岛素，刺激患者对食物产生需要感，引起其食欲。

(3)根据营养不良的不同程度补充营养。通常要求供给高能量饮食，每天8370～10460kJ(2000～2500kcal)，高蛋白质120～200g/d，其中优质蛋白质占70%左右，高糖类为400～600g/d，适当控制脂肪的摄入量。

(4)食物要多样化，色香味俱全，以增进食欲。

(5)如果患者坚决拒绝鼻饲或管喂饮食，则应使用肠外营养。

4. 食物选择宜忌

宜用牛乳、酸奶、豆浆、粥、面条、面片、馄饨、面包、饼干等细软易消化的食物。对症状严重的神经性厌食症患者进行管饲时常用一些全营养型肠内营养制剂。

忌用油腻、干硬、辛辣、刺激性食物。

三、神经性贪食的膳食营养处方

本病为周期性发作的、不可控制的多食。有人将其描述为神经性厌食的预兆性变异，但并不出现于所有神经性厌食者中。

1. 临床表现

(1)无法控制多食。患者有不可抗拒的摄食欲望，且每次摄食量较大，呈周期性发作，常发生于无人相伴时。

(2)呕吐。患者在一次食用大量食物初，自觉紧张心理得到缓解，但随即表现出悔恨，并设法呕吐。

(3)并发症。可出现各种因反复呕吐导致的并发症，如水及电解质紊乱、乏力、心律失常、手足抽搐等。

(4)其他。神经性贪食患者的体重常在正常范围内，月经异常者不到半数，患者常主动求医、配合治疗。

2. 营养治疗处方

(1)对单纯摄食增加的神经性贪食症患者，须控制餐次及摄食量。应少量多餐，每天至少 6 餐以上，严格控制每餐摄食量。症状好转后，逐渐减少餐次并增加每餐摄入量。

(2)神经性贪食症患者加餐宜用点心、水果、牛乳、酸奶、饼干等食物。

(3)忌用零食、甜食、碳酸型饲料等食物作为加餐。

四、神经性呕吐膳食营养处方

神经性呕吐是指由不愉快的环境或紧张心理而导致呕吐，也称心因性呕吐。与一般呕吐不同之处在于其反复发作性与不自主性。最初可因受不良刺激而发病，以后遇到类似情况时，会不由自主地反复发作。常发生于进食后，无明显恶心或其他不适，多为突然喷吐，但不影响食欲，呕吐后可继续进食。患者体重多正常，且患者无减轻体重主观愿望，也无内分泌功能紊乱。患者个性特点为易受暗示性、易感情用事、以自我为中心、喜夸张等癔症样性格特点。一般服用解痉止吐药效果不明显。

由于患者饮食并不受影响，也无内分泌功能的改变，故在饮食上无需特殊治疗。患者平时宜多食用具有宁心安神作用的小麦、小米、大枣、百合、核桃、桂圆、莲子、桑葚、牛乳等食物。

第十一节　儿童疾病的膳食营养处方

一、肥胖儿童的膳食营养处方

1. 营养治疗处方

(1)限制总能量。肥胖症儿童每日能量摄入应限制在标准摄入量以下，婴儿期如体重增长过快，要设法减慢增长速度，使之符合正常生长速度。初生至6个月，能量摄入不要超过120kcal/(kg·d)。7～12月龄不超过100kcal/(kg·d)，7～12月龄标准体重为8.4～9kg。肥胖超重婴儿每日奶量若超过900ml，要逐步减量或加水稀释，不可喂浓缩奶，牛奶中脂肪量最好不超过2%。

(2)蛋白质、脂肪、糖类的供给。供给的营养量要考虑到儿童的基本营养需要及生长发育。限能量膳食在三大营养素分配基础上以降低脂肪量为主，其次为糖类。由于蛋白质对孩子神经系统的发育及身体的成长都是必不可少的，所以不应减少蛋白质的量，一般不低于1.5～2g/(kg·d)。

(3)保证维生素及矿物质的供应。膳食的供给可多采用含热量低而含蛋白质、无机盐及各种维生素丰富的食品，如肉类、牛奶、鸡蛋、蔬菜、水果等。

(4)婴儿期不要过分限制能量的摄入，以免发生营养不良或神经系统发育不良，但早期应防止体重增加过快。对于人工喂养的婴儿最好给予母乳配方奶粉，以免摄入过多饱和脂肪。不要过早或过多地给孩子添加淀粉类食物。配奶中糖量要适度。

(5)体重不能减轻过快，短时间内体重减轻太多会使孩子的身体素质下降。还要注意当体重降至高于正常体重的10%左右时，即可不必进行太严格的饮食控制。

(6)设法满足食欲，不致发生饥饿感，故应选择能量少而体积大的食物，如芹菜、笋、萝卜等。

(7)纠正不良饮食习惯，每日至少保证三餐，定时定量，细嚼慢咽，不吃零食与夜宵。

2. 食物选择宜忌

(1)宜用食物。主食类的量要控制，大一些的孩子可适当选用一些粗粮，如玉米、燕麦；含脂肪低的肉类、脱脂乳，但以奶类为主食的婴儿不提倡给予完全的脱脂乳，以免造成营养不良；鸡蛋的量不要太多；含热量最少的蔬菜不限量，可多选用一些绿叶菜及深颜色的瓜类蔬菜；水果每天1～2个。

(2)禁忌食物：高糖、高糖类食物，如糖、巧克力、甜点心、含糖饮料及瓜子、花生等硬果类食品。

二、儿童糖尿病的膳食营养处方

儿童糖尿病是指发生于15岁以下患儿的糖尿病，绝大多数为Ⅰ型糖尿病，为不稳定型。糖尿病儿童期有两个高峰年龄组，分别为5～6岁和11～13岁。儿童糖尿病病情极不稳定，血糖波动大，极易发生酮症酸中毒，用胰岛素治疗过程中又易发生低血糖。

1. 营养治疗处方

供给充足能量和各种营养素以维持正常的生长发育和正常生活及活动的能力。适宜控制饮食以减轻胰岛负担，并避免酮症酸中毒，但患儿正处于生长发育阶段，应满足其营养需要，不宜过分限制。食物各类选择及餐次以能供给营养、减少血糖波动、维持血脂正常为原则。患儿须终生进行饮食控制，应将饮食控制对治疗糖尿病的意义，有关糖尿病营养治疗知识教给家长及患儿，使其充分理解，自觉遵守。

(1)能量供给，可按此公式计算：总能量＝[1000＋100×年龄－1)]×4.148kJ(1kcal)。患儿对能量及蛋白质、脂肪、糖类需要量随年龄而异，0～4岁按每天每千克体重50kcal；4～10岁45～50kcal；10～15岁40～35kcal；凡因营养不良及患有消耗性疾病时，体重低于标准能量可酌增。幼儿每天每千克体重按蛋白质2～3g、糖类9～10g、脂肪2.5～3g给予。

(2)生能营养素比例。通常分配比例为蛋白质占总能量15%、糖类50%、脂肪35%。合并胆固醇增高者，脂肪应适当减少。还应注意供给充足的维生素，尤其是B族维生素。

(3)预防并发症。为预防心血管系统并发症，饮食脂肪量不宜过高，尤其是动物性脂肪。

(4)饮食定时定量。除3次正餐外，另给加餐2～3次，以防血糖过度波动。

2. 食物选择宜忌

(1)宜用食物。主食可采用大米、面粉；蔬菜选择含糖量低、含纤维高的蔬菜，如黄豆芽、青菜、菠菜、绿豆芽、芹菜等，番茄、卷心菜、花菜也可采用，脂肪以植物油供给。

(2)忌(慎)用食物：含淀粉多的白薯、土豆、芋头、切萝卜等应避免食用；忌食糖果、果酱、蜜饯、甜点心、藕粉等甜食；避免肥肉、动物脂肪。

第十二节　不同疾病人群重点食物的选择处方

一、高血压患者的食物选择处方

高血压常发生在身体肥胖、感情冲动、神经质而经常紧张的人身上。高血压病人应尽量不吃高胆固醇和产生胆固醇的食物。避免食用动物内脏、脑、骨髓、蛋黄等含胆固醇高的食物。适当控制热能和食盐。限制高糖类食物，以避免甘油三酯增高。可采用低脂肪膳食。多食用不饱和脂肪酸，可降低胆固醇。多吃瘦肉、鱼、豆类及豆制品，以增加蛋白质。豆类中的谷固醇有抑制小肠吸收胆固醇的作用。多食用含维生素丰富的食物，维生素有促进脂类代谢的功能，特别是维生素 C 有降低胆固醇的作用。应尽量食用植物油，如花生油、菜籽油、豆油、茶油、小麦胚芽油等，而以玉米油为最好，这类油脂中的不饱和脂肪酸，有利于血浆胆固醇下降。至于酱菜、榨菜、腌菜、松花蛋等含钠盐高的食物，应少吃或不吃。多吃具有降压、降胆固醇之功效的蜂蜜、海蜇、海参、芹菜、茭白、荸荠、醋等食物，忌浓茶、咖啡和烈性酒。另外，还可以食用蘑菇、海藻类及柑橘等，每天都要食用一些对防止心脏病和高血压有益的食物，如含钾的海藻类，小豆、青豌豆、大豆等豆类。

每天主食 300～500g，牛奶 250ml，鱼及瘦肉 100g，蔬菜 400g，豆制品 50g，植物油 20g，水果 150g。

此外，每天的饮食只能吃到八分饱；酒后、饭后及运动后不能立即洗热水澡；养成适合身体条件的快步走路的习惯，一点一点加快速度；经常测量体重，保持标准体重；生活规律，睡眠充足；注意气温的变化，要根据室内外温度增减衣服；遇事不急不躁，即使是办急事也不要使精神过度紧张和兴奋。

二、脑血管病患者的食物选择处方

脑血管病患者膳食应注意碳水化合物的供给，特别是单糖和双糖类食物。脑神经系统每分钟需要葡萄糖 75～100mg 才能维持正常肌体活动；如血糖供应每分钟低于 45mg，易引起低血糖昏迷。膳食中胆固醇不宜过高，每日应在 300mg 以下，禁食脑、脏腑、鱼子、蛋黄及油炸食物。应食用含不饱和脂肪酸的植物油，有抗血栓和降低脂蛋白作用。少食或不食动物油脂，多食用豆类蛋白质。膳食纤维每日 10g 左右，维生素 C 每日 150mg。充足的维生素 C 可提高胆固醇转变成胆酸的速度，加强血管壁的韧性，防止动脉粥样硬化的发生。维生素 E 有预防血栓形成，改善心肌缺血作用，多食含维生素 E 和维生素 C 的蔬菜、水果，如油菜、小白菜、西红柿、山植、柑橘类、猕猴桃等含镁多的食物也有利于血脂代谢，防止血小板凝集，有防凝血和防血栓的作用。忌食烈性酒、浓茶、咖啡及刺激性强的调味品如辣椒面、咖喱粉、芥末等。

每天主食300g，豆浆250ml、瘦肉50g，蔬菜400g，豆腐100g，糖20g，植物油20g，柑橘100g。

三、减少心血管发病率的食物选择处方

改变自己的不健康生活方式就会有显著的效果。一位资深的心血管专家对此作了如下生动的概括："一二三四五，红黄绿白黑。"膳食十字经，即每天1袋鲜牛奶，每顿饭主食2两，每日进食高蛋白食物3份，500g新鲜蔬菜水果，4是指四句话：粗细搭配；三四五顿；七八分饱；肚留空当。红是指每日饮少量葡萄酒，黄绿是吃一些胡萝卜等绿色蔬菜，白是指燕麦粉，黑是指黑木耳、黑芝麻粉。总之，不吸烟，不喝酒，少进高脂肪、高盐食物，少生闷气，多运动、多走路，多吃含粗纤维的新鲜食物、水果、蔬菜，不仅对心脑血管病，对其他疾病，特别是肥胖症尤其适用。经研究证明，严格遵循健康生活方式，可以减少55%的高血压发病率。

四、溃疡病患者的食物选择处方

溃疡病人的饮食应注意少量多餐，避免过冷过热，食物要柔软，易于消化。食物要富于蛋白质和易于消化的脂肪。因为蛋白质能中和胃酸，脂肪进入小肠能刺激小肠黏膜，产生抑胃素，有利于溃疡的愈合。应多饮用牛奶，因为牛奶中含的酪蛋白、乳白蛋白都是容易消化的蛋白质。鸡蛋、肉末、面条、馄饨、菜泥、豆腐、粥等，都是富于营养、易于消化的食品，可多食用。忌食刺激胃液分泌的食物，如肉汤、鸡汤、辣椒、胡椒、咖喱、芥末、茶、咖啡、酒类和辛辣香料等。而多纤维素的蔬菜和多籽粒的水果如芹菜、韭菜、甘蓝、蒜苗及红果、杨梅、樱桃等不宜食用。粗粮如小米、玉米面、高粱等含粗纤维较多，干黄豆、瓜子等含纤维素也很多，均不易消化，溃疡病人不宜食用。

每天流质膳食，牛奶800ml，鸡蛋2个，主食150g，黄油10g，鱼50g，菜泥100g，鲜果汁100ml。

五、肝病患者的食物选择处方

肝病患者的膳食首先应供应优质蛋白质，以提供肝细胞恢复和再生需要的主要原料。注意必需氨基酸的含量和比例。蛋白质应以动物蛋白为主，如瘦猪肉、牛奶、鸡、鸡蛋、鱼、牛肉等。要摄入足量易消化的碳水化合物。由于肝脏有病，常导致糖代谢紊乱，易发生低血糖和酸中毒，故应保证粮食、蔬菜、水果和糖

类供给。限制脂肪摄入量，如肝内脂肪过多或磷脂不足，易产生脂肪肝。肝脏病人常引起B族维生素以及维生素C、A、K缺乏症，故应多补充含维生素丰富的蔬菜、水果。尤其是维生素C能防止脂肪肝。严重肝腹水应采用无盐膳食，多吃含锌食物。食物应细软，无刺激性，严禁酒类。

每天主食350g，牛奶及酸奶450ml，鸡蛋1个，瘦肉200g，豆制品50g，蔬菜200g，水果200g，植物油5g，糖18g，食盐3g。

六、肾病患者的食物选择处方

肾病患者膳食必须能维持病人的正常体重，要有充足的营养素。蛋白质的摄入量以每千克体重1g。如尿内排出大量蛋白质及全身明显水肿时，蛋白质量应增加到每千克体重1.5～2g，并应选择易吸收和利用率高的蛋白质，如牛奶、鸡蛋等。植物蛋白可多以豆腐、豆浆及其他豆制品等为主。应多食西瓜、冬瓜、赤小豆汤等利尿食品。如有贫血，尽量选择含铁丰富的食物，如猪肝、蛋黄、西红柿、红枣、柿子椒等。肾病综合症病人，常全身水肿，排泄大量蛋白尿，应限制水分和盐的摄入量。食盐每天不高于2g，蛋白质100g左右。为维持肾脏的健康，可多食用维生素A、B_2、C丰富的食物。

每天牛奶250g，鸡蛋1个，主食250～300g，鱼100g，肉末50g，豆腐50g，菠菜等蔬菜250g。

七、糖尿病患者的食物选择处方

糖尿病患者的食物选择以麦麸、荞麦、玉米等粗粮为主食，其血糖升高速度较大米、白面等细粮慢；魔芋精粉除可降低血糖外，还有饱腹感，可多食用。山药、芋头、土豆、白薯、荸荠、藕、粉丝、粉条等含碳水化合物高，应少食或禁食。以蛋、奶、鸡、鱼、瘦肉、豆制品等作为蛋白质的主要来源，可定量选用。蔬菜除胡萝卜、蒜苗、豌豆限量供应外，白菜、油菜、西红柿、黄瓜、莴笋、冬瓜等可任意选用。在规定量之内多选用含维生素B_2及钙较多的乳类、黄豆类制品。体型较瘦的患者可适当选用花生、核桃加餐充饥，但肥胖型患者忌用。除低血糖患者外，忌食白糖、红糖、葡萄糖、糖果、蜜饯、糕点和饼干。水果含单糖、双糖较多，食后易引起血糖升高，血糖不稳定者最好不吃，香蕉严禁食用。更不要饮酒。

以50岁左右的男教师为例，其身高172cm，体重65kg，血糖180mg/100ml，尿糖阳性。每天主食350g，蔬菜500g，瘦肉100g，豆腐100g，牛奶250g，油30g。

八、肿瘤患者的食物选择处方

科学研究表明，食物与肿瘤关系密切，食物成分、饮食结构和膳食习惯对癌症有一定影响。膳食中营养过多、缺乏或不平衡，均与胃、结肠、胰、肝和乳腺癌的发生有关。如长期患缺铁性贫血，易患食管上段癌症；食物中缺碘，甲状腺癌症发病率高。长期维生素缺乏，也易引起某些癌症。比如，缺乏维生素 B_2，易引起消化道癌和胰腺癌；缺乏维生素 A 易引起胃癌、食道癌和宫颈癌；缺乏维生素 B_6，易引起肝癌；缺乏维生素 C，易引起胃癌和食道癌。某种营养素过量，也有可能引起癌症如高脂肪低纤维膳食，男性易患结肠癌和直肠癌，女性易患乳腺癌。

癌症患者应结合治疗定出膳食措施，比如在化学治疗和放射治疗时应注意蛋白质和热能的摄入，多选用优质蛋白质，每日在 80g 以上。大量摄入维生素 C，以加强肌体的免疫力。多食用流质和半流质食物，尽量补充营养素；对腹腔和盆腔的肿瘤患者，应设法调剂食品口味，增加患者的食欲，补充蛋白质和维生素；对胃切除后患者应少食多餐，注意补充优质蛋白质和易消化脂肪，供给热能减少糖量，多补充钙、镁、维生素 B_1 和 B_2、维生素 C 和尼克酸。

每天主食 200～250g，乳类 500ml，鸡蛋 2 个，鱼、鸡、瘦肉类 150g、豆制品 50g，绿叶蔬菜 300～400g，水果 200g，植物油 20g，糖 20g。

九、痛风症患者的食物选择处方

痛风症与饮食关系密切，应禁止饮食过量，特别是限制高嘌呤食物，以减少外源性尿酸形成，促使体内尿酸排泄，减轻肾脏负担。嘌呤含量最高的食物如肝、肾、胰、脑、肉汁、肉汤、肉精、蘑菇、沙丁鱼等应忌食。凤尾鱼、青鱼、虾、扁豆、豆制品应少吃。限制脂肪摄入量，一般控制在每日 50g 左右为宜。限制总热能以控制体重。蛋白质每千克体重每日为 0.8～1g，应以植物蛋白为主。大量摄入维生素 B、C，多食含碱性高的食物，多饮矿泉水。忌酒精、咖啡、浓茶等饮料和一些刺激性调味品。多食用牛奶、鸡蛋、新鲜蔬菜和苹果、西瓜等瓜果，能够碱化尿液，减轻肾脏负担。注意多饮水，每日液体的总摄入量不得少于 3000ml，以促进尿酸盐排泄。同时可选用碳酸氢钠等药物，使尿液碱性化，预防尿路结石。

急性发作期主食 250g，脱脂奶 500ml，鸡蛋 70g，西红柿、黄瓜 300g，苹果 150g，植物油 18g，糖 20g。

慢性期主食 350g，脱脂奶 300ml，鸡蛋 70g，鸡肉 50g，白菜、芹菜、西红柿 500g，植物油 13g，糖 10g。

十、胆道疾病患者的食物选择处方

常见的胆道疾病有胆囊炎和胆结石。对于胆囊炎急性发作的病人，应给予高碳水化合物、低脂肪的流质饮食，如米汤、藕粉、豆浆、杏仁茶、果冻果汁等；慢性胆囊炎可给予低脂肪、低胆固醇的半流质饮食，脂肪逐渐增加。忌食动物内脏和蛋黄，忌食油炸食品和萝卜、洋葱、白薯等胀气食物。忌食辛辣调味品和酒、浓茶、咖啡等。碳水化合物是热能的主要来源，每日以300～350g为宜，蛋白质能促进胆囊收缩。应补充维生素A、D、E、K等，可食用脱脂奶、鸡、鱼、瘦肉、蛋清、蔬菜、水果，限制胆固醇的摄入。

胆结石急性期应食用纯碳水化合物饮食，严格限制脂肪，每日20g，缓解期可食用40～50g。限制蛋黄、肝、脑、鱼子等含胆固醇高的食物，蛋白质每千克体重1g，多补充含维生素A、D、E、K的食物，少吃多餐。以利于胆汁分泌。不要吃粗粮、干果、韭菜、芹菜等纤维多的食物，禁止饮酒和食用刺激性调味品。

每天主食300g，豆浆200ml，鸡肉100g，小白菜200g，西红柿150g，豆腐100g，植物油10g，糖25g，广柑150g。

第三章 微量元素与健康膳食处方的安全措施

第一节 与健康相关的微量元素及保健品

一、微量元素与亚健康密切相关

人体的各种疾病与体内元素平衡失调有关，尤其是人体必需的微量元素是维持人体正常新陈代谢，各种酶的活性、脂肪、蛋白质、碳水化合物的合成分解代谢，体内过氧化物和毒素的排除，免疫功能的调节所不可缺少的。心脑血管疾病、癌症、糖尿病等都与微量元素失衡有关。而这些疾病的前期都会有一些因微量元素平衡失调而出现的各种亚健康不适表现。通过头发、血清（全血）分析研究发现高血压病患者除体内宏量元素钠高、钾低，钙、镁不足外，微量元素硒、铬、钴等元素明显低于健康人；心脏病患者与镁、钾、钴、硒、铬、锶、铜等不足及镉、铅过量有关；脑血管病与体内缺乏硒、铬、锌、铁、镁等元素有关。恶性肿瘤的发生和发展也与患者体内元素平衡有关；如鼻咽癌患者体内镍和镉及铅过量和体内缺乏硒、锌、锰、钾等元素有关；又如肝癌患者体内缺乏硒、铬、锰、镁、锌、铁等元素，而镍和铝等元素过量；再如乳腺癌患者与体内硒、锌、碘、镁不足和铬、锰等过量有关；食道癌、卵巢癌及白血病等许多恶性肿瘤都与患者体内缺乏硒等元素有关；糖尿病患者体内显著缺铬、锌、硒、锰、镁、钙、钾等元素，而铜、铅、铁过多。

人体必需微量、宏量元素主要来自于食物和水。如饮食摄入不足或饮食结构不合理，缺乏适量运动，不节制烟酒，加上环境污染都可能使人体元素平衡失调。早期可出现因微量元素平衡失调而导致的亚健康不适症状，这时免疫功能下降，易感冒，小病不断发展下去就有可能患心脑血管、肿瘤、糖尿病等疾病。因此认识微量元素与亚健康的关系，重视微量元素平衡摄入，纠正不良饮食习惯是预防亚健康的重要措施。

二、健康危机人群与亚健康人群微量元素缺乏的原因

人体必需微量元素有 15 种，即锌、铁、锰、铜、钴、铬、钼、钒、锡、锶、镍、碘、氟、硒、硅。目前最受人们关注的是硒、锌和铬。硒和锌主要存在于动物制品中，蔬菜、水果中含量很低，且难以吸收，以素食为主的亚洲人群缺锌、硒较为普遍。而铬主要含于杂粮和粮食麸皮中，环境中一些有害物质如铅、镉、汞、砷、有机磷、有机氯、烟草中的 3,4 -苯并芘、自由基、烟焦油等都可能拮抗硒、锌的吸收。尤其与人体免疫功能极为有关的微量元素硒长期缺乏会导致肿瘤、心脑血管、肝病、胃肠道疾病发病率的增加。硒是谷胱甘肽过氧化酶的重要组分，具有很强的抗氧化消除自由基功能，硒能抗衰老，增进美容，抗癌防癌。近代临床医学研究表明，硒能抑杀癌细胞，保护心血管和心脏功能处于正常状态，硒具有很强的调节免疫和修复损害细胞的功能，对损害的心脏、肝脏、胃组织都有保护和修复作用。2003 年 9 月美国食品药品管理局(FDA)已认可硒为抑癌剂并允许硒营养品标示硒的抑癌性质。人体 200 种以上的酶含有锌，在核酸代谢中起重要作用，锌能抵抗病毒、细菌、真菌的入侵，缺锌可增加疾病的感染性，缺锌还影响智力、视力和性功能。铬与糖脂代谢的重要关系已被大量基础和临床应用研究所证实。亚健康人群缺乏硒、锌、铬的原因可归纳为以下几方面。

1. 饮食结构不合理

粮食过于精制，杂粮摄入过少。

粮食中的锌：粳米为 4.8 μg/kg，籼米为 18.9 μg/kg，荞麦为 56.3 μg/kg，玉米为 23. 6 μg/kg，燕麦为 37. 5 μg/kg，富强粉为 5. 5 μg/kg，而标准粉为 15.9 μg/kg，最高和最低相差 10 余倍。

粮食中的硒：粳米为 18. 9μg/kg，籼米为 69μg/kg，黄米为 210μg/kg，黄玉米为 96μg/kg，小麦精白粉中为 28. 6μg/kg，而标准粉为 560μg/kg，燕麦片为 665μg/kg，最高和最低相差 30 余倍。

粮食中的铬：粳米中为 0. 37μg/kg，小麦粉为 2. 9μg/kg，赤豆为 8. 7μg/kg，绿豆为 6. 7μg/kg，最高和最低相差 20 余倍。

由以上数据可见，城市白领人群大都以吃粳米、精白面为主，缺硒、锌、铬是必然的了。

2. 不节制烟酒，影响硒、锌吸收

酗酒可伤胰腺和肝脏，最易导致肝库中的硒、锌过多排泄，引起酒精肝、肝硬化、肝癌。烟草中的有害金属镉含量过高能拮抗硒的吸收，抽烟产生的 3,4 -苯并芘、烟焦油和自由基也能拮抗有益微量元素的吸收，并且是强致癌物质。亚健康人群中不节制烟酒的人占很大比例，发展下去就可能成为三大疾病的高发人群。

3. 中青年白领阶层微量元素入不敷出

如今白领阶层，工作担子重、压力大、脑力消耗大，对锌、硒需求增多，但因饮食的随意性和盲目减肥节食及偏食，造成长期微量元素摄入不足，体内元素不平衡，智力、精力、体力都会明显衰退。

4. 环境因素影响微量元素吸收

汽车废气、工厂烟尘和废水中的铅、镉、砷、汞及农药化肥残留的各种有害有机、无机化合物都会拮抗硒、锌的吸收。

5. 中老年人对微量元素吸收机能下降

随着年龄的增长，人的消化机能减退，加上体弱多病引起自身免疫应答过激而过多消耗体内储存的硒和锌，引起生理性微量元素缺乏。

三、药源性疾病引起的微量元素缺乏

城市白领阶层大都有良好的医保条件，但对合理用药知识往往缺乏，由于用药不当引起的药源性疾病或亚健康的不适症状有很多都与微量元素代谢紊乱有关，有的很难用常规体检化验方法找出病因，经微量元素血检和发检发现多有微量元素平衡失调现象，根据美国、加拿大、英国科学家研究报道，由于药物引起的微量元素紊乱和缺乏非常普遍，如长期过量应用速尿、双氢克尿塞、利尿酸、氢苯喋啶等利尿药，虽能增加肾脏清除率，但能使锌、钙、镁大量损耗，表现为味觉减退，免疫力降低，创口愈合困难，共济失调，行为紊乱等一系列微量元素缺乏症状。治疗类风湿的青霉素胺系金属螯合剂，能使锌、铁、铜在尿中大量排出；降胆固醇药安妥明、消胆胺等能阻碍铁的吸收，新霉素、红霉素能减低铁、钙、镁的吸收，诱发缺铁性贫血，抗酸药组氢氧化铝或氢氧化钙使肾排钙增多，尿钙增加，导致肾结石、骨骼疼痛、骨质软化。长期依赖某几种药物的慢性病患者最易引起微量元素平衡失调的亚健康症状。儿童的抗生素使用不当，是造成缺锌、缺硒、厌食、反复性上呼吸道感染的原因之一。有亚健康症状的儿童，经血检和发检大都发现锌、硒、钙等偏低，免疫力降低，体弱多病。

四、微量元素检测

亚健康人群除了应重视经常去医院常规体检，发现小病及时医治外，微量元素检测非常重要，主要是体液、头发、指甲等组织中锌、硒、铁、钙、铬、锰、铜、镁、铜等的分析居多。各种常用维生素及微量元素的食物来源详见表 3 - 1。最常用的方法是原子吸收法（火焰法和无火焰法），其次是伏安阳极溶出法、原子荧光法、中子活化法、紫外光度法、等离子发射光谱（ICP - AES）和等离子质谱法等。常用的样本是头发、血清、全血、尿液、脑脊液、指甲、病灶组织等。对儿童缺锌和缺钙取头发进行火焰原子吸收分析应用最普遍，由于头发中微量元素存在着纵向浓度分布的不均匀性，应规范取样部位和发段。有学者数十年对微量元素分析研究经验和文献收集整理结果认为，头发是反映儿童微量元素营养状况最易采集、最有价值的样本，关键是分析人员是否掌握了严格的取样和前处理、检测技术，对锌而言与临床症状的符合率一般在70%以上。发现钙、铜、铁、镁在取样标准化的前提下，用火焰原子吸收法测定也较简便适用和可信，与临床症状也较吻合。而硒和铅的火焰原子吸收灵敏度不够，应以原子荧光或伏安阳极溶出法分析为主。铬的分析多采用无火焰原子吸收（石墨炉法）法，如测定血清铬并研究与糖尿病的关系。用于环境因素调查研究，国内外多采用ICP－AES法分析头发中数十种元素，其灵敏度以及能同时测定多个项目的优点是其他方法无法比拟的。

表3－1 常用维生素及微量元素的食物来源

类型	来源	类型	来源
维生素A	鱼肝油，黄色、红色及绿色蔬菜，肝	维生素B_1	鱼，家禽，内脏，鸡蛋，全部谷类，豆类
维生素B_2	内脏，全谷类，鸡蛋，豆类	维生素B_3（烟酸）	内脏，米类，豆类，肉，鱼及家禽
维生素B_5	内脏，鲑鱼，谷类，鸡蛋，豆类	维生素B_6	绿叶蔬菜，肉，内脏，谷类，豆类
维生素B_{12}	内脏，鱼，鸡蛋，肝	维生素B_{13}（乳清酸）	根茎类蔬菜
维生素B_{15}	烹调得嫩的肉，应用有机肥料的稻米	维生素B_{17}	白扁豆，小米，豆类，内脏，所有黑色的、苦味的水果的种子
维生素C	柑橘，土豆，西红柿，绿柿子椒，花茎甘蓝，卷心菜	维生素D	内脏，鱼肝油，沙丁鱼，鲑鱼，鲱鱼，鸡蛋，排骨
维生素E	内脏，绿叶菜，鸡蛋，甜薯	维生素F	肉，鱼，菜籽油，黄油
维生素K	绿叶菜，大豆，鸡蛋	生物素	蛋黄，沙丁鱼，豆类，施用有机肥料的稻米
叶酸	根茎菜，绿叶菜，内脏，全谷类，牡蛎，鲑鱼	肌醇	全谷类，肉，蔬菜，肝
PABA（对氨基苯甲酸）	绿叶菜，内脏	钙	奶制品，绿叶蔬菜，鸡蛋，贝类
氯	食盐，海洋食物	氯化物	内脏，大豆，鱼及鱼油，豆类，鸡蛋
铬	蛤蚌，全谷类，玉米油	铜	内脏，海洋食物，豆类
碘	海洋食物，食盐，鱼肝油	铁	内脏，肉，鸡蛋，绿叶菜
锰	绿叶菜，全谷类，豆类，鸡蛋	镁	海洋食物，深绿色蔬菜，肝，豆类
磷	鱼，肉，家禽，全谷类，鸡蛋，豆类	钾	绿叶菜，全谷类，肉，豆类及香蕉
钠	海洋食物，食盐，芹菜	锌	内脏，海洋食物

五、一种新的亚健康检测方法——量子共振检测法(QRS)

量子共振检测仪(QRS)是一种类似磁共振和红外光谱分析原理的新的波谱分析仪器,在国外只有5~10年研究应用历史,属于量子医学研究的高新仪器。量子医学认为人生病最根本原因是原子核外电子的自旋和轨道发生变化,引起原子对外发出的电磁波发生变化,这种变化的能量是极其微弱的,通常只有毫微高斯。通过量子共振仪的微量磁场测定装置对生物体及物质中的微弱磁场进行捕捉和解析,达到检查人体疾病、营养水平和药品、食品功能的目的。仪器软件中存有2000个左右的疾病参数和微量元素、维生素、氨基酸和中医药效、功能等指标的标准量子共振光谱。检测时,检测对象手握传感器或将头发、体液、药品、食品直接发放在仪器量子舱中。由操作人员从电脑逐一调出检测参数,经调频检出与仪器标准图谱的共振波,再接通计算机自动计算出与标准谱比较的磁场强度,输出由负到正的量价值,再参照各指标规定的正常值范围由专业人员解析结果。目前全国有数十家医院都配备了QRS仪器,用于亚健康检查、慢性病和肿瘤良恶性鉴别等。由于其具有无创、灵敏、经济、简易、快速、重复性好等优点,现已被国内外誉为临床检测领域的重大变革。

有学者用QRS方法测定了9种粮食制品富硒米、大米、小米、高粱米、荞麦、黑米、燕麦片、绿豆、玉米片中的硒、锌、铁、锰、钙、镁、钾、铜、铬、维生素C、维生素B、维生素B_6、维生素B_{12}、维生素A、维生素D和赖氨酸共16项指标,结果表明富硒米、荞麦、燕麦片、小米、黑米营养价值最高,特别是荞麦和燕麦片中的铬明显高于其他粮食,富硒米中的硒明显高于其他9种粮食,赖氨酸以小米最高,而大米和高粱米的营养价值均不高,据此不主张主食用大米和高粱米。还比较了绿豆和大米六项功能指标:即泌尿系统、肾脏、肾结石、水肿浮肿、泌尿系统炎症、腮腺炎。其中绿豆的抗水肿浮肿功能最高达+6,抗腮腺炎为+5,抗泌尿系统炎症为+4,而大米的六项指标全部为+1,即没有功能,这与中医理论认为绿豆清火、利尿、消肿的结论是一致的。

有学者认为,用QRS法能够解决到目前为止无法解决的活体无创检测难题,特别对活体中硒等微量元素的检测,人体和食品中维生素、氨基酸的测定目前几乎没有好办法,对食品、药品营养功能和药效的评价,现有的各波谱分析方法不仅准确度差、费用高而且操作繁琐。

用QRS法能在较短的时间内无创、无害地查出多器官的疾病、功能指标以及人体营养水平,这对于亚健康的检查和肿瘤早期的检测预防具有重大的应用价值。

对于有亚健康症状的人群来说,除了可能是某些疾病的早期症状外,多数都有体内元素不平衡的现象，在进行常规临床医学体检的同时，进行微量元素、维生素等营养状况的检测十分重要，对微量元素的检测，可根据经济能力和必要性选择各种头发、血清、全血、尿液或其他体液的化学或物理检测方法（包括量子共振检测方法），找出微量元素缺乏或过量的病因，有针对性地通过食物或药物增补调控予以纠正，使体内的元素平衡达到最佳状态。只有体内元素一直维持在平衡状态，才能使人体一直处于健康状态，重视微量元素检测，保持饮食微量元素营养平衡是预防亚健康最为积极的措施。

六、保健营养补品与天然“食物补品”的选择方案

（一）保健营养补品

近年来，“送礼送健康”已成为一种社会时尚。富裕起来的人们除给亲朋挚友馈赠高档保健品之外，已不再满足于一日三餐的膳食营养，开始流行补充氨基酸口服液、蛋白质粉、复合维生素、松花粉、深海鱼油、排毒养颜胶囊、人生燕窝等高档保健营养补剂（品）。下面针对时下流行的营养保健补品作一些简单的介绍。

1. 蛋白粉

蛋白质粉是如今比较时兴的保健（营养）补品，对于一般人群而言，它的主要作用在于改善蛋白质营养不良，恢复与改善人体免疫功能。蛋白质粉适用于免疫力低下的亚健康人群，以及成长发育中的青少年、儿童，孕产妇、老年人、糖尿病患者和体力耗费巨大的人群（如运动员、增肌和减肥者、重体力劳动者）。

蛋白粉不宜人群：①慢性肾脏病患者由于肾脏结构受到损伤，肾脏排泄、人体代谢产物的功能下降，因此这类病患者不宜摄入过多的蛋白质，特别是植物蛋白质。过多的植物蛋白质会增加肾脏的负担，加速慢性肾脏病患者的肾脏损失，加快慢性肾脏病的进展。②3 岁以下儿童不宜吃。

蛋白粉服用方法：①应按推荐摄入量服用；②不宜空腹服用；③也不宜和酸性饮料一起服用；④有基础疾病的患者应事先征求医生意见后服用。

2. 复合维生素

(1)复合维生素适宜人群：孕妇、挑食偏食的少年儿童，工作疲劳、压力大的亚健康人群是复合维生素的主要适用人群。如果平时食用的蔬菜、水果量不够，可以适当补充维生素；而经常出差、旅游等饮食不平衡者，则可以按需补充复合维生素。

(2)复合维生素可参考医生意见和按推荐摄入量服用。服用维生素并非多多益善，因为过量服用维生素也会产生依赖性甚至毒性。

“天然食品永远是摄入营养素的首选途径。”再昂贵、成分再复杂的膳食补充

剂都比不上天然食物中所含的营养。依靠人工合成的各类维生素、矿物质,无论技术多高明,其作用始终难与天然食物媲美。

3.降脂产品

(1)降脂产品主要有深海鱼油、银杏叶茶、卵磷脂等。

(2)降脂产品的主要功能。质量合格的深海鱼油、银杏叶茶、卵磷脂等产品确实有防止血液凝固,预防脑溢血、脑血栓和老年痴呆等疾病发生的功能。

(3)降脂产品适宜于40岁以上、体态偏胖、血压偏高或有高血脂、糖尿病史的人群选用。

DHA含量高的深海鱼油还适合婴幼儿服用,可以帮助婴幼儿视神经和脑细胞发育。

(4)服用降脂产品应注意:①由于鱼油易氧化,购买时要注意保质期,在服用期间需低温保存;②有降脂功效的保健品一般需要长期服用,且也只能起到一些预防作用,因此不能单纯依赖这些产品达到治病的目的。特别应注意对症补充不依赖。

(二)天然食物中的"保健品"

优质的深海鱼油、维生素E、维生素C、卵磷脂及钙等对缺乏人群的保健作用非常巨大,然而,它们也是从天然动植物或某些元素中提炼出来的,我们完全可以从天然食物中寻找到这些"保健"佳品。下面仅对深海鱼油、维生素E、维生素C、卵磷脂及钙等保健品的替代食物作简要介绍。

1.深海鱼油

(1)主要作用:调节血脂、降低甘油三酯、稀释血液等。

(2)替代食物:黄花鱼、三文鱼等海鱼。但由于部分海鱼受到重金属污染,故每周最多吃两次,而且尽量选择体积小的海鱼。

2.维生素E

(1)主要作用:维生素E在人体细胞内能消除对机体有损害作用的自由基而延缓细胞的衰老过程,有防止脂褐素形成作用。维生素E中的抗氧化物可以综合自由基,保护一氧化氮。

(2)替代食物:坚果、种子、豆类、谷类,尤其是赤小豆、黑芝麻、核桃、植物油。

3.维生素C

(1)主要作用:可以防治坏血病、感冒等疾病,有消除疲劳的功效。

(2)替代食物:绿色叶菜、绿色花菜、番茄等蔬菜,柑橘、柠檬、山楂、猕猴桃、枣等水果。

4.卵磷脂

(1)主要作用:能够把人体内多余的胆固醇代谢排出体外,还具有降脂作用。

研究证明，体内缺少卵磷脂对肥胖者危害更大。卵磷脂具有很强的乳化作用，能够分解油脂，促进皮下脂肪的分解代谢，是一种生化洗涤剂，对降低血脂、胆固醇，预防心血管疾病起着重要的作用。假如体内缺乏卵磷脂，血液和细胞中的不饱和脂肪酸就会补偿性地被饱和脂肪酸所代替，并以脂肪的形式积聚下来。脂肪得不到及时的代谢，容易引起血脂、胆固醇蓄积和动脉硬化、体重超常而肥胖。血脂和胆固醇含量过高是造成动脉硬化、高血压、冠心病、心肌梗塞、缺血性心脏病、脑溢血的主要原因。

(2)替代食物：豆类、蛋黄，由于蛋黄中同时含有胆固醇，建议胆固醇超标的人最好多吃豆类。

5. 钙

(1)主要作用：钙是构建骨骼必不可少的元素，在血液的凝结、肌肉的收缩以及神经冲动等生命活动中起主要作用。

(2)替代食物：牛奶、连刺或连壳的小鱼和小虾等。

第二节 健康膳食处方的安全措施

一、应该减少食用的食物

1. 高脂肪食品

首先，应该减少或避免那些含有高脂肪的食品。因为无论是饱和脂肪还是不饱和脂肪都与心脏病、肥胖症和其他癌症密切相关。此外，人们常常忽略在膳食中脂肪比糖和蛋白质对形成身体肥胖有更直接的关系。胆固醇是一种维持身体功能所必需的物质，但胆固醇太高可引起心脏病等。因此，食用低胆固醇的食物可降低发生心脏病的危险。

2. 高盐食品

盐(氯化钠)是必需微量营养素，但机体的每日需要量较小(小于 1/4 匙)。排汗量较大的人，其需要量可增加到 1.5 匙/天。世界卫生组织建议每人每日食盐用量以不超过 6g 为宜。人体应该避免摄入过多的盐，因为高盐是引起高血压的一个很重要的原因。膳食中少盐的国家，其国民高血压的发生率极低。因此，即使你还没有患高血压，也该在膳食中减少每日盐的摄入量。

3. 高糖食品

据估计一般人每天膳食中摄入的食糖是以蔗糖这样的糖的形式摄入的。蔗糖是用来做糕点、糖果、冰淇淋、甜饮料、甜食品和其他食物的。有研究认为过多摄入这些单糖与许多健康问题(从儿童多动症到糖尿病)密切相关，但也有研究认为尚没有足够的证据支持这一观点。然而,过多摄入这些糖,对机体有许多不良影响。首先,大量的食糖增加了膳食中的热能,这就容易发生肥胖,而肥胖则又可导致许多健康问题(如糖尿病)。此外,由单糖提供的热能被认为是“空的”热能,因为它不能提供机体所需的微量营养素用于三大营养素的代谢。因此,多糖对机体更有利,因为它们可提供多种微量营养素。其次,食糖也易产生龋齿,尽管吃过甜食后刷牙可以防止这些问题的产生,但是它不能解决其他摄糖过度所带来的问题。由于食糖有不良后果,应当注意控制食糖。

和蔗糖一样,酒精也提供了“空的”能量。此外,长期饮酒会导致机体储存的某些维生素消耗,这会引起维生素缺乏症,因此应该限制酒精的摄入。

二、注意食物安全

食物的安全性对健康有积极影响。近些年来,由于不当的食品储存和食品加工而导致机体患病和死亡的报告有所增加。

1. 防止食物感染

据报告,每年大约出现 8000 万种由食物引起的细菌性疾病,这些疾病在感染后 12 小时到 5 天里会出现恶心、呕吐和腹泻等症状,其严重程度取决于微生物的摄入量和受害者的综合健康状况。实际上,对那些免疫系统遭受损害的人和处在疾病中的人来说,食物产生的感染可能对他们是致命的。下面的建议可防止食物中毒。

(1)彻底清洗所有的农产品和生肉,并且确信罐装食品没有泄漏和膨胀现象。

(2)喝消毒过的牛奶。

(3)不吃生蛋。

(4)彻底煮熟家禽。

(5)烹调猪肉时,使猪肉内部的温度达到 80℃以上,以致杀死寄生虫。

(6)彻底煮熟所有的水生贝壳类动物。

(7)当心生鱼,其体内可能含有寄生蛔虫,应将鱼冷冻或烧熟。

(8)加工家禽后,用消毒液和非常热的水,清洗器皿、盘子、切菜板、刀、搅拌器和其他烹调用具。

2. 尽量少食用含食物添加剂的食品

食物添加剂常常用来延长食物储存的时间,改变食物的口味和颜色。对食物进行一些加工使食物更加诱人,但是它们易形成亚硝酸盐。亚硝酸盐常常在咸猪肉、香肠和午餐肉中发现,可防止食品的腐败,但在体内也容易形成致癌物亚硝酸胺。此外,要坚决不吃使用过“吊白块”等化学成分的食物。

3. 关注被照射过的食品

照射是指用放射性射线(X射线)来杀死食物中的微生物。这个过程并不使食物含有放射性,但可延长食物的保存时间。事实上,被照射过的食品可以在室温下密闭的容器中保存数年而不变坏。此外,照射可以推迟马铃薯和洋葱等蔬菜的发芽,也可以推迟香蕉、芒果、西红柿、梨等水果的成熟,可以明显地节省费用。

这些被照射过的食品是否可以安全地食用呢?目前认为是可以食用的。近年来的一些研究表明,这些食物是安全的,但这些研究尚没有充分的事实加以证明。因为目前大部分研究是用非常低的放射量去照射食物的,这就产生了一个问题:"对处理食物来说,安全的放射量究竟是多少为宜呢?"

4. 远离用抗菌素和激素治疗过的动物食品

近年来,消费者越来越担心自己在吃用抗菌素治疗过的动物肉,这种担心还在发展,因为吃了这些肉可能导致体内出现抗菌素抵抗性细菌的繁殖。现在,专家们认为这些用抗菌素治疗过的动物是不宜食用的。

近来的厂家常常用激素来增加牛奶的产量,最值得注意的是,牛生长激素已经用来增加牛奶的产量。这种用激素帮助生产出的奶制品可能导致一些不确定的健康问题,应引起人们的注意,许多超市也严格限制这类奶制品的出售。

5. 提倡吃绿色食品

我国每年有无数的农药被利用,尽管这些农药有助于防止植物的病虫害,但它们对人类的健康也构成了威胁。近年来,许多人都开始购买绿色食品。绿色食品是指那些在生长过程中没有使用过农药和其他化学药品而生长出来的食物。由于绿色食品是天然生长出来的食品,且没有太多污染而对健康有益,因此深受大家的欢迎。

在不久的将来,随着生物学的发展,人们可寻找到一种新的基因技术,并能开创一个无农药、无杀虫剂的新的绿色食品世界。这种新技术可以将各种植物中能够抵抗病虫害的基因原料结合起来产生出高质量无化学污染的高产粮食植物,也可以使植物结合起来形成新品种,最大限度地提高其营养价值。

第四章 心理健康的标准和亚健康心理的调适处方

学者们认为,心理健康是人体健康的关键。"心理平衡的作用超过一切保健措施的总和。你只要注意心理平衡,就掌握了健康的金钥匙。"心理健康有时候比生理健康更重要,心理健康是我们创造生活、改造生活的唯一保障,也是我们承受和抵御一切打击和伤害的精神支柱及根本力量。没有健康的心理,一个人想要有所成就,是很难的。一个健康的人,一个成功的人,最重要的就是拥有健康的心理。值得一提的是,心理健康还能促进生理健康,心理与生理的全面健康就是我们孜孜以求的长寿秘诀。

在心理学的研究中,我们把心理状态分为3个层次:心理健康—心理亚健康—心理不健康。显而易见,患有各种心理疾患的人属于心理亚健康,患有心理障碍及精神疾病的人为心理不健康。故而要采用心理方法才能解决问题。

心理疗法与心理咨询被称为是现代人必不可少的最美妙、最高级的一种精神按摩方式,并已被西方发达国家人们在日常生活中广泛运用。曾经有这样一句名言:"一切的成就,一切的财富,都始于健康的心理"。我们也常能听到这样一句话:"性格决定命运,心态影响成败"。纵观我们身边的许多人,一生中并不乏才华、能力、技术和机会,却总与成功和财富擦肩而过,其根本原因就在于还不具备健康成熟的个性与心理。故此,本章试图给读者介绍一些有关心理健康和亚健康的评判标准及保持心理健康的技法与调适方式,以供大家参考。

第一节 心理健康的评判标准与维护方法

一、心理健康的评判标准

人的心理怎样才算是健康的,心理健康的标准是什么,这是一个复杂的问题。因为心理健康与否之间没有一个绝对的界限,判断心理健康与不健康相当困难,没有一个公认的、一致的标准。另外,随着社会的发展和进步,人类对心理健康的认识也在不断地深化和提高,如对于心理健康的标准的认识就大致经历了3个阶段或3个层次。它们依次是:①没有精神病;②感到精神愉快,有效地应付各种心理压力;③高心理效能,使人们在智力、道德方面最大限度地发挥心理潜能。显然,下面马斯洛等提出的标准属于第三个层次的标准。

美国学者坎布斯认为心理健康、人格健全的人应有4种特质。即:积极的自我观念;恰当地认同他人;面对和接受现实;主观经验丰富,可供取用等。还有人提出了心理健康的3个标志:第一,具有健康心理的人,人格是完整的,自我感觉是良好的,情绪是稳定的,积极情绪多于消极情绪,有较好的自控能力,能保持心理上的平衡量,能自尊、自爱、自信,而且有自知之明;第二,一个人在自己所处的环境中,有充分的安全感,且能保持正常的人际关系,能受到别人欢迎和信任;第三,健康的人有明确的生活目标,切合实际不断进取,有理想和事业上的追求。

(一)心理健康的一般评价标准

1. 马斯洛心理健康的标准

著名心理学家马斯洛和密特尔曼提出人的心理是否健康的10条标准,即正常人的行为标准:①是否有充分的安全感;②是否对自己有充分的了解,并能恰当地评价自己的能力;③自己的生活理想和目标能否切合实际;④能否与周围环境保持良好的接触;⑤能否保持自身人格的完整与和谐;⑥能否具备从经验中学习的能力;⑦能否保持适当和良好的人际关系;⑧能否适度地表达和控制自己的情绪;⑨能否在集体允许的前提下,有限度地发挥自己的个性;⑩能否在社会规范的范围内,适度地满足个人的基本需求。

2. 李百珍心理健康的标准

根据国内外专家的研究成果,我国学者李百珍归纳并提出了以下心理健康的标准:①了解自我、接纳自我、能体验自我存在的价值;②正视现实、接纳他人;③能协调、控制情绪,心境良好;④有积极向上的、现实的人生目标;⑤对社会有责任心;⑥心地善良,对他人有爱心;⑦有独立、自主的意识等。

(二)心理健康的高水平评价模式

对于心理健康标准的描述,并无一个普遍模式。对于不同的人,心理健康可能是以不同的方式表现出来的。即使是对于同一个人,在不同的时期,其反映心理健康的特点也可能是不同的。《青少年心理卫生与心理咨询》一书对几种常见模式进行了归纳,这几种模式是对高水平心理健康的人进行研究的结论。

1.“成熟者”模式

奥尔波特在哈佛大学一直从事对高心理健康水平的人的研究。他认为心理健康的人即是“成熟者”,为此他提出了7个指标:①能主动、直接地将自己推延到自身以外的兴趣和活动中;②具有对别人表示同情、亲密或爱的能力;③能够接纳自己的一切,好坏优劣都如此;④能够准确、客观地知觉现实和接受现实;

⑤能够形成各种技能和能力，专注和高水平地胜任自己的工作；⑥自我形象现实、客观，知道自己的现状和特点；⑦能着眼未来，行为的动力来自长期的目标和计划。

2.“自我实现者”模式

马斯洛是人本主义心理学的创始人之一，其学说旨在研究和挖掘人类心理的最大潜力，他把那些能发挥自身遗传限度内最大可能力量的人称之为“自我实现者”，亦即真正的心理健康的人。他认为这类人在人类中并不多见，但却是我们的楷模，其特点为：①具有对现实的、更有效的洞察力和更适宜的关系；②对于自我、他人以及人性的客观现实的高度接受；③思想、感情以及行为具有更大的自发性；④以问题为中心；⑤高度的自主性；⑥有离群独处的需要；⑦欣赏的事物时时常新；⑧更多的神秘体验；⑨宽厚的社会感情；⑩深挚而精粹的私人关系；⑪民主的性格；⑫强烈的道德感；⑬寓于哲理的善意的幽默感；⑭更富有创造性。

3.“创发者”模式

弗洛姆认为，社会环境与心理健康有着极为密切的关系，变革的社会可以造成大量心理健康的人，他们可以充分使用自己的所有力量、潜能和能力，他称此种人为“创发者”。“创发者”主要有4个特征。

(1)创发性的爱情。相爱的双方能保持独自的个性。在爱情之中不可为追求“和谐”而泯灭个性，而应使个性得到进一步发展。然而要达到这种爱是很困难的，因为它要涉及关怀、负责、尊重和理解4个方面的难题。

(2)创发性的思维。对思维对象有强烈的兴趣，并能以客观、尊重与关心的方式来考虑思维对象。

(3)幸福。它是一种生机盎然、充满活力、身体健康和个人各种潜能得到实现的状况，而不只是一种愉快的体验。

(4)良心。这是一种严格的道德准则的体现。支配心理健康者的良心是自我的心声(出自内心的)，而不是外在的力量(迫于压力的)。

上述心理健康的模式主要基于极端心理健康的人而言，也是一般人应奋进的目标。对一般心理健康水平的大多数人来讲，若提出一个标准，也就是所谓正常人的行为标准，那么前文介绍的马斯洛和李百珍归纳并提出的标准可供我们参考。

(二)心理健康的现代标准

1. 世界卫生组织提出的心理健康的标准

(1)智力正常。

(2)善于协调和控制情绪。

(3)具有较强的意志品质。

(4)人际关系和谐。

(5)可以能动地适应、改善环境。

(6)保持人格的完善和健康。

(7)心理行为符合年龄特征。

2. 世界精神卫生学会提出的心理健康标准

(1)身体、智力、情绪十分协调。

(2)适应环境,在人际关系上能谦让、容忍。

(3)有幸福感。

(4)工作中能充分发挥自己的能力,生活效率正常。

3.心理学专家的心理健康标准

美国心理学家马斯洛提出 14 条,我国心理学丛书主编郑日昌和陈永胜提出 10 条,我国中医心理学家张柏华提出 9 条。有人根据这些专家的意见,为便于理解和记忆,归纳为以下 6 条。

(1)认知功能正常。能正确评价自己,正视自己的现实,不妄想妄为。

(2)人生态度积极。热爱生活,热爱自然,能适度控制情绪和表达,保持心神宁静和适度愉悦乐观情绪。

(3)生活目标和理想切合实际。对工作、对社会有一定责任心。在不违背集体利益前提下,适度发展个性和满足个人需要,但不为物欲所累。

(4)保持个性完整和谐。意志品质健全,不断完善自我。

(5)人际关系积极稳妥,社会适应性良好。能自立,重友谊,讲民主,尊重他人,能倾听不同意见,但不盲从。更具有独立性和自主性。

(6)从事社会工作中并有一定创造性。

二、心理健康的保持和维护方法

健康心理的维护和保持是现代人所必须注重的一种心理教育内容,也是预防心理异常的最好方法。因每个人所处的环境不同,遭遇的问题各异,也就没有一套人人皆准的方法。所以下面介绍的原则或方法并不见得重要,重要的是你得去做,因为生活本是一种艺术,运用妙否,全在乎心。

1. 易法建心理健康的维护技法

在易法建主编的《心理医生》一书里,提出了 4 点维护方法:一是认识自己,悦纳自己;二是面对现实,适应环境;三是结交知己,与人为善;四是努力工作,学会休闲。

2. 李慧珠心理健康的维护技法

在《亚健康检测与防治》一书中,李慧珠也提出了 4 点方法:培育健康心理;

培养乐观精神;树立自尊自信;克服性格缺陷。

3. 于智敏心理健康的保持技法

(1)对自己、对任何事情都不追求十全十美。

(2)保持清醒的头脑、良好的情绪、乐观的态度和理智的行为。

(3)心胸坦荡,善于理解他人,包容他人。

(4)要有强烈的进取心和求知欲。

(5)有一定的兴趣爱好和可以促膝谈心的朋友。

(6)对家人、朋友、同事、邻里真诚友爱。

(7)保持有规律的工作生活,张弛有度。

(8)讲究个人卫生。勤洗衣服、勤洗澡、洗头、刷牙漱口、剪指甲、不喝生水、不随地吐痰等。

(9)积极锻炼身体。体育锻炼可以增加肺活量,提高肺摄取氧气的功能,促进血液循环,使心脏得到充足的血液和氧气,心脏功能得到改善,血管弹性增加,血液中胆固醇含量减少,降低高血压、冠心病的发病率,增强体质。

(10)参加文体活动。健康的文体活动可以消除疲劳,愉悦心情,增强体质,缓解精神、神经紧张,同时陶冶情操,丰富精神生活,增长知识,增进友情。

(11)健康的性心理和性行为。这对保持人体的神经系统、消化系统、循环系统、生殖系统的功能正常,提高机体免疫功能,延缓衰老具有重要意义。

(12)平衡膳食。平衡营养应达到以下要求:各种营养物质达到供给标准,摄入量充足,品种多样,各种营养物质之间保持适当比例。

第二节　心理亚健康的表现形式及特征

一、心理健康、心理亚健康与心理不健康的区别

亚健康是当今危害人类健康的头号隐形杀手。由于医学已转向生物—心理—社会医学模式,健康的标准变得更高。对亚健康状态的研究与治疗,是21世纪生命科学研究的重要组成部分。要采取医学、哲学、社会学、经济学、心理学、人文科学等多学科交叉的方法,防治亚健康状况。应从心理、行为、生活方式等各个环节切入,使身心交互作用,阻断亚健康向临床病变的发展,从真正意义上提高个人的生活质量。

1. 心理健康的表现形式

简单地说,心理健康的人具有奋发向上的进取精神,对生活、工作充满热情,情绪饱满、精力充沛,善于应对突发变故,对自己充满信心。一般来讲,心理健康

的人首要特点就是心理平衡。财富的多少对身体健康没有太大的影响，关键是自身需求与现实性的满足是否相吻合。

2. 心理亚健康的表现形式

心理亚健康的表现形式远比心理健康的表现形式要复杂得多。

心理疾患可以分为两类：一类表现在精神、情绪方面；另一类表现在生理、身体方面。先说说表现在精神、情绪方面的心理疾患。其主要的表现症状有自卑怯弱、萎靡不振、懒散拖拉、患得患失、敏感多疑、自私自利、好嫉善妒、狂躁易怒、抑郁自闭等等，悲观失望者往往还怀有严重的自杀倾向。中小学生的心理疾患表现形式更为突出，大致为贪玩好动、精神涣散、注意力难以集中、学习成绩不好等。有一句俗话说：心患生疾患。受心理影响较大的慢性疾病有神经官能症，紧张性、习惯性头痛，胃炎、胃溃疡及各类炎症（比较典型的有男性的前列腺炎、女性的妇科炎症等等）。

3. 心理障碍的表现形式

心理障碍是甚于心理疾患的病症，像自闭症、躁狂症、抑郁症等等。而影响更大的精神病一般是指意识丧失或者是精神错乱的病症。但现在有很多人把心理障碍也划为精神病，人们又普遍认为精神病是不可逆转的，如此一来就有很多心理障碍患者逐渐恶化为真正的精神性疾病。

心理亚健康并不等于有心理障碍或精神疾病，这和生理亚健康相同。分清心理健康、心理亚健康和心理疾病这三者的身份，是很重要的。

二、亚健康状态的心理特征

从心理学角度来看，亚健康状态有以下 4 个特征。

(1)视听闭塞，“江郎才尽”。在亚健康状态下，人的注意力涣散，难以全身心、高效率地从事当前的工作与学习；感知片面而迟钝、主观随意；记忆漏错率上升、难记易忘；思维、想象力贫乏。

(2)情绪消沉，百无聊赖。亚健康状态的人，会表现出悲观无聊，感觉度日如年、惶惶不可终日，有孤家寡人、放纵自我的心态。正是从这个观点上，西方医学界称亚健康状态为“灰色状态”。

(3)意志薄弱，不计后果。亚健康状态对个体的最大影响是意志品质的下降乃至异化，这时人的自我调控能力降低，难以果断从事，行为无法适度把握，甚至处心积虑地跟人过不去，活像强迫症患者。

(4)人格解体，沾染陋习。怀疑真诚生活、勤奋工作、友善待人、追求卓越的价值与意义，甚至鼓吹“与人斗，其乐无穷”；把空耗时日看成是理所当然，容易染上不良的嗜好。

三、心理亚健康状态是正常人的不正常表现

心理问题是个大问题，对每个人来说都很重要。在生活中我们常常听到有些人说别人："你有神经病(其实应该说是精神病才对)啊"，我们不评论这句话对人的伤害，单"就话论话"来说，人们既然常常这么说就证明我们身边有不少人会有让别人看来是不正常、类似精神病的表现，那这是否说明他们有心理疾病呢？有一位心理学家从大量的青年人中挑选出一批日常观察"最正常"的人，这些人接受过良好的教育，品行端正，事业有成，家庭幸福。但通过心理测验却发现半数以上的人具有不同程度的焦虑、抑郁症状，有些还比较严重。这么说来精神正常并不意味着没有一点问题，关键在于这些症状的产生背景、持续时间、严重程度以及对个体和环境的不良影响如何。正常人也可能出现短暂的精神病理现象，只是时间短、程度轻、尚不能贴上精神障碍的标签。下面就让我们来看看这些不正常表现。

1. 焦虑反应

焦虑反应是人们对环境中的一些特定情况进行适应的反应方式，正常的焦虑反应通常有其现实原因(现实性焦虑)，也不至于反复出现。如面临高考，有些学生坐立不安，甚至达到非常严重的程度；高考过后，一切烟消云散，这就属正常情绪反应。

2. 类似歇斯底里现象

多见于妇女和儿童。有些女性和丈夫吵架时尽情发泄，大喊大叫，撕衣毁物，痛打小孩，甚至威胁要自杀。儿童也有白日梦和幻想性谎言，把自己幻想的内容当成现实，并绘声绘色地描述，这是由于中枢神经系统发育不充分、不成熟所致。

3. 强迫现象

有些脑力劳动者，特别是办事认真的人会反复思考今天做了什么事或明天计划做什么、是不是得罪了某个人、门是否锁好了等，这种思考自己也意识到没有必要，但还是反复地想以致晚上难以入睡。但这种现象持续时间不长，不影响生活和工作。

4. 恐怖和对立

我们站在很高但很安全的地方时仍会出现恐怖感，有时也想到会不会往下跳，甚至于想到跳下去是什么情景。这种想法如果很快得到纠正不再继续思考，属正常现象。

5. 疑病现象

很多人都将轻微的不适现象看成严重的疾病，而去医院反复多次检查，特别

是当亲友、邻居、同事因某病英年早逝或意外死亡后更容易出现。但如果检查排除相关疾病后能接受医生的劝告，仍属正常现象。

6.抑郁

正常人在日常生活中都会有心境的波动。灾祸突然降临会使人处于极度悲伤之中，通常持续30～60天，有的达到重症忧郁程度，但一般不超过6个月，否则应视为病态。

7.易激惹性

正常人有时会暴怒、冲动、毁物，但通常有促发事件而且能较快地恢复平静，事后常感后悔并能理智地向他人道歉。

8.偏执和自我牵连

任何人都有自我牵连倾向，就是假设外界事物对自己影射着某种意义，特别是对自己有不利的影响。如走进办公室时，人们停止谈话，这时往往会怀疑人们在议论自己；领导不点名批评某种不良现象，首先想到领导在批评自己。这种现象通常是一过性的，而且经过片刻的疑虑之后就会醒悟过来，其性质和内容与当时的处境联系紧密。只有当这种现象持续存在，影响个人生活、工作时才属病态。

9.错觉

正常人在光线暗淡、恐惧紧张及期待等心理状态下可以出现错觉，但经过重复验证后可以迅速纠正。成语“草木皆兵”、“杯弓蛇影”等均是典型的例子。如果反复或持续出现错觉则要考虑脑器质性精神病的可能。

10.幻觉

正常人在迫切期待的情况下，如等候朋友和等待约会、心情非常迫切时，可听到“叩门声”、“呼唤声”。经过确认后，自己能意识到是幻觉现象，医学上称之为心因性幻觉，不能看成是病态。

11.自笑、自言自语、自恋

有些人在独处时自言自语甚至边说边笑，但有客观原因，能选择场合，能自我控制，不影响工作，仍属正常现象。有些人有明显的自恋倾向，自我欣赏，每天反复多次照镜子，甚至于请亲友欣赏自己的容貌、服饰等，但能自我控制，属正常范围。人的性格不可能都是一样的，有些人的个性没有达到病态人格的程度，但为人处世或在某些方面又和很多人不一样，属于正常性格变异。性格变异是普遍存在的，不能轻易地给予病态人格的诊断。我们常说的“二百五”、“十三点”、“糊涂虫”等除智力低下和人格障碍外，大部分属于脑功能协调欠佳，医学上难以概括，但仍属正常范围。

想一想，其实以上这些不正常现象，在我们每个人的身上也都或多或少地发生过。所以说,“正常”与“异常”是一个相对的概念。正常人可以有某些“异常”行为,精神病人也可以保留部分“正常”功能。我们要培养自己适应社会的能力,提高心理健康水平,但不要追求“完美”和“绝对”的心理健康,因为这种状态不可能存在。

第三节　亚健康心理的一般疗法

心理疗法又称精神疗法,是指应用心理学的理论与方法治疗人们心理疾病或放松的一种过程。心理疗法的种类及实施方式多种多样,依据心理学的主要理论与治疗实施要点,可分为分析型心理疗法、认知型心理疗法、支持型心理疗法、行为型心理疗法、人际关系型心理疗法等诸多种类。按照心理治疗进行的方式,又可分为个人心理疗法、夫妻疗法、家庭疗法、集体疗法等。按进行的时间长短,则可分为长期心理疗法,短期与限期心理疗法等。心理疗法的原则主要贯穿三点,即接纳性原则、支持性原则和保证性原则。心理疗法的目标是改善、缓解或消除接受训练者或病人的精神与身体不适或心理问题等症状,提供心理支持,重塑人格系统。心理治疗的常用方法主要有:行为疗法(如系统脱敏疗法、厌恶疗法、满灌或冲击疗法、阳性强化疗法、发泄疗法、逆转意图疗法、阴性强化疗法、模仿疗法、生物反馈疗法)、认知疗法、合理情绪疗法、认知领悟疗法、心理分析疗法、支持疗法、森田疗法、咨客中心疗法、悟践疗法、疏导疗法、催眠疗法、暗示疗法、娱乐疗法、气功疗法、婚姻疗法、家庭疗法等。下面就部分常用且简便的心理和保健疗法作一些介绍。

一、亚健康的森田疗法

森田疗法(morita therapy)也称为莫里塔疗法或禅宗疗法,主要以佛教禅宗的要求进行心理治疗,森田疗法由日本慈惠医科大学森田正马教授于1920年创立,是一种顺其自然、为所当为的心理治疗方法。森田疗法主要适用于治疗抑郁症、神经症、自主神经失调等身心疾病。几十年来,经森田的后继者的不断发展和完善,已成为一种带有明显的东方色彩、并被国际公认的、一种有效实用的心理疗法。森田疗法作为一种对人生观的陶冶,不仅能使病人超越症状,还能使病人产生向上的欲望,将自己的潜能发挥出来。

根据上述理论,森田提出了针对性的治疗原理与方法,疗法的着眼点在于陶冶疑病患者素质,打破精神交互作用,消除思想矛盾。其治疗原理可概括为两点。

1.“顺应自然”的治疗原理

森田认为，要达到治疗的目的，说理是徒劳的。正如从道理上认识到没有鬼，但夜间走过坟地时照样感到恐惧一样，单靠理智上的理解是不行的，只有在感情上实际体验到才能有所改变。而人的感情变化有它的规律，注意力越集中，情感越加强；听其自然不予理睬，反而逐渐消退。在同一感觉下习惯了，情感即变得迟钝；对患者的苦闷、烦恼情绪不加劝慰，任其发展到顶点，也就不再感到苦闷烦恼了。因此，要求患者对症状首先要承认现实，不必强求改变，要顺其自然。

什么叫顺其自然呢？森田把它看成是相当佛禅的“顿悟”状态。所谓“顿悟”，就是让患者认识并体验到自己在自然界的位置，体验到对超越自己控制能力的平常的事，看得很严重而产生抗拒之心，结果使自己陷入了神经质的漩涡。因此，要改变这种状况就需要使患者认识情感活动的规律，接受自己的情感，不去压抑和排斥它，让其自生自灭，并通过自己的不断努力，培养积极健康的情感体验。

(1)要认清精神活动的规律，接受自身可能出现的各种想法和观念。神经质患者常常主观地认为，自己对某件事物只能有某种想法而不能有另一种想法，有了就是不正常或者不道德的，即极端的完善欲造成了强烈的劣等感。要改变这一点，就得接受人非圣贤这一事实，接受我们每个人都有可能存在邪念、嫉妒、狭隘之心的事实，认识到这是人的精神活动中必然会出现的事情，是一个靠理智和意志不能改变和决定的；但是否去做不理智的事情，却是一个人完全可以决定的。因此，不必去对抗自己的想法而需注意自己所采取的行动，同时，还要认清精神拮抗作用，从心理上放弃对对立观念的抗拒，认识到人有对生的欲望和对死的恐惧两种相互对立的心理现象，并接受这种心理现象，而不必为出现死亡的恐怖而恐惧不安，也不必排除这些令人恐惧的念头，使自己陷入激烈的精神冲突之中。

(2)要认清症状形成和发展的规律，并接受症状。神经质症患者原本无任何身心异常，只是因为他存在疑病素质，将某种原本正常的感觉看成是异常的，想排斥和控制这种感觉，使注意固着在这种感觉上，造成注意和感觉相互加强的作用，即形成精神交互作用。这是一种恶性循环，是形成症状并使之继续的主要原因，认清这一点，对自己的症状采取接受态度，一方面不会强化对症状的主观感觉；另一方面，因为不再排斥这种感觉，而逐渐使自己的注意不再固着在症状之上，以这样的方式打破精神交互作用使症状得以减轻直至消除。比如对人恐怖患者见人脸红，越怕脸红就越注意自己的表情，越注意越紧张，反而使自己脸红的感觉持续下去了，相反接受脸红的症状，带着“脸红就脸红吧”的态度去与人交往，反而会使自己不再注意这种感觉，从而使脸红的反应慢慢消退。

(3)要认清主客观之间的关系,接受事物的客观规律。人之所以患神经质症,疑病素质是症状形成的基础,精神交互作用是症状形成的原因,而其根源在于人的思想矛盾。这一思想矛盾的特征就是以主观想象客观事实,来"理应如此"限定自身的思想、情感和行为。森田指出:"人究竟如何破除思想矛盾呢?一言以蔽之,应该放弃徒劳的人为拙策,服从自然。想依靠人为的办法,任意支配自己的情感,就如同要使鸡毛上天、河水断流一样,不仅不能如愿,反而徒增烦恼。此皆力所不能及之事,而强为之,当然痛苦难忍。然而,何谓自然?夏热冬寒乃自然规律,要想使夏不热、冬不寒,悖其道而行之则人为的拙策;按照自然规律,服从、忍受,就是顺应自然。"针对思想矛盾,森田提出了"事实唯真"的观点,意即"事实即是真理",并以此作为座右铭。他说:"吾人不要把情绪或想象,误认为事实来欺骗自己。因为不论你是否同意,事实是不可动摇的。事实就是事实,所以人必须承认事实。认清自己的精神实质,就是自觉;如实地确认外界,就是真理。"只有使人的主观思想符合客观事物的规律,才能跳出思想矛盾的怪圈。

2."为所当为"的治疗原理

森田疗法把与人相关的事物划分为两大类:可控制的事物和不可控制的事物。所谓可控制的事物是指个人通过自己的主观意志可以调控、改变的事物;而不可控制的事物是指个人主观意志不能决定的事物。

森田疗法要求神经质症患者通过治疗,以学习顺应自然的态度,不去控制不可控制之事,如人的情感;但还是注意为所当为,即控制那些可以控制之事,如人的行动。即"为所当为"是指在顺应自然的态度指导下的行动,是对顺应自然治疗原则的充实。

(1)忍受痛苦、为所当为。森田疗法认为,改变患者的症状,一方面要对症状采取顺应自然的态度,另一方面还要随着本来有的欲望,去做应该做的事情,通常症状不会即刻消失,在症状仍存在的情况下,尽管痛苦也要接受,把注意力及能量投向自己生活中有确定意义、且能见成效的事情上,努力做应做之事;把注意力集中在行动上,任凭症状起伏,都有助于打破精神交互作用,逐步建立起从症状中解脱出来的信心。例如:对人恐怖的人,不敢见人,见人就感到极度恐惧。森田疗法要求其带着症状生活,害怕见人没关系,但该见的人还是要见,带着恐惧与人交往,注意自己要做什么,而这样做的结果,患者自己就会发现,原来想方设法要消除症状,想等症状不存在了再与人接触,其实是不必要的,过去为此苦恼,认为不能做,是因为老在脑子里想而不去做。而"为所当为"要求患者该做什么马上就去做什么,尽管痛苦也要坚持,就打破了过去那种精神束缚行动的模式。

(2)面对现实,陶冶性格。森田疗法的专家高武良久指出:"人的行动一般会影响其性格，不可否认，一定的性格又会指导其做出一定的事情，但仅仅看到这一方面，则是一个片面性的认识。我们也不能忘记‘我们的行动会造就我们的性格’这一客观事实。正是这一点，才是神经质性格得以陶冶的根本理由。”

神经质患者的精神冲突，往往停留在患者的主观世界之中，他们对引起自己恐惧不安的事物想了又想，斗了又斗，但在实际生活中，对引起其痛苦的事物却采取了一种逃避和敷衍的态度，事实上，单凭个人主观意志的努力，是无法摆脱神经质症状的苦恼的，只有通过实际行动，才会使思维变得更加实际和深刻。实际行动才是提高对现实生活的适应能力的最直接的催化剂。对此，高武良久举例说，要学会游泳，不跳入水中就永远也学不会游泳，即使完全不会游泳，跳入水中也是完全可以做到的，然后再逐步学习必要的技术。与此道理相同，神经质症患者无论怎么痛苦，也会在别人指导下做到，这样就可以在不知不觉中得到自信的体验。要想见人不再感到恐惧，只有坚持与人接触，在实际接触中采用顺其自然的态度，使恐惧感下降，而逐步获得自信。前面已经谈到“为所当为”有助于使症状得到改善，其中很重要的一点，就是在实际生活中将精神能量引向外部，就要注意所做的事情，这就减少了指向自己心身内部的精神能量。而与外部世界的实际接触，又有助于患者认识自身症状的主观虚构性，这一过程实际上是使内向型性格产生某种改变的过程。

在顺应自然的态度指导下的“为所当为”，有助于陶冶神经质性格。这种陶冶并非彻底改变，而是对其性格的不同部分进行扬弃。即发扬神经质性格中的长处：认真、勤奋、富有责任感等；摒弃神经质性格中的致病之处：神经质的极端的内省及完善欲。

由此可见，顺应自然、为所当为治疗原则的着眼点是打破精神交互作用、消除思想矛盾、陶冶性格。这种治疗原则还反映了森田疗法对意志、情感、行动和性格之间的关系的看法，即意志不能改变人的情感，但意志可以改变人的行为；通过改变人的行为来改变一个人的情感，陶冶一个人的性格。

森田疗法对日常生活有 10 项要求：①要经常保持充实的生活；②从端正外表做起；③不要感情用事；④不要发牢骚；⑤不要以病为借口而逃避现实；⑥不要做完善欲的俘虏；⑦靠努力产生自信；⑧学会达观；⑨顺应自然；⑩应该避免长期休养。

顺其自然是森田疗法的核心，是指对内心的不安、恐怖等症状顺从地接受；为所当为是指在顺从、接受不安和恐怖等症状的同时，要随着原有的目的和欲望积极实现，做应该做的事。

二、亚健康的放松疗法

放松疗法又称松弛疗法、放松训练，它是通过训练有意识地控制自身的心理生理活动、降低唤醒水平、改善机体紊乱功能的心理治疗方法。实践表明，心理生理的放松，均有利于身心健康、起到治病的作用。像我国的气功、印度的瑜珈术、日本的坐禅、德国的自主训练、美国的渐进松弛训练、超然沉思等，都是以放松为主要目的的自我控制训练。

放松疗法是基于下述理论假设：即认为一个人的心情反应包含"情绪"与"躯体"两部分。假如能改变"躯体"的反应，"情绪"也会随着改变。至于躯体的反应，除了受自主神经系统控制的"内脏内分泌"系统的反应，不易随意操纵和控制外，受随意神经系统控制的"随意肌肉"反应，则可由人们的意念来操纵。也就是说，经由人的意识可以把"随意肌肉"控制下来，再间接地把"情绪"松弛下来，建立轻松的心情状态。在日常生活中，当人们心情紧张时，不仅"情绪"上"张惶失措"，连身体各部分的肌肉也变得紧张僵硬，即所谓心惊肉跳、呆若木鸡；而当紧张的情绪松弛后，僵硬肌肉还不能松弛下来，即可通过按摩、沐浴、睡眠等方式让其松弛。基于这一原理，"放松疗法"就是训练一个人，使其能随意地把自己的全身肌肉放松，以便随时保持心情轻松的状态，运动健身后放松或减轻与消除焦虑等症状的好方法。

放松疗法常和系统脱敏疗法结合使用，同时也可单独使用。渐进性的放松训练是对抗焦虑的一种常用方法，和系统脱敏疗法相结合，可治疗各种焦虑性神经症、恐怖症，且对各系统的身心疾病都有较好的疗效。

1. *一般放松训练*

下面完整地介绍放松疗法的实施过程。

环境要求：房间安静整洁、光线柔和，周围没有噪音。行为施治者多用会谈室对求治者进行肌肉放松训练。

声音要求：训练时，一般是施治者本人用语言指示求治者放松，说话声音应低沉、轻柔和愉快。

准备工作：让求治者靠在沙发上，尽量使自己坐得舒适些，让求治者闭上眼睛。

[然后，告诉接受训练者]

"我现在来教你如何使自己放松。为了做到这一点，我将让你先紧张，然后再放松你身上的肌肉群。先紧张后放松的用意在于使你能体验到什么是放松的感觉。因为只有知道了什么是紧张的感觉，我们才能更容易体验出什么是放松的感觉，从而学会如何保持这种感觉。现在，我先让你体验一下肌肉紧张的感觉。”

［治疗者用手握住对方的手腕说］

“请用力弯曲你的前臂，与我的拉力形成对抗；请用力回收你的前臂，同时体验肌肉紧张的感受。”（大约10s）“好，请你放松，不再用力。尽量放松，体验感觉上的差异。”（停顿5s）

“这就是紧张放松的基本用意。下面我将让你逐个使身上的主要肌肉群紧张和放松。从放松双手开始，然后是双臂、脚、下肢、最后是头和躯干。”（停一下）

“现在我请你……。”

第一步：“深深吸进一口气，保持一会，保持一会。”（大约10s）“好，请慢慢把气呼出来，慢慢把气呼出来。”（停一会）“现在我们再来做一次。请你深深吸进一口气，保持一会，保持一会。”（大约10s）“好，请慢慢把气呼出来，慢慢把气呼出来。”（停一会）

第二步：“现在，伸出你的前臂，攥紧拳头，用力攥紧，注意你手上的紧张感觉。”（大约10s）“好，现在请放松，彻底放松你的双手，体验放松后的感觉。你可能感到沉重、轻松、或者温暖，这些都是放松的标志，请你注意这些感受。”（停一会）“我们现在再做一次。”（同上）

第三步：“现在，弯曲你的双臂，用力弯曲绷紧双臂的肌肉，保持一会，感受双臂肌肉的紧张。”（大约10s）“好，放松，彻底地放松你的双臂，体会放松后的感觉，注意这些感觉。”（停一会）“我们现在再做一次。”（同上）

第四步：“现在，开始练习如何放松双脚。”（停5s）“好，紧张你的双脚，用脚趾抓紧地面，用力抓紧，用力，保持一会，保持一会。”（大约10s）“好，放松，彻底地放松你的双脚。”（停一会）“我们再做一次。”（同上）

第五步：“现在，我们放松小腿部位的肌肉。”（停5s）“请你将脚尖用劲向上翘，脚跟向下向后紧压地面，绷紧小腿肌肉，保持一会，保持一会。”（大约10s）“好，放松，彻底地放松。”（停一会）“我们再做一次。”（同上）

第六步：“现在，请注意大腿的肌肉”。（停5s）“请用脚跟向前、向下压紧地面，绷紧大腿肌肉，保持一会，保持一会。”（大约10s）“好，放松，彻底地放松。”（停一会）“我们再做一次。”（同上）

第七步：“现在，我们注意头部肌肉。”（停5s）“请皱紧额头的肌肉，皱紧，皱紧，保持一会，保持一会。”（大约10s）“好，放松，彻底放松。”（停一会）“现在，请紧闭双眼，用力紧闭双眼，保持一会，保持一会。”（大约10s）“好，放松，彻底地放松。”（停一会）“现在，转动你的眼球，从上，到左，到下，到右，加快速度；好，现在朝相反的方向旋转你的眼球，加快速度；好，停下来，放松，彻底放松。”（停一会）“现在，咬紧你的牙齿，用力咬紧，保持一会，保持一会。”（大约10s）“好，放松，彻底放松。”（停一会）“现在，用舌头顶住上腭，用劲上顶，保持一会，保持一会。”（大约 10s）“好，放松，彻底放松。”（停一会）“现在，请用力把头向后紧靠沙发，用力压紧，用力，保持一会，保持一会。”（大约 10s）“好，放松，彻底地放松。（停一会）“现在，收紧你的下巴，向内收紧下巴，用力，保持一会，保持一会。”（大约 10s）“好，放松，彻底地放松。”（停一会）“我们现在再做一遍。”（同上）

第八步：“现在，请注意躯干上的肌肉群。”（停 5s）“好，请你往后扩展你的双肩，用力往后扩展，用力扩展，保持一会，保持一会。”（大约 10s）“好，放松，彻底地放松。”（停一会）“我们再做一次。”（同上）

第九步：“现在，向上提起你的双肩，尽量使双肩接近你的耳垂，用力上提双肩，保持一会、保持一会。”（大约 10s）“好，放松，彻底地放松。”（停一会）“我们再做一次。”（同上）

第十步：“现在，向内合紧你的双肩，用力紧合双肩，用力，保持一会，保持一会。”（大约 10s）“好，放松，彻底地放松。”（停一会）“我们再做一次。”（同上）

第十一步：“现在，请抬起你的双腿，向上抬起双腿，弯曲你的腰，用力弯曲腰部，用力，保持一会，保持一会。”（大约 10s）“好，放松，彻底地放松。”（停一会）“我们再做一次。”（同上）

第十二步：“现在，紧张臀部肌肉，上提会阴，用力上提，用力，保持一会，保持一会。”（大约 10s）“好，放松，彻底放松。”（停一会）“我们再做一次。”（同上）（休息 2 分钟，再从头做一遍）

结束放松：（施治者）“这就是整个放松过程。现在，感受你身上的肌肉群，从下向上，使每一组肌肉群都处于放松状态，首先，（慢）你的脚趾，你的脚，你的小腿，你的大腿，你的臀部，你的腰部，你的胸部，你的双手，你的双臂，你的脖子，你的下巴，你的眼睛，最后，你的额头，全都处于放松状态。”（大约 10s）

“请注意放松时的温暖、愉快的感觉，并将这种感觉尽量保持 1～2 分钟。然后，我将从‘1’数到‘5’，当我数到‘5’时，你慢慢睁开眼睛，会感到平静安详，精神焕发。”（停 1、2 分钟）“好，我马上开始数数。‘1’，感到平静；‘2’，感到非常的平静安详；‘3’感到精神焕发；‘4’，感到非常的精神焕发；‘5’，请睁开眼睛。”

放松训练注意事项：

(1)第一次进行放松训练时，治疗者与接受训练者同时做，这样可减轻接受训练者的焦虑程度，并能提供模仿的信息。

(2)放松的引导语，有录音和口头两种。但口头语在训练开始时，更便于接受训练者的接受和掌握。

(3)在放松过程中，要帮助接受训练者体验身体放松后的感受，并嘱咐他们回家后每天做一次，每次 15 分钟。

2. 丹田呼吸放松法

所谓丹田呼吸是一种呼气、吸气均产生强腹压的呼吸方式，其重点在于呼气要领的掌握，因为掌握了呼气的要领，也就能自然并充分地进行相应的吸气。

关于呼气的要领，主要包括：①上体放松，力入心窝，以此姿势开始呼气；②将气深长缓缓呼出。

进行丹田呼吸训练的主要好处是：①锻炼胸部呼吸肌；②锻炼膈肌；③提高腹压；④改善脑循环。

呼气训练开始可定 5s、10s，以后可增至 20s、30s、40s、甚至 1 分钟。初练时，可能达不到深呼气的要求，只要呼气已尽，即可全身放松，然后将力再次落入心窝，上体向前弯曲，同时将气呼出。经过一段时间的练习，便可达到深长呼气的要求。

掌握了呼气要领之后，接着可进行屈伸呼吸训练。

屈伸呼吸训练的要领如下。

(1)吸气：双手(可握空拳)沿胸部向上，同时用鼻徐徐吸气，充分扩展至胸腔。此时，脊梁伸直，颈部稍向后倾，将气吸足。而后转入呼气。

(2)呼气：徐徐将气放出的同时，力入心窝，双手静静下落至心窝位置，力入于下丹田，呈上虚实姿势。之后，进行第二次吸气和长呼气。最后一步，也是最关键的，就是认真做好丹田气的徐徐呼出。呼气时，应当做到连续而长久，最后把气全部呼尽。同时还应做到意守丹田，上体逐渐向前弯曲。此时，上体应弯曲 90°，使肺内气体全部呼出。由于平时呼吸并不是动用整个肺部，因此，无助于增进肌体的功能。如果每天坚持几分钟屈伸呼吸，就可以充分运动和强化肺部，从而提高肌体功能。

(3)缓气：如(2)所述，深长呼气后，再转入下一次的吸气。此时应进行三次轻松呼吸，用以放松和调整全身。放松时要从肩部肌肉至下身肌肉，使全身松弛宽舒。

3. 想象放松法

想象是人类心理活动的组成部分。在心理咨询和治疗中，想象技术是最常用的技术之一。

想象性放松比前面的一般放松程序更为容易。做想象放松前，亦要求来访者放松地坐好、闭上双眼，然后开始由指导者(心理医生、教师、家长等)给予言语指导，进而由来访者自行想象。指导者需要事先了解来访者在什么情境中最感舒适、惬意、轻松。常见的情境是在大海边。指导语可以这样给出：

“我静静地俯卧在海滩上，周围没有其他人，我感受到了阳光温暖的照射，触到了身下海滩的沙子，我全身感到无比的舒适，微风带来一丝丝海腥味，海涛在有节奏地唱着自己的歌，我静静地、静静地谛听着这永恒的波涛声……”

指导者在给出上述指示语时，语气要柔和，语调适中，节奏要逐渐变慢，配合对方的呼吸。指导者也要具有想象力，使语言指导具有形象性。

4.深呼吸放松法

治疗者可能会遇到这样的来访者，他在面临某些特殊的场合时，易感紧张，此时已无时间和场地来慢慢练习上述放松方法。此时，可以教其最简便的深呼吸放松法，使其自我镇定。

具体做法是让对方站定、双肩下垂，闭上双眼，然后慢慢地做深呼吸。治疗者可配合对方的呼吸节奏给予如下指示语：一呼——一吸——一呼——一吸——或深深地吸进来，慢慢地呼出去；深深地吸进来，慢慢地呼出去——

该方法简单又可立显效果，对青少年遇到应激情况，特别是应对考试前紧张焦虑颇为有效。心理医生、教师、家长均可事先向青少年教授此法，以备必要时应用。

三、亚健康的行为疗法

行为疗法亦称矫正疗法。此法源于行为主义理论，并运用行为主义方法来进行咨询和治疗。俄国著名生理学家巴甫洛夫的条件反射理论及其发现的条件反射作用现象、美国著名心理学家和行为主义理论创始人华生的模拟恐怖实验、美国著名心理学家斯金纳的操作条件反射理论，被概称为行为理论。行为理论认为，只有根据一个人的外显行为才能决定此人是正常的还是异常的，若人行为不正常，则此人就是异常的。所有的行为都是学习获得的。咨询人员可以通过对个体的再训练（再教育或重新建立条件反射）的方法（即教他对周围环境中的刺激作新的适宜反应）和在某些方面改变他的环境的办法把不正常的行为变为正常，这就是行为疗法的基本原理。

行为疗法有多种具体的方法，常用的有以下几种。

（一）系统脱敏疗法

系统脱敏疗法是最早的行为矫正技术，也叫交互抑制法、对抗条件作用，由沃尔普创立。适用于恐怖症以及和恐怖有关的神经症，如强迫症等。

它应用经典性条件反射原理，逐步地使正常反应加强、不正常的反应消失，从而达到行为矫正的目的。也就是让患者分步骤地接触使他引起敏感反应（如恐惧、焦虑、厌恶等）的事或物，由反应程度轻的逐步过渡到反应程度重的，使他逐渐习惯而消除敏感。此法常用于恐惧症、焦虑症等。另一种脱敏法是冲击疗法（又名暴露疗法、满灌法），即患者直接接触敏感的事物，并促其坚持，从而达到脱敏的目的。

沃尔普曾做过这样的实验：一个怕猫的男孩，看见猫在十米外，便害怕、躲避。在他吃饭时，让猫逐渐接近他，男孩能忍受猫与他的距离在大大缩短。通过肌肉的放松达到生理和心理上的放松，最终可导致抑制焦虑、恐惧情绪。开始使患者接近能引起微弱焦虑、恐惧抑制作用，患者一般可以忍受。以后再给一次强度稍大的刺激，患者又经过放松达到对该刺激的焦虑、恐惧的抑制。经过多次反复，引起焦虑恐惧的刺激就会失去“作用”，患者的恐怖症状也即消失。

系统脱敏法包括三个程序：肌肉放松、建立恐怖（或焦虑）的等级层次和脱敏治疗。

1. 放松训练

按上述的一般放松训练技法练习即可。在对求治者系统脱敏治疗之前，必须教会求治者如何进行肌肉放松。一般需要6～10次练习，每次历时半小时，每天1～2次，以达到全身肌肉能够迅速进入松弛状态为合格。

2. 建立恐怖或焦虑的等级层次

这一步包含两项内容。

(1)找出所有使求治者感到恐怖或焦虑的事件，并报告出对每一事件他感到恐怖或焦虑的主观程度，这种主观程度可用主观感觉尺度来度量。这种尺度为0～100，一般分为10个等级，单位为sud，如图4-1所示。

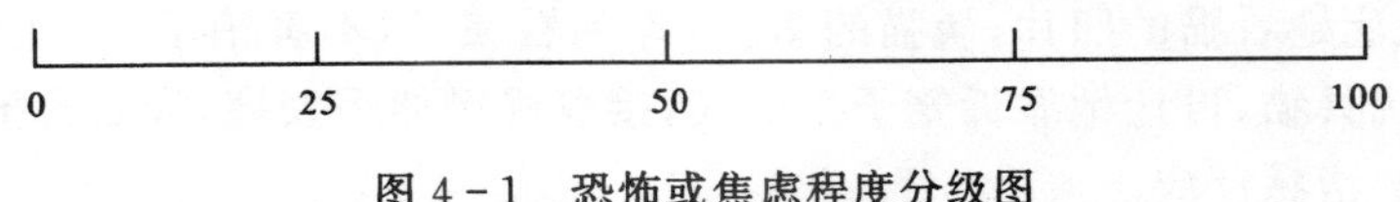

图4-1　恐怖或焦虑程度分级图

(2)将求治者报告出的恐怖或焦虑事件按等级程度由小到大的顺序排列。表4-1是一位害怕考试的学生的主观等级的最后排列示例。亦可用于对运动训练竞赛或演讲等的恐怖或焦虑症状的放松。

表4-1　恐怖或焦虑事件排序表

序列	事　件	sud
1	考前一周想到考试时	20
2	考试前一个晚上想到考试时	25
3	走在去考场的路上时	30
4	在考场外等候时	50
5	进入考场	60
6	第一遍看考试卷子时	70
7	和其他人一起坐在考场中想着不能不进行的考试时	80

以上两步工作也可作为作业由求治者自己独自去做，但再次治疗时，施治者一定要认真检查，注意等级排列的情况。

3.分级脱敏练习

在完成以上两项工作之后，即进入系统脱敏练习。系统脱敏在求治者完全放松的状态下进行，这一过程分为3个步骤进行。

(1)放松。具体放松方法与技术参见本章“放松疗法”。

(2)想象脱敏训练。由施治者做口头描述，让求治者进行想象。从等级层次中最低的一个恐惧或焦虑事件开始，并要求对方在能清楚地想象此事时，便伸出一个手指来表示。然后，让求治者保持这一想象中的场景30s左右。想象训练一般在安静的环境中进行，想象要求生动逼真，像演员一样进入角色，从低到高逐步想象，要求在想象时出现恐惧紧张情绪后尽量忍耐，不允许有回避停止行为产生，一般忍耐一小时左右视为有效。实在无法忍耐而出现严重恐惧时，采用放松疗法对抗，直到达到最高级的恐怖事件的情景也不出现惊恐反应或反应轻微而能忍耐为止。一次想象训练不超过1个等级，如果在某一级训练中仍出现较强的情绪反应，则应降级重新训练，直至完全适度。

(3)实地适应训练。这是治疗的关键步骤，也是从最低级到最高级逐步训练，以达到心理适应。一般均重复多次，直到情绪反应完全消除，方进入下一等级。每周治疗1至2次，每次30分钟左右。比如对一个过分害怕猫的人，在治疗中，便先让她看猫的照片，谈猫的事情；等到看惯了，不害怕了，再让她接触形象逼真的玩具猫，再让她靠近笼子里的猫，接着慢慢伸手去摸，最后去抱猫，逐渐除去怕猫的情感反应。

(二)厌恶疗法

该法又称处罚消除法。此法也是根据巴甫洛夫的经典条件反射原理而发展起来的。咨询者帮助咨询对象将要消除的行为或症状同某种使之厌恶的或处罚性的刺激结合起来，通过厌恶性条件作用，从而达到消除或减少不良行为的目的。此法常用于戒烟、戒酒或药瘾以及矫正性变态、强迫症和某些其他不良行为。

(三)条件操作法

该法又称奖励强化法。这是根据斯金纳的操作条件反射原理而设计出来的，目的是通过强化(即奖励)而形成某种期望出现的良好行为。当患者出现某种预期的良好行为表现时，马上给予奖励，从而使该行为得到强化。此法常用来纠正不良习惯，对行为障碍有疗效。

(四)模仿法

该法又称示范法、观摩法。这是根据美国心理学家班杜拉的社会学习理论而创立发展出来的。社会学习理论认为,人有许多复杂的行为是不可能通过经典条件反射和操作条件反射的作用来简单地加以控制或改变的,必须通过观摩、示范或学习,通过模仿才能获得。人们常说的"近朱者赤,近墨者黑"就是这个道理。根据社会学习理论,咨询者可设计一些程序,使咨询对象有机会通过模仿学习获得新的行为反应,或用适当的行为取代不适当的行为。

应用行为疗法,对治疗亚健康中的某些心理疾患具有良好效果。例如,治疗强迫症、焦虑症、抑郁症等。

四、亚健康的音乐疗法

小溪里的潺潺流水,森林中清脆的鸟鸣,当人们发现优美的音乐能使人的大脑深度放松,并产生某种令人心情愉快的内啡肽时,音乐疗法便应运而生。

处于亚健康状态或有身心疾患的人往往希望找到一种既有效、便宜,又无副作用,简便易行的调整或治疗方法,而音乐疗法在国外已被作为医院临床非药物疗法之一而用于调整亚健康,辅助治疗头疼、手术疼痛、睡眠障碍、胃肠植物神经紊乱、心血管综合征、高血压、免疫性疾病、皮肤病、抑郁及焦虑等等。有关研究已证实,音乐疗法具有使血压降低、脉搏减缓、皮肤温度上升、皮肤电阻增高、使人身心进入放松和舒畅状态的作用。

1. 失眠的音乐疗法

睡觉前一般选用夜曲或小夜曲、摇篮曲以及其他柔美、恬静性质的乐曲,所选的乐曲一般具有以下特点:旋律轻柔甜美,委婉抒情或简洁流畅;节奏平稳柔慢,或似摇篮式旋律;速度徐缓;音色柔和舒展或略带深沉。乐曲具有安详、幽静的风格,表达出温馨亲切或爱抚安适的感情。

民族乐曲有《渔舟唱晚》、《梁山伯与祝英台》(小提琴协奏曲)、《良宵》(二胡、钢琴)、《二泉映月》、《春江花月夜》、《寒江月》和各种摇篮曲等。

西方乐曲有莫扎特、勃拉姆斯、舒伯特等作曲家的《摇篮曲》、马斯涅《泰伊丝幻想曲》、柴可夫斯基《秋之歌》(大提琴、钢琴)、海顿《小夜曲》(大调弦乐四重奏)第二乐章、舒曼《梦幻曲》等;还如门德尔松的《仲夏夜之梦》、德彪西的《钢琴奏鸣曲》、《梦》都能对失眠状态的人睡前达到催眠的作用。

平时选择健脑益智音乐、兴奋性乐曲,此类音律刚劲、活泼或威严、雄壮,节奏明快、坚定,多为进行曲节奏,速度稍快,音色饱满有力或庄严雄伟,或尖锐清脆,力度较大,抑扬顿挫,加上多种打击乐器的使用,形成一种激昂、兴奋的情绪和热烈而活跃的气氛。乐曲选择民族乐曲《得胜令》、广东音乐《步步高》、《娱乐升平》等民族器乐曲。

西方乐曲选贝多芬《命运交响曲》第一、第四乐章、肖邦《波兰舞曲军队》、比才《斗牛士之歌·卡门序曲》、格罗菲《大峡谷交响曲》第三乐章、苏佩《轻骑兵》序曲、格林卡《幻想圆舞曲》、罗西尼《威廉·退尔序曲》、贝多芬《皇帝协奏曲》、伊凡诺维奇《多瑙河之波》、施特劳斯《春之声圆舞曲》、莫扎特《土耳其进行曲》等。

2. 心情抑郁、消化功能不良的音乐疗法

消虑性和解郁性乐曲旋律优美多彩，欢快活泼，有较多的起伏变化，节奏明快清晰，速度中等，音色清新明亮，风格明朗秀丽，表达一种愉快、向上的情绪。有的消虑性乐曲略带镇静性，柔和抒情，给聆听者一种委婉谈心的亲切感。曲目选自广东音乐《昭君怨》，民族乐曲《春江花月夜》(管弦乐)、《喜洋洋》、《春天来了》、《心花怒放》、《小开门》、《喜相逢》、《夜深沉》、《光明行》、《月儿高》、《平湖秋月》等。

西方古典乐曲：柴可夫斯基的《如歌的行板》、门德尔松的《春之歌》、肖邦的《小调第一钢琴协奏曲》第三乐章、施特劳斯的《拉德茨基进行曲》、贝多芬的《大调小步舞曲》、马利的《金婚曲》、拉威尔的《波莱罗舞曲》、李斯特的《匈牙利狂想曲 NO. 2》、莫扎特的《剧院经理》、施特劳斯的《维也纳森林的故事》等。

此外，穆索尔斯基的钢琴组曲《图画展览会》能增进食欲；艾尔加的《威风凛凛》、布拉姆斯的《匈牙利舞曲》在茶余饭后起到缓解生活和工作中的各种压力的作用；莫扎特的《第四十交响曲 B 小调》和格什温的《蓝色狂想曲》组曲可以解除您心中的一切忧郁、郁闷现象；等等。

3. 痛苦激动情绪的音乐疗法

其实人的情绪产生障碍时，往往首先需要疏泄，然后再逐渐疏导和调整。如一个人处于强烈悲痛情绪时，不可能立即选用欢快的乐曲聆听，而要用如贝多芬的《第五命运交响曲》、柴可夫斯基的《悲怆》交响曲或民乐《江河水》一类的乐曲，高亢悲壮以求宣泄心头郁闷，抒发情感，心中郁结的悲哀得以化解，使人情绪松弛。逐渐感受到轻松后，再聆听平静舒缓的乐曲，经过一段调整，情绪有了转换才能逐步引入较欢快的乐曲。还有比才的《卡门》可以消除疲劳；贝多芬的《命运交响曲》和博凯里尼的大提琴《A 大调第六奏鸣曲》等能振奋精神。

另外，头晕、乏力、疲倦、体力下降选择《梁山伯与祝英台》、《彩云追月》、海顿组曲《水上音乐》、德彪西管弦乐曲《大海》等；紧张不安、易激动选《江南丝曲》、《寒鸭戏水》、《天鹅湖组曲》等；烦乱、心悸、胸闷选《月夜》、《梅花三弄》、《春之歌》等，情绪低落选《春天来了》、《步步高》、《金蛇狂舞》等。

五、亚健康的结肠水疗法

亚健康状态的病理基础之一为肠道排泄功能失调。当肠道正常的排泄功能失调，出现便秘时，结肠内的滞留物可形成繁殖有害细菌和毒素的内环境，由于毒素的吸收，机体最初则表现为亚健康状态。肠道内的有毒物质可使机体重要脏器功能减退，加速衰老；使皮肤代谢失调，导致皮疹、皮癣、脱发、痤疮和其他皮肤疾病；使消化系统功能减退，引起胃炎、消化不良、口苦、口臭；使神经系统功能障碍，易产生疲乏、失眠、焦虑和健忘等症状。肠道水疗是对肠道的维护和保养，通过水的冲洗、刺激作用推动结肠肌肉收缩，重建肠道的正常蠕动功能，积极改善便秘，纠正肠功能紊乱；减轻循环系统及淋巴系统的负担，消减痔疮；促进新陈代谢，调节肠道菌群失调；排除有害物质，减轻体内毒素积累，降低肠道肿瘤发病率。

1. 结肠水疗的原理

胃肠道尤其结肠是机体内细菌和毒素的最大储存库，毒素的长期存留对身体的消化系统、内分泌系统、神经系统等均会产生不良影响，产生食欲低下、腹胀、便秘、嗳气、面色灰暗、起斑、痤疮、睡眠不佳、烦躁等一系列问题。结肠途径治疗机是通过经过滤的纯净水或配以不同药液输入结肠，软化粪便，并可撑起肠壁使附着肠壁上的有害物质剥离，并经特制管道排出体外。因此，可排除肠腔和肠黏膜上的病原体及毒素。它无创伤、直接、迅速、安全，是美容保健的良好选择，尤其受到广大爱美女性的欢迎。经过一段时间的治疗，会出现面容白嫩、细腻、神清气爽、精力旺盛的效果，不失为一种时尚保健方式。

2. 结肠水疗的适应征

(1)美容功能：黄褐斑、痤疮、皮肤弹性差、面色灰暗、黑眼圈、皮肤瘙痒。

(2)治疗疾病：腹泻、便秘、结肠类低热、盆腔炎、气管炎。

(3)亚健康状态：失眠、情绪低落、腹胀、口臭、狐臭等。

六、亚健康的电针加经络氧疗法

亚健康状态是近年来国内外医学界提出的一个新概念，主要表现为生理与心理的双重不适感，生理表现为：疲乏无力、困倦、胸闷、气短、多汗、肌肉疼痛等。心理表现为：精神疲惫、失眠多梦、注意力不集中、记忆力减退、反应迟钝、情绪低落、焦虑不安、易激惹等。祖国医学历来重视预防，早在(内经)中就提出了“治未病”的预防思想，即适当调养身体，提高正气的抗邪能力，就能防止疾病的发生。电针疗法采用不同的脑电参数，模拟正常脑电波，通过穴位刺激反馈给患者，使其不断强化，最终使患者接受这种刺激而达到治疗的目的。经络氧疗法是在针灸基础上加上吸氧，以达到促进血液循环，增进新陈代谢，促进大脑代谢活动的作用，与通过经络行气血、营阴阳，维持内外环境协调和平衡的理论相吻合。百会穴具有清热开窍、健脑宁神、益气潜阳、回阳固脱等功效；足三里有调理气机、泻热安神、补益强壮之功效，为全身强壮要穴之一；内关有宁心清热、镇静安神、和胃降逆之功；以上穴位配合电针、吸氧，能补益气血、温阳化瘀、熄风活络、育阴熄风、滋补肝肾，达到扶正祛邪的良好效果。

电针疗法：取百会穴、印堂穴，常规消毒皮肤，选1～2寸长的毫针，斜刺8分，用平补平泻的手法得气后，两针柄分别接电针治疗仪的一组输出的正负电极，电量以患者能耐受的最大量为宜，同时配合经络氧疗法：取内关、足三里，用平补平泻的手法直刺进针1～1.5寸，配以鼻塞吸氧，氧流量5L/分，留针30分钟后停吸氧再起针，两侧胃经、心包经交替应用电针及经络氧疗法均每日1次，每次30分钟，4周为一疗程。

20世纪80年代，有学者在用电针取百会、印堂穴疗法与阿米替林治疗抑郁症的开放性对照研究中发现，电针有明显的抗抑郁作用，其疗效与阿米替林基本相同，且对焦虑、躯体化和认知障碍等症状以及反应性抑郁的疗效，电针组优于阿米替林组，而阿米替林组的心血管系统、椎体外系不良反应及抗胆碱能不良反应大于电针组。有学者对比电针与马普替林治疗抑郁症的临床疗效，发现电针对抑郁症伴发的焦虑和躯体化症状的改善作用优于马普替林，且不良反应小于马普替林。经一疗程治疗，亚健康状态者各因子分均有所下降，尤其是躯体化、强迫、抑郁、焦虑因子分下降明显，治疗过程中未见不良反应，与既往的研究结果基本一致。说明电针加经络氧疗法治疗亚健康状态安全、有效，值得在临床深入研究与应用。

七、亚健康的疏导疗法

疏导疗法通过对患者阻塞的病理心理状态进行疏通引导，使之畅通无阻，从而达到治疗预防疾病，以达到促进身心健康的目的。心理疏导主要有以下要点。

(1)告知以其败。指出疾病的危害，引起患者的重视，使患者正确认识疾病。

(2)语之以其善。指出患者要和医生配合，及时治疗，增强战胜疾病的信心。

(3)导之以其所变。指出具体的治疗措施，并劝告患者如何调养。

(4)开之以其所苦。指出患者的消极心理状态，帮助患者从消极的疾病苦闷中解放出来。

八、亚健康的娱乐疗法

通过各种娱乐活动，如跳舞、唱歌、游园、看电影、看电视和戏剧表演、下棋、玩牌等都可以有效地陶冶情操，增进身心健康。娱乐疗法在生理功能方面，能增强两肺的呼吸功能，清洁呼吸道，使肌肉放松；在心理功能方面，有利于抒发健康的情感，消除神经紧张，帮助驱散愁闷，有助于克服羞怯的情绪，有助于乐观地对待现实。以上这些都说明娱乐疗法，有着大家肯定的治疗作用。

九、亚健康的漂浮疗法

被治疗者在漂浮状态下，全身进入一种极度的放松，意识进入“虚无”及“空白”的状态。这对于消除头昏、失眠、恐惧、抑郁、强迫、紧张、焦虑等精神症状有明显的效果，具有“维持效应”，另外漂浮液中的特殊成分具有改善血液循环、调节血压、解除痉挛等作用。

北京大学医学部研制出了我国首台漂浮治疗仪，漂浮器内的漂浮液是研究人员自己配制的特殊药液，漂浮液具有强大的浮力作用，漂浮液的温度也与体温相同。这样被治疗者可轻松地漂浮在液面上，“重量感觉”消失了。同时整个身体如同“吞吐融化”在液体里一样，从而达到治疗的目的。

十、亚健康的催眠疗法

催眠是一种类似睡眠的恍惚状态。医生用催眠的方法使求治者的意识变得尤其狭窄，并借助暗示性语言，以消除病理心理状态和躯体障碍的一种疗法。催眠疗法大致可以分为以下几种：①言语暗示加视觉刺激；②言语暗示加听觉刺激；③言语暗示加皮肤感觉刺激；④药物催眠。

十一、亚健康的逆转意图疗法

逆转意图疗法是让求治者故意从事其感到害怕的活动，使患者对该行为的发生感到无所谓，达到使害怕反应不再发生的治疗目的。

十二、亚健康的暗示疗法

暗示疗法是利用言语或非言语的手段，引导求治者顺从、被动地接受医生的意见，从而达到某种治疗目的的一种治疗方法。

此外，还有许许多多其他的心理疗法，大家可从有关的心理学书籍中有选择性地学习和运用。

十三、亚健康的森林疗法

现代人在充分享受着高度发达的物质文明的同时，也离自然越来越远，想听到鸟儿的歌唱、昆虫的合奏，想看到参天的大树和各色的野花，想张开嘴呼吸到清新的空气。这些对都市人来说都已经像是遥远的梦了。倘若能够放下手中工作、心中烦恼，约上三五好友同赴郊区森林，来上一场森林浴，岂不快哉？

森林浴又称森林疗法，是利用森林的自然环境来影响人体、治疗疾病、增强体质、愉悦精神的一种自然疗法。

在远离城镇的大片森林中，鸟语虫鸣风声，是自然和谐的音乐，使人乐而忘忧。植物的枝叶具有较强的吸附尘埃的作用，加上植物的光合作用，空气中的尘埃含量几乎为零，更没有化学废气的污染。松树、桉树等树木散发出来的芳香气味尚有杀菌、抗癌等作用，又能促进人体生长素的分泌，帮助机体脂肪的分解。因此，呼吸森林中的空气，可使人精神畅快，头脑清爽。因为呼吸运动，尤其是深呼吸，能使胸腔增大，呼吸肌力量增强，肺脏扩展能力提高，从而有助于呼吸系统的机能提高。深呼吸时肺脏有节奏地压缩心脏，有助于心脏的工作，有利于静脉血回心。深呼吸时隔肌运动范围扩大，对胃肠道也能起到推拿作用。在森林中居住一段时间后，你的感官会得到放松和调整，味觉、嗅觉、视觉的敏感度都能有所提高。

对于深受沙尘暴之苦的“白领”丽人而言，森林又是最好的帐篷。森林里湿润空气中所含的负离子、植物分泌的各类气味等，对皮肤也有很大好处，有助于神经性皮炎、瘙痒、湿疹等的治疗，有养颜润肤的功效。

第四节　心理亚健康的预防调适处方

心理亚健康是亚健康的重要内容之一，如果不加以妥善处理就会发展为心理障碍和心理疾病。所以说，心理调节对于解决亚健康问题具有非常重要而不可替代的作用。例如许多高考生在紧张的复习阶段会出现胃胀、食欲不振、恶心呕吐等症状，但是生理检查指标正常，实际上就是心理问题导致的躯体化症状，只要通过科学、有效的心理调节，躯体症状自然就会消失。

心理亚健康问题主要表现为精神疲劳、注意力分散、遇事紧张、烦躁、抑郁等等。其主要原因是人们面对日趋激烈的社会竞争，社会适应能力不强，人际关系不和谐，从而诱发情绪紧张，持续一段时间后，终于导致心理问题的出现。

一、心理亚健康的自我调节处方

面对心理亚健康，正确的应对方式是自我心理调节，而心理调节的核心内容就是善待压力。善待压力，人们至少要在生活中做到如下几个方面。

1. 承认压力存在的客观性

“万事如意”、“一帆风顺”是我们对生活的美好祝愿，但是压力在人的一生中是客观存在的，没有压力、没有逆境的人生是不可能的。只有承认了压力存在的客观必然，才能做好抗压的心理准备。

2. 提高抗压的能力

首先要有意识地培养自己具备良好的性格，对待事情，要拿得起，放得下。

保持情绪的稳定性，这样当压力到来时，就不会有大起大落的应激反应；其次要有一个坚定的意志品质，坦荡胸怀、豁达心境，凡事不钻牛角尖；再者要不断领悟自然与人的客观规律，努力去认识这些规律，承认规律不可改变而人的认知和态度却可以改变，只有适应规律、把握规律，才能变压力为动力，从逆境走向成功，不会被规律压垮；最后要善于处理人际关系，当今社会人们面临就业、升学、住房、医疗、利益分配等众多事件，人际关系在这些事件中接受严峻的考验。和谐的人际关系取决于健康平和的心态和有效的与人交往的技巧，前者需要性格养成和认知领悟，后者则可以从长辈、书籍和社会学校中获得。

如果你认为自己已经处于亚健康状态，那么就应该首先到医院进行体检，排除器质性病变的可能；然后通过以上几点的建议，进行自我认知、自我心理调节，要相信最好的心理保健医生就是你自己；经过一段时间努力，如果效果不显著，或者情况还在变糟，那么就应该以科学的态度大大方方地走进心理咨询门诊，接受心理医生的帮助，也就是说需要下面这两个过程。

(1)医学诊断。在现代医疗检测条件下，医学专家对自感处于亚健康状态的人进行全面检查，排除生理致病因素，或者将尚处于潜伏期的病灶检查出来及时治疗，或者诊断为神经系统功能失调进行药物调理。如果没有器质性病变，就可以判断为心理问题了。

(2)心理咨询。“大彻方能大悟”，当事人通过寻求心理咨询专家的指导，接受合理的“情绪疗法”。对亚健康状态的成因进行客观、科学的分析，不怨天尤人，不回避现实，有正视现实、剖析自我的勇气，调整绝对化的观念，放弃不切实际的目标，并辅之以面向未来、一切向前看的心理咨询，确立积极而务实的人生目标、道德形象、价值取向和行为方式。如此一来，摆脱心理亚健康就有了理论依据。

二、心理亚健康的综合调适处方

1. 培育健康心理

人的一生难免有喜怒哀乐，生离死别，要正确对待已经发生的种种事情，应采取有效的办法，善于适应复杂的环境，及时调节心理状态。要自我珍重，努力培养安定而团结的情绪，不要因为一些琐碎小事而引起情绪波动。要做到三个“正确对待”，保持心理平衡，即“正确对待自己”、“正确对待他人”、“正确对待社会”。多体谅别人，多看别人的优点，不要苛求别人，要心胸开阔，心境平和，健康的心理可以提高工作效率和延缓衰老。

2. 培养乐观精神

现代医学证实，精神、心理状态对健康长寿的影响是显著的，精神、情绪对人体健康的衰老起着关键性作用。保持心理健康是中老年人常葆青春,延年益寿的精神营养。古人云:“忧则伤势,乐则长寿”就是这个意思。我们要提倡三个“乐”,即“助人为乐”、“知足常乐”、“自得其乐”,积极乐观地看世界,善良宽容地对待别人。每天都过得开开心心,而每天的开开心心又能使你健康长寿。

3.树立自尊自信

自尊自信无论是对追求事业成功,还是对追求健康身心,都是非常重要的,相信自己的天赋是用来成就事业的,相信自己的智慧足以应付生活的挑战,可以帮助自己排除困难。我们要树立良好的自身价值观,虽然中老年人精力、体力各方面的确比年轻时有所减退,但中老年成熟、丰富的实践经验和操作技巧也是一笔财富。

4.克服性格缺陷

性格是指人的主要个性,它直接参与人的情绪活动。我们要克服虚荣心理、依赖心理、嫉妒心理,要学会冷静思考问题和冷静地处理问题的方法,要有豁达大度和忍让的精神,要掌握宣泄、传导不良情绪的心理防范措施。遇到心理障碍时,可寻求朋友的帮助,也可寻求心理医生的帮助,采用心理疏导和药物综合治疗。中医中药对于治疗情绪障碍有悠久的历史和丰富的经验。

5. 心理亚健康治疗

心理疗法种类很多,常用的有:生物反馈疗法,心理疏导疗法、自我松弛疗法、暗示疗法、格式塔疗法、强化疗法、认知疗法、行为疗法、社会治疗、家庭治疗、音乐疗法、旅游疗法、艺术疗法等。

利用心理学的理论和技巧,通过多种方法,应用语言和非语言的交流方式,从而影响对方的心理状态,改变其不正确的认知活动和情绪障碍,解决其心理上的矛盾,达到治疗心理亚健康的目的。在日常生活和工作中,应做到以下几点。

(1)进行生活习惯和行为的调整,使自己的作息趋于规律。

(2)进行情绪调整。做到能够认知自己以及对方的情绪,能够管理自己的情绪,这样才能在行为上把握“度”。

(3)进行职业心理调整。审视自己是否能够从职业中发现乐趣,或者发现创新的能力,如果不能,则要看看有没有其他的补偿机制,如单调乏味的工作是否能使你在休闲娱乐的时候更能体验到快乐。

(4)进行松弛训练方面的调整。让心理亚健康者把一只气球吹得很大,然后将所感到的压力事项写在气球上,用针轻轻戳,气球破了,他随之觉得精神放松下来。

6. 走出三大误区

(1)忽视了各人不同的心理免疫力。面对同样的挫折,心理免疫力强的人能轻松化解，弱的人则后果严重。

(2)将心理问题当成疾患，迷信药物治疗。心理不适应若没有及时解决，会出现食欲减退、睡眠差、情绪低沉等身心症状，通过倾诉或受到周围人的关心支持以后就可以缓解，所以决不要乱用药物。

(3)对心理问题和心理疾患，完全忽视药物治疗，而正确的方法应该是通过心理辅导加药物进行全面的治疗。

三、心理亚健康的预防处方

在预防亚健康方面有关专家提出了“平心”预防方案。所谓平心：即平衡心理、平静心态、平稳情绪。要想平心，必须先做到“五乐”。

(1)知足常乐。这是对人生修养和平和心态的实践经验的总结。春秋时期的老子就曾说过：“知足不辱，知足不殆，可以长久。”后来发展为“知足者常乐，不知足者无乐”和“知足则乐，常贪必忧”。也就是说，人生在世，无论名利钱财，日常生活，宁肯获其低，不宜贪其高。做到常获其当，就必定心安理得而快乐。相反，如果贪得无厌，总也满足不了，那么心理永远也得不到平衡，因为名利钱财这些奢望永远没有满足的那一天。常言道：享受要同比自己低的人比，贡献要同比自己高的人比，获取要同比自己低的人比，付出要同比自己高的人比，这样才能永远快乐，也才能将心比心，使自己的心理得到平静。

(2)知己常乐。人当有自知之明，知道能干多少事，能胜任什么样的工作，特别是能清楚地知道自己的长处和短处，知道自己应获取的回报，这是十分重要的。要定位好自己的人生坐标，只有定位准确，方能知己，也才能从中获取乐趣。

(3)知苦常乐。即善于从困苦和磨炼中寻找乐趣，获取信心，从克服困难和挫折中总结教训，平衡心态，得到快乐。

(4)知理常乐。知理去忧，遇事想得开，欢乐自然来。

(5)知福常乐。要做到人在福中要知福，不要总是没完没了地去攀比。只有知福，才能知足，也才能平衡心态，宁静心情，快乐人生。

四、亚健康状态的中医心理治疗处方

中医心理学有着丰富的内容和独特的治疗方法，这种有着中医特色的心理疗法，尤为适合亚健康状态者的心理调治。亚健康状态者除了机体的某些功能失调外，还有心理上的疲劳和压力，这必须用心理疗法来调治。下面就介绍一下常用的中医心理调治方法。

1. 调神养性法

中医学认为人是一个有机的整体，强调形神合一，心身统一，主张治病时须形神兼治，尤重“治神”，故《素问·宝命全形论)说“一曰治神，二曰知养身，三曰知毒药为真……”，这种注重调神养性的方法，与现代生物—心理—社会医学模式的理论是一致的，可见自古以来中医就重视人的精神心理。

这里的“调神”就是指调养心神，“养性”就是指调养性情。人要做到精神心理上安详宁静，不要被身外的各种欲望杂念所困惑，保持性情温和，神情内藏，清心温静，故《黄帝内经》中告诫人们“静则神藏，躁则消亡”，“恬淡虚无，真气从之，精神内守，病安从来”。在临床上常见到亚健康状态者出现忧虑、恐惧、焦躁等反应，这往往是心理活动失衡造成的，所以首先要使其保持清心寡欲，情绪宁静，以静制躁，这样就可逐渐改变焦虑、紧张、恐惧等不良的心理状态，从亚健康状态中走出来。

亚健康状态者往往心理压力较大，与周围人际关系紧张，过分关注自己，计较个人得失，功名欲、金钱欲旺盛，一旦希望落空，就会消极颓废，耗神伤气，神气不能内藏。所以日常生活中要注意调神养性，做到少思寡欲，性情温和，自我减负，让神气清静内守，从而保持身心健康。《医学入门》中提到应除“六害”，做到“一者薄名利，二者禁声色，三者廉货财，四者损滋味，五者除佞妄，六者去妒忌。”只有平时保持这种健康的心态，正确认识现实生活中的矛盾，神气才能不为所扰。注意调神养性，让机体始终处于一种健康的心态中，心理免疫力就会增强，自信心增加，心理承受力和适应性就会提高。

2. 情志调养法

《内经》中说：“百病生于气也，怒则气上，喜则气缓，悲则气消，恐则气下，惊则气乱，思则气结。”我们知道当情志变化超越了人的调节范围时，就会使人生病。比较轻的可造成脏腑功能、阴阳气血功能失调，出现病前的亚健康状态。如一些亚健康状态者，平时多性格内向，多愁善感，郁郁寡欢，最易造成思虑伤脾损心，气机郁滞，若不能及时调治则易发病。所以情志的调养对亚健康者来说是非常重要的。

不良的情志状态，不仅可损害机体，造成功能失调，也影响自己正常的行为，如大怒大悲之下会做出一些失去理智的行为，所以对平时一些易激动恼怒之人，要注意调整克制自己过激的情志活动。如清代的梁章矩在《退庵随笔》中介绍了以“独守方寸之地”来预防情志波动的方法，文学作品中的“方寸”，就是我们中医所讲的一个人的精神、情志、神明，他主张人们把自己的精神情志的方寸灵府，筑成一个城池，再严密地关上四周城门，所谓固若金汤，把引起人们精神情志波动的各种因素如晋级、加薪、提干、失恋、丧亲等都视为攻城的敌人，绝不允许它们侵人，即使稍有不慎让这些杂念进人，也应立即驱逐出去，以保持心灵的宁静。

中医的情志调养，非常强调因人而异，即针对不同性格和脾气秉性的人，采取不同的调养方法。如性格内向、多疑善虑之人，要劝其多接触人，广交朋友，尤其是多与一些性格开朗、情绪乐观、心理健康的朋友交往，形成性格互补，逐渐使其心胸开阔起来。而对一些情绪易激、脾气暴躁者，要使其宁心静志，可培养一些爱好，如琴、棋、书、画等，陶冶性情，改善急躁易怒的情绪。

3. 情志相胜法

中医学是把情志按“五行”的属性进行分类的。由于五行之间的胜克关系，情志之间也存在着相胜相克的关系。在临床实践中，中医心理学就是利用不同情志之间相胜相克关系来调治情志疾病的。如按五行分属关系来说悲属金、怒属木、思属土、恐属水、喜属火，相胜关系则是思（土）胜恐（水）、恐（水）胜喜（火）、喜（火）胜悲（金）、悲（金）胜怒（木）、怒（木）胜思（土）。情志相胜的治疗原理就是依据五行的相胜制约关系，用一种情志去纠正相应的另一种情志疾病。这种心理治疗方法为传统中医心理学所特有，并充分反映出中医学说的整体性和相关性。

古人在利用情志相胜的治疗方法上有着丰富的经验，尤其是金元时期的张子和，在运用情志相胜法方面经验非常丰富，并留有大量的病案，可以说是一位杰出的心理治疗大师。如用恐胜喜方法，治疗一例因喜乐太过而病的患者：张子和看过患者后佯装去取药而一去不返，使患者以为自己已病入膏肓、无药可治而恐惧悲泣，从而抑制其过喜，促使病情好转。还有以怒胜思治疗失眠症：患者因思虑过度两年不得入寐，经与患者家属商议，以怒激之。多日取财饮酒，数日不处一方而去。患者大怒汗出，是夜困卧，八九日不寤，饮食正常，脉平心静。张子和分析认为“此因胆虚不能制脾之思虑而不寐，今激之以怒，胆复制脾，故得寐也”。这些都是情志相胜的有效案例。

4. 精神心理放松法

由于亚健康状态多与精神紧张、心理压力大有密切关系，因此精神心理放松对亚健康的调治非常重要。精神心理放松的方法有多种，如语言开导、吐纳、意念想象、心理暗示等均可达到放松的目的，从而大大缓解亚健康者的心理压力。其中中医的吐纳方法可以通过姿势调节、呼吸锻炼、身心松弛等环节，使练功者达到入静的状态，精神心理逐渐放松，忘却各种烦恼和不愉快，是非常有效的放松方法。

此外，一些休闲活动如散步、下棋、聊天、旅游等，也可缓解精神紧张和心理压力。一些娱乐活动如听音乐、养花赏花、垂钓等，也是很好的放松方法。我国古人就已知道歌舞可以调神养性，使人精神愉快。如清代医家吴尚先在《理文》一书中说“七情之病也，看花解闷，听曲消愁，有胜于服药者也。”所以说，适当的娱乐休闲活动是非常有效的精神心理放松疗法，尤其对亚健康状态者来说更为适宜。

5. 劝说开导解郁法

亚健康状态者常常表现出中医的郁症特点，这里的郁有肝气的郁结、气机的郁结、情志的郁结等，临床常见精神抑郁、闷闷不乐、多疑善虑、胸闷不舒、两胁胀满、食欲不振、善叹息、头昏沉等。中医的治疗法则当以疏肝解郁、调畅气机为主。可采取一些解释、劝说开导的方法，具体实施时还要遵循中医的因人、因因(不同的原因)、因时、因地制宜的原则。这种劝说开导解郁法类似于现代心理学的心理疏导法，只是中医更注重配合其他方法进行综合调治。

劝说开导时，要根据不同性别、不同年龄、不同性格、不同社会家庭背景等采取相应的劝说开导方法。这种重视心身差异及其个体当时的反应状态，针对不同个体给予不同治疗的方式，就是中医辨证论的实质。由于心理治疗是最讲究个体差异性的，所以中医的思想方法对心理治疗的发展是极为有利的，也是中医心理治疗的优势所在。如许多名老中医在为患者诊治疾病时，仅通过望诊、切脉就可辨清患者的疾病所在，并通过分析讲出病因病理，使患者首先产生对医生的信服感，从而建立起治愈疾病的信心，再通过解释开导，使患者解除疑虑，情绪放松，这样心理治疗与药物治疗相配合，可以起到更有效的治疗作用。在接诊时要注意耐心听取患者的自述，根据患者的具体情况进行细致的解释，对情绪激动、性格外向、急躁易怒者要耐心劝解，讲清不良情绪对身心的不利影响；对精神抑郁、性格内向、不善言谈者，更要多给予肯定和鼓励，帮助其树立信心。

中医心理治疗的方法除以上几种外还有很多，在我国几千年的医学史中就有大量的关于心理治疗的案例。这些心理治疗方法都体现了中医心理治疗的特点，即心理调治的整体性、具体应用时的辨证性，各种心理治疗过程中注意采取综合性的治疗措施，尤其是心理治疗与针药治疗的配合应用，在临床实践中更为广泛。

总之，中医心理疗法在调治亚健康状态方面可充分发挥其优势，从整体上改善亚健康状态，尤其是改善不良的精神心理状态，并逐步使其恢复到健康水平。

五、一般心理压力的自我消解处方

1. 心理压力的危害

在知识经济时代，由于空间压缩、时间膨胀、信息爆炸、沟通加强、知识升值、贫富差距拉大以及价值多元化等，使得人们的思想变化快、信息传递快、观念转变快……唯有如此，才可适应快速的社会发展。由于工作节奏和生活节奏的随之加快，尤其市场竞争机制的建立等使人们的心理压力加重，随之而来的时间观念、工作效率和生活内容也在发生变化。这些都容易使人产生紧迫感、压力感和焦虑感，引起一系列心理应激反应，并导致心理失衡。这种心理应激反应具有两重特性：一是能使人学会通过多种因素的调节，产生较好的适应能力，有利于事业的成功；二是对应激不能适应，精神上长期处于紧张状态，易导致心身疾患，贻害身心健康。

精神应激一般可理解为：当人体受到超过自身调节能力(或曰承受能力)的各种刺激时，所引起机体发生的一系列异常(包括心理和精神)反应。应激性疾病的发生机制，主要是在大脑高级神经中枢控制调节下，通过下丘脑——植物性神经及其所支配的相应器官和内分泌系统对应激进行综合性、防御性的机体反应。人体对应激的调节作用是有限的。如果因应激而失衡的机体内环境长期得不到恢复，或持续受到应激性刺激，则可能转为病理改变，进而导致心身疾病。

很多研究表明，心理社会因素的刺激，总是伴随着相应的情绪变化而引起或影响疾病的发生与发展。医学心理学研究证实，当人体处于应激状态时，血压升高，血液中的游离脂肪酸含量增加，可通过肝脏转化为甘油三酯，沉积在动脉壁上，形成动脉粥样硬化斑；另外，由于交感神经兴奋性增强，使血糖也升高，会加速动脉硬化和诱发心血管疾病。长期处于心理应激状态还会使人体免疫力降低，引发多种疾患，诸如紧张性头痛、多汗症、脱发症、神经性呕吐、神经性厌食、过敏性结肠炎、消化性溃疡、糖尿病、女性月经失调、男性阳痿早泄等等。同时，对免疫性疾病、恶性肿瘤的发生发展也起着推波助澜的作用。

近年来有越来越多的有识之士呼吁，重视人的心理健康问题和社会适应能力的培养。事实上，世界卫生组织已经将上述两项与躯体健康一道，纳入人类健康的新标准。心理和精神因素使人致病不仅在我国日益突出，就是在很多工业化进程中发达的国家中，如在20世纪80年代的美国人中，因心理压力导致紧张而患病者每年达39万之众，医疗费支出高达上亿美元。

2. 心理压力的消除方案

(1)首先应预防心理性疲劳和应激性疾病。如放慢工作速度，合理安排作息时间；不给自己加压，培养良好心态；正确评价自己，处理好各种关系；面对压力，提高心理承受能力；知足常乐，胸怀宽广豁达等。随时防止应激性疾病的发生。调适处方为：①避免强烈和持续时间长的应激；②避免不良情绪和有害的精神刺激，解除精神负担、保持心理平衡和心情舒畅；③调整工作环境、注意劳逸结合；④改变不良生活方式和生活习惯，减少夜生活，戒烟忌酒；⑤应补充高能量、高蛋白、富有维生素的易消化食物，多吃些水果蔬菜；⑥坚持健身锻炼和休假、旅游等；⑦及时正确地处理伴有病理性应激的疾病，以尽量防止或减轻应激对人体的不利影响；⑧定期进行健康检查，及时纠正机体亚健康状态。

(2)避免忧思抑郁。在遇到不良情绪时，可采取下列方法调节：①节制法(依靠理智驾驭情感，缓解矛盾、情绪的方法)；②宣泄法(科学合理地把积郁在心胸中的不良情绪发泄出去，以求得到心理平衡的一种方法，如疏导宣散、暗示解郁、倾诉安慰、痛哭等）；③转移法（通过一定方式改变不良情绪的注意力，使苦闷得以解脱的一种方法，也叫移情法，主要有超脱升华、运动移情、以情易情，譬如艺术创作欣赏、哼几首小曲等）；④以情制情法（以具体形象或言语作诱导，激发人们的情志朝有利于身心健康方向发展的方法。如“情感交互抑制法”，就是当不良情绪袭击时，依据不同对象、时机和场合，或引之大笑，或惹之以哭，或激之以怒，或施之以悲，就可有效调适情绪，但不可搞突然袭击，以免产生不利后果）。

(3)改变对事物的认识。有这样一个故事：一位老太太有两个儿子，大儿子卖伞，二儿子晒盐。为两个儿子，老太太差不多天天愁，愁什么？每逢晴天，老太太叹息：这大晴天，伞可不好卖哟！每逢阴天，老太太又嘀咕：这阴天下雨的，盐可咋晒？真是“可怜天下父母心”！后一智者口授曰：“晴天好晒盐，老太太应为二儿子高兴；阴天好卖伞，老太太该为大儿子高兴。这么转念一想，保你没愁发喽！”老太太依计而行，果真变愁为欢乐，日渐心宽体健起来。

细细品味这个故事，对我们该有多少启迪，人生快乐与否，在人不在天，在人不在物，全看你对待生活了。

心理学家认为，情绪是个体对客观事物与主观需要关系的反映。对客观事物，个体总是先有一定的认识，伴之而来才产生情绪体验，认识在情绪中起主导作用。心理学上有一种认识——评估学说，即个体对事物有了认识，就会利用头脑中的旧经验来解释新输入的信息，进行评估，于是产生情绪体验。可见，个体对事物究竟体验为积极的情绪还是消极的情绪，在于怎样认识事物。而事物总有两面：是是非非，好好歹歹，得得失失，你中有我，我中有你。正所谓“横看成岭侧成峰”。因此，心理卫生学家告诫人们：当个体在认识、思考和评价客观事物时，要注意从多方面看问题。如果从某一角度来看，可能会引起消极的情绪体验，产生心理压力，这时只要能够转换一个视角，常会看到另一番景象，心理压力也迎刃而解。

(4)大笑。即上述的以情制情法。美国斯坦福医学院的一位精神病专家指出，当你大笑时，你的心肺、脊背和身躯都得到了快速锻炼，胳膊和腿部肌肉都受到了刺激。大笑之后，你的血压、心率和肌肉张力都会降低，从而使你放松。

(5)一吐为快。即上述的宣泄倾诉法。也许你正为见未来的岳父而紧张，也许你正为年终的账单而担忧，或许你还为孩子的升学考试而坐卧不安，不妨说出你的焦虑，让他人与你分担，一个忠实的听众能帮助你减轻因紧张带来的压抑感。此外，你还可以把你的感受写成信，然后扔到一边，给自己留出一定的“忧虑”时间，随后再去解决。

此外，还可以通过洗温水浴、做深呼吸、散步等放松的方法，解除你的心理压力。

第五章　健康危机与疾病人群的个性化心理保健处方

第一节　儿童健康危机人群的心理养护与保健处方

一、儿童期心理危机的预防保健处方

说起儿童健康，人们往往联想到的是儿童的躯体(生理)健康，认为只要孩子躯体不患疾病就是健康，把躯体是否患疾病作为评价健康的唯一标准，从而忽略了儿童的心理健康，这是一种非常片面的看法。儿童期是个体发展过程中一个非常重要的时期，是人生打基础的时期，为培养儿童健全的人格和良好的社会适应能力，促进儿童身心协调发展，我们不仅要重视儿童的生理健康，更要重视儿童的心理健康。根据儿童身心发展特点，提出以下心理健康保健措施。

(1)保证孕妇身心健康。从造成儿童病态心理和行为问题的原因来看，有一部分是由于母亲妊娠期身心健康状况不良引起的。如孕妇在工作中接触污染或有毒物质、感染疾病、采用 X 光照射或服大量药物、吸烟喝酒、挑食偏食、营养不良、受到强烈刺激、心情抑郁、分娩时难产等因素都可能造成胎儿脑损伤或其他疾病。因此，保证孕妇身心健康是十分重要的。

(2)建立温暖的家庭，保持良好的亲子关系。尽量满足儿童的情感需要，在儿童心理健康过程中起着重要的作用。如果父母性格不合、分居或离婚，家庭成员感情不融洽，父母工作太忙，很少与孩子进行情感交流甚至将孩子寄养在外，都会使孩子得不到家庭温暖，造成孩子情感冷淡、精神紧张、性格怪异以及产生不良行为等一系列问题。因此，作为父母应努力克服自己性格上的缺陷，互相谦让，建立起一个温暖和睦的家庭，尽可能让孩子与父母在一起生活，多给孩子温情，多与孩子进行肌肤接触和言语交流，让孩子在情感上得到满足，建立并保持良好的亲子关系。如果必须把孩子寄养出去，也应让儿童逐渐熟悉新的环境，与领养人建立好新的“亲子关系”之后再让其离开父母。

(3)满足儿童独立性的要求。随着儿童自我意识的发展，其独立性要求越来

越强，常常要求自己独立地做一些事情。如果大人干涉过多，事事包办，则会使儿童向两极发展：①引起儿童的不满和敌对情绪，产生反抗行为，形成任性、执拗等不良性格；②儿童的独立性被扼杀，促使儿童形成依赖性强、懒惰、怯懦、自卑等不良性格。因此，当孩子提出独立性的要求之后，家长要因势利导，帮助他们实现那些合理而又可能达到的愿望，对于那些不合理的要求或一时难以实现的愿望，家长要向孩子解释清楚，使之心服口服，不要强行限制或包办代替。

(4)要尊重儿童的自尊心。所谓自尊心，是指个人要求得到他人或集体尊重的情感，是个人需要保持自己在集体中的声誉和地位的一种内心体验。自尊心人皆有之，但有许多家长和老师忽略了这个问题，认为小孩子不懂事，哪有什么自尊心。因此，在教育儿童时不注意方法，常常批评、指责和打骂，不注意给孩子留“面子”，常在孩子的同伴面前或外人面前数落孩子的不是，责骂惩罚孩子，使孩子在同伴中抬不起头、没有地位。这样不仅达不到教育的目的，反而大大刺伤了孩子的自尊心，激起孩子的憎恨、敌对和紧张情绪，促使儿童养成报复、自卑等不健康的心理。如有一位 5 岁小女孩，在一次幼儿园排节目时，被老师淘汰了，老师当时没有注意自己的言行，很随便地说：“你们回班上去，老师不要你们了。”而给孩子们的印象是她被老师赶出来了，结果在其他孩子的讥笑下，这个 5 岁的小女孩说出了一句本不该让她说的话：“我以后再也不跳舞了。”显然，孩子的自尊心大大地受到了损伤。因此，家长和老师不应把儿童单纯地看成是一个不懂事的小孩而任意地去批评、指责，要尊重他(她)们，多用表扬、肯定、鼓励的正面教育，使其自尊心得到健康的发展。

(5)为儿童树立良好的榜样。儿童期是个性形成发展的时期，还很不稳定，加上他们模仿性强、辨别是非能力差，具有很大的可塑性。俗话说：“跟着好人学好人，跟着巫婆学跳神”，榜样的作用在儿童期是很大的，家长、老师、同伴及周围其他人的言行对儿童人格的形成都起着潜移默化的影响。儿童的孤僻、胆怯、固执、恐惧、说谎等不良行为往往都是从父母处习得的。有的母亲买菜占了便宜，显得很高兴，还在丈夫、孩子面前炫耀，孩子就认为占便宜是好事，逐渐养成占便宜的习惯，进而发展为偷摸。有的父母虽不断地教育孩子要诚实、助人为乐、大公无私，但自己却言行不一致，结果收效甚微甚至是无济于事。因此，要培养儿童健全的人格，父母和教师一定要以身作则，言行一致，表里如一，处处严格要求自己，一举一动都要为儿童树立良好的榜样。此外，要重视电视、电影对儿童的影响，儿童许多不良行为如偷窃、打架等都是从电视剧、电影中模仿来的，因此，大人应引导孩子正确看待这些情节，不断提高他们辨别是非的能力。

(6)为儿童创设良好的生活环境。社会生活环境是儿童心理发展的决定性条件，儿童的病态心理和不良行为许多都是因为生活环境不良，或太单调贫乏所致。如儿童整天生活在一个父母经常吵架、彼此感情冷淡、家庭气氛紧张的环境时，使孩子长期处于精神紧张、感情饥饿的状态，这种儿童必然是情感冷淡、精神萎靡不振，缺乏安全感，甚至对人有敌对情绪和攻击行为。典故"孟母三迁"即说明了环境对儿童的心理发展的重大作用，因此我们应该为儿童创设一个轻松愉快、平等和谐、丰富多彩的社会生活环境，使儿童身心得以愉快健康的发展。

(7)要坚持正确的教育方法。许多事例表明，教养方式不当、教育方法不正确，直接影响到儿童心理的健康发展。因此，希望广大年轻父母掌握一点正确教养儿童的知识，坚持用正确的方法来教育孩子。首先，教育爱抚孩子要适度。有的家长对孩子娇生惯养，百依百顺，真是"含在口里怕化了，捧在手上怕掉了"，结果造成孩子骄横跋扈、自私任性，或过分依赖、胸无大志，见困难就退缩，遇挫折就气馁。而有的家长采取封建式管教作用，对孩子要求过高，约束过严，动辄训斥打骂，结果伤害了儿童的自尊心，限制了儿童独立性和创造性的发展，这就是未掌握好教育的度的结果。其次，教育要求要统一，教育步调要一致。有些家庭父亲教育一个样，母亲教育一个样，爷爷奶奶又是一个样；家庭教育一个样，学校、幼儿园教育一个样，使得孩子左右为难，养成一种撒谎、投机取巧的不良行为。所以，在教育儿童时一定要做到家中成员之间统一思想和要求，即使有分歧，也不要在孩子面前表现出来。一个严厉教育，一个在旁护短，这是最不足取的；家庭一定要和学校、幼儿园紧密配合，互通情况，相互支持，才能收到良好的教育效果。

(8)帮助儿童学习人际交往的技能，不断提高儿童的社会适应能力。衡量健康的另一个标准是良好的社会适应能力，而和谐的人际交往又是良好的社会适应能力必不可少的条件。儿童在入托入学之前，生活在家里，主要接触的是父母及亲人，交往的范围窄、对象少，再加上父母及亲人给孩子更多的是呵护包容。孩子入托上学后，过上了集体生活，交往的范围在扩大，既有依旧交往的父母和亲人，又有老师和许多同伴，所以应及时教给儿童一些人际交往的技能，以帮助儿童适应新环境。首先，要培养儿童的同情心，教儿童学习了解、关心、体谅他人，多与同伴进行感情交流，在交往过程中要以诚待人；其次，要教育儿童在学习游戏中，要互相谦让、互相帮助、互相支持。否则就会离群独居，交不到一个知心朋友，形成人际交往障碍，进而造成适应困难，并引起学习困难、性格缺陷、不良行为等多种问题。

(9)做好儿童入托、入学前的心理准备工作，帮助儿童适应新环境。对儿童来说，入托、入学是两件大事。入托是儿童过集体生活的开端，必然会有一个对新环境的适应过程，刚刚入托的儿童常常会出现哭闹、焦虑、害怕、不肯上幼儿园等现象，家长或老师应做好儿童入托前的心理准备工作，尽量缩短这一适应过程。如入托前，一方面家长可多次带孩子到幼儿园去玩，看小朋友们唱歌、跳舞、做游戏，激发孩子想上幼儿园的愿望；另一方面，老师可做家访工作，与儿童认识，消除儿童的陌生感；同时可为幼儿准备新颖的玩具欢迎幼儿的到来，给幼儿一种“幼儿园像我家”、“老师像妈妈”的感觉。千万不要用威胁、恐吓的言行来制服幼儿的哭闹，那样会适得其反，甚至使幼儿产生孤独、焦虑等不健康的心理。

入学对儿童来说又面临一个新环境的适应过程，儿童要从学龄前以游戏为主导活动改变为以学习为主导活动。主导活动的改变，儿童势必有些不适应，因此，也要为儿童做好心理准备工作。一是要适当调整儿童的生活作息制度，上床、起床、进餐、上厕所的时间和习惯尽可能与学校生活相适应。二是适当延长儿童的学习时间，缩短游戏时间。三是加强儿童独立生活能力、自我保护能力的培养。在幼儿园，保育工作是放在首位的，早晚由家长接送，整天由老师和保育员看管；而学校则是将教育放在首位，儿童独立生活的空间和时间均扩大了，因此加强这方面能力的培养是非常必要的。四是带儿童到小学参观，为他们准备好书包、文具，以培养孩子上学的兴趣。

二、儿童病人的心理护理与保健处方

什么是心理护理呢？凡人都可能会生病，生病就离不开护理，包括心理护理与保健。心理护理是指在对病人的护理过程中，运用心理学方法，以改变病人的心理状态和行为，促使病人达到身心康复的一项工作。心理护理近年来已逐步发展成为一门新兴科学，主要是研究临床护理中的心理学问题，如怎样解除病人对疾病的紧张、焦虑、悲观、抑郁的情绪，调动其主观能动性，树立战胜疾病的信心，积极与疾病作斗争，怎样帮助病人适应医院的生活环境；怎样帮助病人建立新的人际关系，特别是医患关系，以适应新的社会环境等。

随着现代医学从单一的生物医学模式向心理—社会—生物医学综合模式的急剧转变，人们已逐渐认识到由于身心疾病产生的复杂因素，传统的护理模式已不能适应病人的护理需要，心理护理学便应运而生。

值得重视的是，心理护理的方法已不限于临床应用，它实际上已被广泛应用于家庭、学校及其他教育机构。其对象也不局限于身体患有疾病的人，而涉及到不同的心理疾病患者，即使是正常人，也应经常使用心理护理的方法进行心理保健，保持心理健康。

(一)儿童病人的心理护理

儿童生性好动，患病后病情和诊治要求限制了他们的活动自由，从而影响到儿童的情绪，使他们感到不快和忧郁。若住院治疗，中断母爱，他们还会感到孤独。儿童生病后常有如下一些心理反应：

1. 惶惑不安

儿童平时对疾病和住院尚无概念，亦无思想准备，离开亲人和家庭来到陌生的环境后，会感到莫名其妙。面对陌生的带大口罩的护士阿姨、亮闪闪的针头、苦苦的药水等都会使他们感到恐惧万分。看到穿白大褂的医生，年幼的会吓得往亲人怀里钻，年岁大一点的可能会借故上厕所而溜跑。在无人陪伴的儿科病房，护士的出现，孩子们往往因害怕而突然鸦雀无声，或者吓得尖叫，有的甚至行为退化，出现尿床、尿裤、拒食、发脾气、喊叫等行为。

2. 反抗

有的儿童为抗拒住院治疗，会乘人不备而逃跑。有的甚至对父母强迫住院治疗感到怨恨，从而对父母的探视也不表示亲近，对这些儿童病人的护理应该做到以下几点。

(1)根据不同的年龄特点而采取不同的心理护理方法。如婴幼儿多给以抚摸，哭闹时顺着头发由头顶摸到前额；病情允许的情况下，可搂抱、亲吻以满足皮肤饥饿，消除患儿的孤独感和不安全感。

(2)介绍学龄前的小儿与年龄稍大的病友共同玩耍，并讲清有病需要住院治疗的道理。如果是学龄期儿童，可介绍疾病的有关知识和检查、治疗的方法，使之配合治疗。为不荒废学业，要鼓励患儿边治疗边学习，并指定专人辅导，使患儿安心养病。双亲探视病儿时，护士要主动介绍病情、治疗情况及孩子的表现，取得家长对治疗工作的配合与支持。

(3)少儿病房的布置要力求符合儿童的心理特点。不能过于单调和呆板，病床、家具门窗等设施的设计要尽可能儿童化。美国有一所医院，小儿病床的式样有汽车、火车、大拖鞋等，病房布置好像一个游艺场。工作人员服装也因工作性质不同而颜色多样化，只有负责治疗的护士着白色工作服，其他护士都着鲜艳的工作服，这样可缓和患儿的惶恐不安心理。

(4)有条件的医院要设立母子病房，使父母能在小儿患病期间陪伴在旁，消除患儿的孤独感。另外护士在治疗前后要与小儿交流感情，树立护士在患儿心目中的良好形象和威信，有助于患儿的配合治疗。

(二)各个时期的保健

1. 胎儿期的心理保健

胎儿期是人类个体发育中的原始阶段，各组织和器官正在发育和形成。这一时期主要应通过孕妇的良好心理保健来达到对胎儿的保健，因此需注意以下一些方面：①避免精神创伤，保持乐观的心境；②防止各种感染；③避免服用致畸药物；④避免接触有毒物质；⑤防止产前外伤和流产。

2.婴幼儿期(出生后至学龄前期)的心理保健

(1)此阶段大脑结构与功能的发展特别迅速。新生儿脑重约400g,3岁儿童超过1000g,7岁儿童已近1300g,接近成人的1400g了。研究表明,儿童的大脑结构与功能发育迅速,但也比较脆弱,因此要特别注意婴幼儿的防病保健工作,防止中枢神经系统的传染病和脑外伤,以免因此产生大脑损伤而继发精神发育不全。

研究还表明,婴儿期营养对孩子的体质和心理发育关系极为密切。婴儿出生前后脑细胞的分裂逐渐减慢,一岁后,脑细胞的数目就很少增加。解剖一岁以内因严重营养不良而死亡的婴儿的大脑,发现其脑细胞数比营养正常的婴儿要少。一岁以前营养良好,长大后如果严重营养不良,其脑细胞数虽然不会少,但脑细胞体积变小。由此可见,一岁以前如果营养不良可影响脑细胞分裂,一岁以后发生营养不良则会影响脑细胞的大小。脑是心理的器官,因此对婴幼儿大脑的保护是非常重要的。

(2)婴幼儿期儿童的大脑兴奋过程远较抑制过程占优势,皮质下活动多于皮质的活动,即使到了学龄前期,其第一信号系统活动仍远高于第二信号系统活动,使儿童的行为富于情绪色彩,表现出易激动、易疲劳、易受外界刺激、注意力不集中、情绪不稳定、好动好笑闹等特征。为此,成人对他们要善于教育和诱导,不能打骂、体罚或恐吓。

(3)幼儿至学龄前期的心理过程和某些性格特征,是在后天生活和教育环境影响下形成的。因此家长和教师要对幼儿施以合理的心理陶冶和教育,不能无原则的迁就、溺爱,使之任性胡为,更不能对其漠不关心、弃之不管或管束过严,使其产生畏怯、恐惧或退缩自卑的心理。许多事例说明,婴幼儿时期缺乏必要的心理保健,会严重妨碍儿童的正常发展。

3.童年期的心理保健(6～7岁到11～12岁)

这一时期儿童的大脑兴奋性和内抑制都有所增强,行为的自觉性也逐渐增高,故能逐步学会控制并调节其个人的行为,使之逐渐符合于外界环境中的行为规范。尽管如此,学龄儿童的抑制过程仍弱于兴奋过程,情绪活动仍胜于理智,因而自控能力仍然较弱。为此在心理保健方面要做好如下工作:

(1)合理安排作息时间,不要使他们负担过重。

(2)合理安排体育锻炼和课外活动。

(3)培养讲究个人卫生和公共卫生的习惯。学校的建筑和设备要尽量符合儿童身心健康发展的要求。

(4)要针对不同年龄儿童的心理特点,采取各种方式进行思想品德教育,培养文明精神,促进其心理品质的健康发展。

三、防止胎儿出生缺陷的“三级预防”处方

“让胎儿健康出生”或“生一个漂亮聪明的宝宝”是所有家庭的良好愿望。而对孕妇及胎儿科学地进行产前超声波检查则是预防胎儿出生缺陷的一把金钥匙。

胎儿畸形多是遗传和环境因素相互作用的结果，包括染色体和基因的改变、物理因素、化学因素及生物因素影响。而前不久我国卫生部制订的超声产前诊断标准或指南则可起到较好的预防作用。如果能做好“三级预防”，至少40%的出生缺陷是可以预防的。

1. 防止胎儿出生缺陷的“三级预防”措施

(1)一级预防是进行婚前、孕前咨询保健，做到安全用药，避免接触有毒有害的环境。

(2)二级预防是定期进行产检，准妈妈还可做血清学检查、B超、胎儿镜，定期检查胎儿情况。

(3)三级预防是新生儿筛查、内外科治疗和康复。新生儿筛查是在婴儿出生不久进行先天性代谢病的早期检查，以便在症状出现之前早期发现，及时给予治疗，防止疾病发展，减少新生儿智力低下的发生，并能对缺陷儿进行及时治疗和控制。

2. 产前超声检查的时机、内容和作用

(1)第一次超声检查为11～14周，和唐式筛查结合，能早期诊断98%的染色体疾病以及严重心脏病、严重神经管缺陷(这大约占胎儿畸形的50%)。

(2)第二次超声检查为18～23周，系统进行胎儿超声筛查，不会漏诊大的畸形。

(3)第三次超声检查为28～32周，检查胎儿在宫内发育是否迟缓。

(4)第四次超声检查为分娩前，全面检查胎儿情况。

第二节　青少年健康危机人群的心理养护与保健处方

一、青少年期心理危机的预防保健处方

青少年个体发育的特殊阶段，是一个充满着错综复杂的心理矛盾的阶段，如果这些矛盾处理不当，往往会导致后果严重的心理问题，威胁其身心健康。所以，青少年必须时时注意心理保健，让身心健康发展。

(一)注重性心理保健

随着性生理的发育,青少年的性心理也随着发展。面对日益增长的性兴趣与愿望,如何建立起自己的"心理性别",如何适应社会文化的要求而加以控制并处理,这些是青少年必须面对的问题。

性生理的成熟是青少年期性心理问题的主要原因,因此,青少年期的性心理保健必须源于对性生理的科学认识,而对青少年进行有步骤的青春期卫生教育就必不可少了。对性生理的正确认识取决于对人的解剖器官与生理现实的正确认识。在青春期教育中,应及时引导青少年学习生理卫生常识,了解性生理方面的科学知识,以消除对性的神秘感。这些知识包括 4 个部分:①性的发育过程及构造,如女性月经的产生、两性生殖器官的解剖结构等;②性心理的平衡及了解,如手淫现象、男女交往等;③性卫生常识,如性病的危害、月经的处理等;④社会规范要求,如计划生育、性道德等。

青少年如果对青春期出现的性冲动、性欲求、性意识不了解,可能出现心理冲突、心理压力,产生紧张、恐惧、羞涩和罪恶感,进而发生抑郁甚至自杀行为。也有因教育不当,受到家庭或社会不良环境影响或诱惑出现早恋、过早性行为和性过错行为。青少年应该在生长发育过程中提高认识,学会性别认同,确定和完善自己的性别身份,明白自己性生理和心理发展的方向,使之向健康正常的成熟目标发展,培养性道德和性适应能力,促进不同性别个体间的和谐关系,既善于同异性相处,也要学会与异性友好往来,了解人际关系的意义。

手淫是青春期比较普遍的一种自慰行为。虽然本身并不导致严重后果,然而基于心理原因,它往往使手淫者背上沉重的思想包袱,产生意志薄弱、恐惧自卑、灰心丧气等心理。有自慰习惯的青少年应充分认识到这一点,立志戒除这种不良习惯。由于手淫多在刚睡觉和起床前发生,所以要养成尽快睡熟和一醒即起的习惯。此外,转移注意力也有一定效果,当要发生手淫时,采取回忆和思考别的事情的方法,以消灭自慰的兴趣。

青少年,尤其是未婚的在校青少年必须理智地实行禁欲,这对其身心健康发展大有益处。应将主要精力放在学习、工作和事业上,减低对性的关心;要增强理智,学会通过恰当的途径来调节自身的情爱和性爱的需要,使之得到升华或替换;要增强性道德观念及意志力,珍惜童贞,爱护名誉,这是纯洁爱情的基础;要培养法制观念,避免陷入性犯罪的深渊,坚决反对所谓"泛爱"和"性解放"。

(二)学习人际交往

人际交往是人与人之间传递信息,沟通思想和交流情感等的联系过程。这是一动态过程,通过人际交往可形成人与人之间的好感或恶感、排斥或吸引等心理上的距离和关系,即人际关系。

法国作家罗曼·罗兰说过："有了朋友，生命才显示出它全部的价值。智慧、友爱是照亮我们黑夜的唯一光亮。"可见友谊在人生中的分量。确实如此，良好的人际关系和正常的人际交往能消除人的孤独感，缓解心理压力，振奋精神，培养其自尊心和自信心，提高社会价值感，增进社会适应能力，形成乐观豁达的人生观念，实现个性的全面健康发展。

在青少年期的人际关系中，首先是与父母师长的关系，这种关系也存在显而易见的矛盾冲突。父母、师长的监护和青少年的独立要求，父母、师长的保守倾向和青少年的冒险意识，常常成为他们之间关系失调的原因。这需要双方的理解和体谅，青少年要体会父母、师长的一片苦心，父母、师长也要体谅青少年要求独立和勇于进取的愿望，彼此适应，努力建立协调融洽的关系，以免产生心理上的病变。父母、师长既要注意青少年的不足，又要发挥他们的长处；既要帮助他们发现问题，又要协助他们解决问题。对青少年的指导要符合心理卫生原则：多奖励，少惩罚。在群体中，相互之间坦诚相待、相互信任、相互帮助，经常进行思想交流，气氛民主，有利于调动积极性，认识到既要享受充分的权利，又要承担一定的义务。这对青少年的心理保健是大有益处的。

青少年都强烈地渴望友谊，希望扩大圈子，广交朋友，在交往中相互学习、相互帮助。因此朋友之间感情非常浓厚，个体非常在意自己是否被别人喜欢，是否被朋友接受。对同学或朋友的言语接触很敏感，容易产生嫉妒或争夺别人关心的现象。有时，受到群体朋友的压力，强迫自己采取某种行为，唯恐被大家排除。针对上述情况，青少年平时要努力增加交往，扩大活动范围，寻找可以倾谈的伙伴，以免情绪压抑。同时选择朋友也要谨慎小心，所谓"近朱者赤，近墨者黑"。切勿沾染不良习气，要有识别能力，选择品行皆优的朋友相处，这对促进心理健康有重大意义。

青少年期还要处理好与异性的人际关系。现代青少年应破除封建思想，正视与异性交往的必然，在自尊、自爱、真诚友善的基础上进行正常的人际交往。诚然，由于性的成熟，青少年异性间的交往，通常比任何一个年龄阶段的交往更为敏感，更难把握。这就需要青少年加强知识和道德修养，树立正确的友谊观、恋爱观、婚姻观，培养高尚的道德情操，养成坚强的自制意志，这是心理卫生保健的重要措施。

同时，人际交往既是一门科学，又是一门艺术，需要掌握一些技巧，青少年可以适当借鉴。

(1)心怀与人为善，友好相处的愿望。在此基础上主动积极地进行交往，适当充分地向对方表示你的友好愿望，让对方能真切感受到你的善意和诚意，进而作出积极反应。

(2)消除偏见和成见。对对方有偏见和成见时,要时常暗示自己摆脱其影响,并且逐渐学会用全面的、发展的眼光看待对方,多想想对方好的方面。

(3)认真倾向。即或有不同的意见,或使你感到恼火,也要克制忍耐听到底,然后再发表自己的看法,反驳须有分寸,有礼貌。

(4)眼睛注视对方的表情,仔细把握说话人的一切"无声言语"。如叹气、停顿、沉默、体态等,并及时地、适宜地给予应答性的反馈表情。

(5)如果发生争吵,先冷静5分钟。然后经过友好地辩论,迅速了结,不存积怨。

(6)保持善意的幽默气氛。面带微笑,切忌挖苦讥讽或贬低对方。

(三)正视理想和现实的矛盾

青少年大多有远大的理想,对未来充满幻想和希望,对一些具体事情,如求学、谋职、恋爱、婚姻等方面,常会对自己"设计"一番,然而这种"设计"最终能否实现却受到诸多现实条件的限制。比如,报考大学选择专业虽说是"自觉自愿",可是也有身体状况等条件限制。条件不允许,你就只得忍痛放弃了。因此,青少年必须正视理想与现实的矛盾,提高自己的心理素质和社会适应能力。具体说来要做到以下几点。

(1)提高认识水平,树立正确的世界观和方法论。青少年朋友应很好地认识到理想与现实之间的矛盾,承认它,接受它。要知道光明的前途中总是布满了坎坷的,人的一生,挫折和冲突是无法回避的。遇到此情此境,千万不要钻牛角尖,应想到"车到山前必有路"、"塞翁失马,焉知非福",坚信胜利总要来到。

(2)要从书籍中汲取营养,树立远大的志向。优秀的小说、人物传记鼓励青少年奋发向上。青少年应以古今中外身处逆境而奋斗不息取得重大成就的人物为榜样,借以鞭策、勉励自己;把激发进取的名言警句作为自己的座右铭……,这些均有利于青少年形成正确的人生观,成为有用之才;丰富文化生活、陶冶情操,以免陷入消极颓废的精神境地。

(3)要做"乐天派",不做"唉声派"。乐观是青少年保持情绪健康的金钥匙。乐观,就必须一切从实际出发,善于运用唯物论与辩证法的观点分析、处理问题;乐观,就必须时刻准备迎击困难。正如毛泽东所说:"与天奋斗,其乐无穷;与地奋斗,其乐无穷;与人奋斗,其乐无穷。"要能在搏击困难中感受到幸福和快乐。

(4)青少年要自觉地磨练自己,培养坚强的意志和良好的心理素质。针对自己容易受刺激而发生冲动的特点,学会控制激情,养成按照理性而行动的习惯。个人的欲求是否获得满足,常常不以人的意志为转移,所以,青少年还要养成对欲求不能满足的耐性。这样,即便在理想与现实发生尖锐冲突的时候,你也能保持健康的心理。

(四)过好业余生活

青少年平日里学习、工作紧张,其间难免要遇上不顺心、不如意的事情。排解这些心理压力的一个重要法宝,就是过好业余生活,让生活变得充实而有意义。

最好制订一份休闲计划,对一些较重大的节假日和休闲项目作出妥当安排,这样能使你的休闲和工作有条不紊地交叉进行,使身心得到及时有效的放松和调适。而且,你一旦制订出了既愉快而又切实可行的休养身心的计划,那么在这一时间尚未到来之前,你的心情会是愉快而充实的,能精神振奋地投入学习和工作。

要抽出足够的时间来进行体育锻炼,最好能根据自己的身体状况和客观条件制订出一个体育锻炼的计划,务必拥有一个健康强壮的身体。要知道,身体是从事一切活动的本钱,也是心理健康的一个物质基础。

青少年要善于利用闲暇时间,开展一些有益的文娱活动,如唱歌、跳舞、下棋等等;要培养自己有几样兴趣爱好,如集邮、剪贴、垂钓等。这样可以增添你的活力和情趣,使你的生活充实丰富、生机勃勃。若能够拥有一项或多项自己有兴趣而又擅长的爱好,那是再好不过的了。有些年轻人写得一手好书法,或制作出精妙的手工艺品,或打得一手好乒乓球,这无疑会给他们的人生增添无穷的乐趣,也利于其建立自信,增强社会适应能力。

另外,青少年业余读读自己喜欢的书籍报刊,也是业余生活的一大内容。以读书为乐事,既可以排遣烦忧,愉悦性情,又可以获取知识,增长智慧,启迪思想,有利于青少年身心的健康发展。

(五)自我心理调适方法

青少年在身心发展过程中,有意识地阅读心理学方面的书籍,掌握一些常用的自我心理调适方法,如自我暗示法等,是必要而可行的。

自我暗示是靠思想、语词,对自己施加影响以达到心理卫生、心理预防和心理治疗目的的方法。通过自我暗示,可以调理自己的心境、感情、爱好、意志乃至工作能力,起到非常积极的作用。比如,面临紧张的考场,反复告诫自己"沉着、沉着";在荣誉面前,自敲警钟"谦虚、谨慎";在遭遇挫折时,要安慰自己"要看到光明,要提高勇气",等等。

气功能达到调理身心的目的,也是利用了自我暗示的作用。如在放松功中,病人反复地默想"静——松——",就能较快地"入静";在练习内功时,常常使用自我暗示的短句,如"放松好"、"放松安静好"、"放松安静身体好"、"要放松"、"要安静"、"放松放松静又静"。在这种自我暗示的作用下,摈除了杂念,放松了全身,入静状态随之加深,从而起到保健强身和治疗疾病的作用。

学习自我暗示，需要平时练就刚毅顽强的意志，要对自我及自我暗示有坚定不移的信心，并在实践中进行锻炼，使自我暗示得到恰如其分的应用。下面介绍两种具体方法。

1. 冥想放松法

你可以用一件真实的物件，如各种球类、各种水果，或者手头可以找到的例如小半导体等实实在在的物体，来发挥自我想象和自我暗示的能力。具体做法如下。

(1)凝视手中的橘子(其实，不管什么东西都行)，反复仔细地观察它的形状、颜色、纹理脉络；然后用手触摸它的表面质地，看是光滑还是粗糙；再闻闻它有什么气味。

(2)闭上眼睛，回忆或回味着这个橘子都留给你了哪些印象。

(3)放松肌肉，排除杂念，想象自己钻进了橘子里。那么，里面是什么样子？你感觉到了什么？里面的颜色和外边的颜色一样吗？然后再假想你尝了这个橘子，记住它的滋味。

(4)想象暗示自己走出了橘子的内部，恢复了原样；记住刚才在橘子里面所看到的、尝到的和感觉到的一切，然后做深呼吸 5 遍，慢慢数 5 下，睁开眼睛，你会感到头脑轻松、清爽。

2. 自主训练法

又叫适应训练法，这里介绍其中最简单的一种方法：

首先，取坐姿，把背部轻轻靠在椅子上；头部挺直，稍稍前倾；两脚摆放与肩同宽，脚心贴地。然后，两手平放在大腿上；闭目静静地深呼吸 3 次，排除杂念，把注意力引向两手和大腿的边缘部位，把意念排导在手心。最后，你会感到注意力最先指向的部位慢慢地产生温觉，然后逐渐地扩散到手心全部。这时，你心里可以反复默念："越是静下心来，静下心来，两手就会暖和起来。"

二、青少年病人的心理护理与保健处方

心理学上把 11～15 岁(少年期)和 15～28 岁左右(青春期)的人称为青少年期。

当儿童发育成长进入青少年阶段时，随着内分泌机制的改变，主要是性腺的逐渐发育成熟，体表第二性征诸方面出现了显著的变化，心理上也会随之出现骤变，如对两性间的好奇和神秘感、羞涩感、害怕感，以及强烈的独立性和自我意识等等。因而会产生个体与环境之间、主观与客观之间的不适应所引起的精神紧张、心理困惑甚至神经机能障碍等等。由于青少年期是人生成长的一个关键时期，因此这一时期的心理护理与保健就显得尤为重要。

1. 青少年病人的心理护理

青少年对疾病的反映较强烈，在无思想准备的情况下易产生好强和固执的心理。他们往往不愿正视现实，不愿屈服疾病而规规矩矩躺在病床上，因此对疾病的治疗往往带来困难；当疾病缠身、无力支持时，又可能因人生受挫而产生自暴自弃、悲观失望的心理。在行为上有的可能表现为易怒、脾气暴躁，有的急于求成，只想病情迅速好转而不遵医嘱，过量服药，影响治疗。

患慢性病或因意外事故可能致残以及其他较重的疾病的青少年，极易产生悲观心理。他们往往流露出对前途的渺茫感，甚至产生轻生行为，拒绝他人的照顾和治疗。有这种心理的人，还可伴发破罐子破摔的心态。因此，在心理护理方面应该注意如下几点。

(1)病床的安排要尽量照顾年龄特点，为他们的活泼好动尽量提供条件，使他们心情愉快；同时有必要向他们讲清医院的有关规章制度和疾病的有关知识、治疗方法等，使之有思想准备并配合治疗。

(2)由于青春期的生理变化，使他们特别害羞。不喜欢异性医务人员进行个别的健康指导和身体检查，但较易于接受年岁较大、较成熟的医生、护士的指导。青少年病人对自己的病情也很想了解，可是有时假装没兴趣、羞于启齿，实际上是好强心理对渴望了解病情的心理的一种掩饰。因此，护士应洞察这一点，主动向他们做一些有关病情的解释和介绍，对配合治疗极有好处。

(3)青少年对自己所患的疾病有各种反应，如恐惧、顾虑等；同时，对病室其他人的疾病也有较强的反应。如果旁边床上是一个老年病号，青少年病人就会感到烦忧不安。大多数青年人对别人的痛楚很敏感，而自己却能安静地忍受剧烈的疼痛或不适。因此，如有可能，最好把青年病人安排在一起。

(4)青年人具有活跃的思维，往往有做“白日梦”的倾向。而经常产生脱离现实的幻想是不健康的，因此要安排一些适当的活动来分散和转移他们的注意力，如看电视、书报或做小手工艺等。

2. 青少年病人的心理保健

青少年时期是个体发育过程中最宝贵的阶段。在这一时期，除了性成熟这一生理突变外，还表现出认知能力的提高、求知欲旺盛、逻辑思维能力增强、自我意识提高、情感深刻等心理发展方面的剧变，人生观、世界观也开始逐步形成。因此，加强这一时期的心理保健，对预防身心疾病，塑造完美的人格和成就人生事业具有非常重要的意义。

青少年的心理保健应注意以下一些方面：

(1)重视性知识教育。第二性征的出现是引起青少年时期诸多心理变化的重要生理原因之一。如男孩子的遗精、手淫会造成他们的情绪波动和心理恐慌；

女孩子的初潮和月经不调,可引起她们易怒、违逆、乖张、任性、对周围人要求过高,或多疑、抑郁、伤感、爱哭、孤僻等心理状态,还会造成睡眠不好,记忆力减弱,注意力不集中而影响学业。

家长、教师和医务人员应在孩子进入青春发育期前向他们讲解性生理发育的有关知识和处理办法,使他们提前做好心理准备,对这一时期发生的遗精、手淫、月经等各种生理现象有一正确的认识,以减少心理惶惑感。尤其是对于初潮来临的女孩子,更要给予耐心细致的经期指导,帮助她们渡过难关。对因第二性征出现带来的一些暂时性的心理障碍,要给予理解和热心的引导,使他们尽快摆脱心理烦扰。

(2)尊重其人格和独立。耐心帮助和引导,健全他们的自我意识和人格发展。青少年随着活动范围及生活领域的不断扩大、知识的增多,他们的独立自主意识也越来越强烈,不喜欢父母、成人过多的干预。对生活追求开始有自己的想法,希望有自己的生活空间和独立人格,和成人之间出现了新的心理断乳期。在社会行为规范、道德观念等方面,不再会完全以父母、师长作表率,不愿受社会传统的束缚,两代人之间开始出现常见的"心理代沟"。

但是由于青少年社会生活经验和知识的欠缺,他们的心理发展并未成熟,对事物的看法仍较片面和幼稚,因此仍需父母、师长的帮助和指导。为了保证青少年心理水平的健康发展,在尊重他们人格和独立自主意识的同时,要给予积极的引导,帮助他们对事物作出中肯的分析,指出他们心理发展的不成熟方面,并辅以正确的方法引导他们走向心理成熟。

第三节　中年健康危机人群的心理养护与保健处方

一、中年人心理危机的预防保健处方

中年人作为社会的中流砥柱,任务重,责任大,因此全社会都应来关心中年人的心身健康。有了良好的大气候,中年人做好自身的心理保健才有保证。

(1)防患于未然。要让中年人了解该年龄阶段的生理、心理特点,尤其是更年期可能遇到的各种心理疾病。有了一定的心理准备,中年人才有较好的状态去迎接生活的新挑战,这对克服心理危机是至关重要的。

(2)应具有坚强的意志与豁达开朗的性格。对于生活中的大事小事,不论是失败或挫折,都能以乐观、冷静、从容的态度去面对。在不幸的遭遇面前,既不怨天尤人、悲观沮丧,也不杞人忧天、惶惑不安,而应有坚强的意志、豁达的胸襟。在逆境中,应坚定意志,看到希望,把握机遇,要有坚定必胜信心,相信即使"山重

水复疑无路”，也会有“柳暗花明又一村”的转机。如明末清初著名史学家谈迁，29 岁始写《国榷》，在艰苦条件下挥毫 27 年，增删修改 6 次，终于获得 500 万字著作的成功。谁知祸从天降，《国榷》还未付梓就被人偷走，此时的谈迁，痛哭一场后，又拿起笔来重撰《国榷》，又经过 9 年，65 岁的谈迁终遂其愿。惟坚忍者方能遂其志啊！

为使自己的意志变得更坚强，英国心理学家克列尔・赖纳研究的十条普遍规律可给您提供一些帮助：清晨，不要留恋卧室，吃中饭和晚睡前，在镜中看一下自己，以确信自己一切正常，这可增强自信心；不要老是念叨自己的毛病；请记住，人们不会注意那些对他无意义的事情，因此完全没必要在生人面前讲话时而发窘；不要过多批评别人；要注意倾听别人的意见；请做一个诚实的人；在周围找一个志趣相同的人，你将不再孤独；不要试图借酒消愁；请记住，压力可以把某些人变成有出息的人，且要能宽容别人；要记住，最坏的事情可能发生。

(3)要协调人际关系。争取朋友、同事、邻居的帮助和支持，最重要的是依靠自己的亲友情感支持系统。在任何时候，你的配偶、父母、子女、兄弟、姐妹都是你最能获得力量的人。如处于难以得到亲情支持的情境，为摆脱困扰，不妨做一些平时最感兴趣的事，以分散对某种心理困扰的注意力。若心境实在难以平静，不妨寻求心理医生和精神科医生的咨询与帮助，会更有效。

二、中年人抵抗衰老的自我心理保健处方

在现有条件下，中年人保持心理健康，减少身心疾病，应从多方面入手，以保持良好的心境和充沛的精力。

1. *正确对待紧迫感*

我国的中年人，特别是中年知识分子，由于年轻时耽误了学习，建树不多，大多有紧迫感。如能正确对待这种紧迫感，因势利导，使其成为进取的动力，促人奋进，当然是件益事。然而有些人却在这种压力下，急功近利，而又矛盾重重，难于成功，于是急躁苦闷、意志消沉，身心健康受到极大损害。一些优秀知识分子，尽管生活条件艰苦，工作条件困难，但仍夜以继日、呕心沥血。当成果出来后，有的或者早衰或者倒下，很令人痛惜。因此中年知识分子一定不要把紧迫感变成紧张感，应保持生活的节奏感，有劳有逸，有张有弛，以防早衰。

据国家 2010 年 12 月最新统计，我国知识分子平均寿命仅 58 岁，比我国人口的平均寿命 73 岁整整少了 15 年。祖国医学认为，知识分子出现早衰的原因，大致有三种。

(1)七情过盛，用脑过度。自古以来，知识分子凡事多思，情绪反应复杂，易遭七情(喜、怒、忧、思、悲、惊、恐)致病。长期集中、持续、紧张地用脑，既无规律，

又不能做到劳逸结合，易使“劳散精损，生长六疾”。

(2)嗜烟好酒，饮食失节。知识分子由于常年伏案工作，久坐少动，易致脾胃运动功能呆滞；有的以酒代饭，或饮食偏嗜，或饥饿无度，致使中年知识分子多病缠身。

(3)劳逸失调，动静失衡。知识分子多劳心，少劳力，不能正确处理动和静、劳和逸、紧张和松弛的关系，往往导致体质下降产生疾病。

知识分子抗衰老应注意以下问题。

(1)健身要健心。中医称“心”为“君主之官”，只有心境坦荡，充满活力，才能年迈不衰。要科学用脑，合理休息、娱乐与睡眠，以免“精神不用则废，多用则疲”。

(2)慎起居，勤运动。生命在于运动，动则气血流通；起居、动静应符合自然界阴阳消长规律，克服劳心多、劳力少之弊病，坚持保健操、太极拳、气功、慢跑、散步、爬山、游泳等运动，以达“动静兼修、形神共养”之目的。

(3)谨和五味，食疗祛病。俗话说“饮食有法，活到88”。人过中年，脾胃功能虚弱，消化能力下降，耐饥饿力差。因此宜饮食多样，以素为主，戒除烟酒，少食多餐，定时定量。食谱中应适当增加水果、蔬菜、龟、鱼、虾等，也可选用大枣、山药、芝麻、核桃、蜂蜜、荔枝、首乌、鹿茸等补肾填精、养血柔肝之品。总之，贵在心恒，定期检查，未病先防。

2.量力而行

人贵有自知之明，对自己的智力和体力应有正确的估计和认识。中年人正是各行各业的骨干，任务多，担子重，对工作往往废寝忘食，夜以继日，个人身体状况却逐渐衰退，渐感力不从心，最终必导致心力交瘁，英才早逝，实为可惜。中年人在接受或安排任务时，一定要量力而行，切不可凭匹夫之勇，急躁冒进，而应“有理、有利、有节。”否则违背规律，无异杀鸡取卵，竭泽而渔。抱着求实精神，注意劳逸结合，适可而止。

3.保持和谐的人际关系

中年人涉世已深，在与人交往中形成了纵横交错的人际关系网络。首先是与职业有关的，同事间、上下级间的关系，应戒除“窝里斗”与“同行相忌”的不良习气，应以大局为重！严于律己，宽以待人，“忍一时之气免百日之忧”，对一时难以解决的矛盾可放一放，予以冷处理，勿操之过急；与朋友交往，应精诚所至，金石为开，若待人刻薄、落井下石，将为世人所不齿。其次，家庭成员间的关系也极为重要。家庭是中年人情感支持的主要源泉，“金窝银窝不如自家的狗窝”，夫妻关系、亲子关系是其核心。家庭是人生的避风港，温暖和谐的家庭可让人感到无限的慰藉；亲人的理解、关怀与支持，可以把烦恼和痛苦减低到最低限度。人际关系对心理保健而言是积极因素，反之，若缺乏人际关系，缺乏社交接触而陷于孤独，往往会导致精神疾病、绝望甚至自杀。

4.学习适当的放松技巧

工作中不免要出现紧张情绪，在处理一件棘手之事或持续劳累一天以后，应及时放松自己，不可影响到休息和睡眠。

(1)调节情绪。首先，良好品行有助于保持心理平衡，“君子坦荡荡，小人忧戚戚”，力戒奢欲。要克己奉公、遵纪守法、表里如一、光明磊落。另外，要注意不能光靠强制来压抑情绪，而应从解决引起不良情绪的事件入手，调整认识，从根源上来调节。第三，有必要采取一些心理防御手段，以避免和减轻有害情绪。自我心理防御可采取以下一些方式。①迁怒。当向自己憎恨的对象发怒会招致危险时，就向一个比自己弱的替罪羊转移自己的愤怒。如当中年人在公司受了老板的气又不敢发，不妨迁怒于一个大沙袋，以泄心中之不平。②投射。把自己不愉快的情绪归因于其他人或其他原因而隐瞒真正的原因，以此削弱或消除不愉快情绪。如未评上职称，而归因于家务繁重、工作时间少等，以此减轻自责和痛苦。③文饰。当事情的真实理由为社会舆论所谴责，且自己良心上不能接受时，就使用社会上可以接受的理由为自己辩解，以避免产生焦虑与罪恶感。④退避。直接避开或逃离使自己恐惧与痛苦的情境或人。在不良情绪中，人的大脑里往往会形成一较强的兴奋灶，回避了相关的外部刺激，就可以使这个兴奋灶让位给其他刺激引起的新的兴奋灶，兴奋中心转移了，也就摆脱了不良情绪。如夫妻争吵后，一方不妨暂时躲入到学习或工作中，待风波稍停后再作调解。⑤压抑。为避免焦虑或恐惧，把引起这些情绪的事件尽可能移出意识之外。此过程中，要做出意志努力使自己尽量不去想，随着岁月的流逝，它自然会在意识中淡化、消失。如对早逝子女的怀念、怜惜悲痛时，应想人死不能复生，命里无时莫强求，尽量压抑这种情绪。但压抑不可过度，否则会导致抑郁症等疾病。⑥否认。对实际存在的引起忧虑的事因加以否认，好像它们根本不存在，以此排除产生忧虑的根源而寻求解脱。⑦补偿。对一些引起自己痛苦的事，做一些补偿性的事来降低自己的罪责。如日本著名指挥家小泽征尔，原来专攻钢琴，可后来不幸摔伤手指，十指的灵敏度受到影响，为此一度十分苦恼。但他后来改攻指挥，终于一举成名，摆脱了困境。

通过这些防御手段来调节悲伤、忧愁、痛苦、憎恨、愤怒、恐惧等，可求得暂时的缓和。但从根本上说，要治本还必须正视引起不良情绪的根源。

(2)富于幽默感。美国哈佛大学心理学家佐治·维尔伦博士指出：幽默感是人类面临困境时减轻精神和心理压力的方法之一。许多研究证明，幽默有助于降低人体内皮质醇的含量(它在人体中是引起紧张情绪的激素)，而皮质醇持续增高可使心血管功能和生理功能受损。恩格斯曾说:“幽默是具有智慧、教养和道德上优越感的表现。”确实,没有幽默感的人是尊雕像,没有幽默感的家庭是一间旅店,没有幽默感的社会是不可想象的。生活中我们总避免不了因沮丧、挫折、失败与不幸而致的心理失衡,但具有幽默感的人善于从生活中揭示或升华其中的喜剧成分,淡化甚至驱除不利情绪,化消极为积极情绪,从不满中分享到满足的喜悦。如英国戏剧家肖伯纳年迈之时,一天被一辆自行车撞倒,虽未发生可怕的事故,对骑车者而言,毕竟这一惊吓非同小可。但肖伯纳却对他说:“不,先生,您比我更不幸。要是您再加点劲儿,那就可以作为撞死肖伯纳的好汉而名垂青史啦!”一句幽默的话语,使整个气氛顿时轻松愉快了。幽默是烦恼和痛苦的拮抗剂,可使人永远保持乐观和愉快。

(3)笑的魅力。俗话说,“笑一笑,十年少”、“笑一笑,福来到”。心理学家认为:充满喜悦的笑,是人的良好情绪的反应。笑是一种活力体操,可以驱散心中的积郁,让人愉快、乐观,是一项有益身心健康的运动。笑的过程牵动膈肌上下振动与腹肌的收缩运动,对内脏各器官形成一个推压、按摩的作用,增强毛细血管功能,促使静脉、淋巴液回流加快,从而减轻了心脏负担。笑采用的是深长的腹式呼吸,对提高呼吸肌功能,增加肺活量有良好作用。笑的过程还能使大脑皮层形成一个特殊的兴奋灶,使其他区域被抑制,从而使大脑得到更好的休息。笑能牵动面部13块笑肌不同程度地运动,促使面部血液循环,使您容光焕发、青春永驻。笑可以消除人的戒心在关键时刻稳定情绪、消除恐惧感,使心情平静下来,思考对策,争取胜利。笑甚至还可挽救人的生命。如很多年前,美国有个叫卡曾斯的新闻记者,突然胸部剧痛,后经权威医生会诊,断言他不久将告别人世。卡曾斯是个豁达的乐天派,他找了一批喜剧片,整天沉醉在滑稽大师们的有趣表演之中,天天被逗得哈哈大笑。不久,疼痛慢慢减轻直至消失。他干脆不住医院,回家为自己安排了养病三部曲:吃饭、大笑、休息。愉快的大笑终于使死神悄然离去,挽救了一条性命。

我们可以练笑,练笑可在笑料的引诱下,使人从一个紧张、烦闷、困扰的境界中解放出来。练笑不受场地器材的限制,易学易练。练笑的姿势可根据需要而采取仰卧式、平坐式或站立式。首先是入练,应确定练笑的姿势与笑度(微笑或哈哈大笑),两眼微闭,排除杂念,进入入静状态。第二步是诱笑,当练笑者入练后,可从记忆中提取所需笑料,在笑料的逗引下产生笑意,要笑得痛快,笑得开怀。在提取一个笑料之后可再提取更多新的笑料。第三步是收练,当某一笑料的笑意消失后即可收练。收练时将两手掌心相对,擦搓发热,自上而下浴面16次,两眼慢慢睁开。练笑可视自己的情况而定,一般每次练习7～10分钟即可,也可适当延长,以每天练三次为宜。练笑必须持之以恒,平时要认真收集笑料,以便在练笑时随时提用。

三、更年期的心理保健处方

更年期的男女，都有着一些共同或类似的生理反应。女人一般 45 至 50 岁停止月经，而男人则在 50 至 60 岁性荷尔蒙分泌减退，这是人生阶段中的必然过程，是生命周期中从中年向老年过渡的阶段。女性更年期是卵巢功能逐渐衰退到最后趋向消失的时期，在此时期，卵巢逐渐萎缩，月经逐渐停止，乳房萎缩，腋毛阴毛脱落，卵巢分泌雌二醇的量减少等。通常引起三大症候：①头部、面部或胸部发红；②发红后出汗；③感到全身刺痛，极易导致心理上的不适应。这些就构成了更年期心理障碍的基础。一般说来，第一次月经来潮早的人，更年期的到来较晚；而初次月经晚的人，进入更年期的年龄反而会早些。生育多的人绝经比较晚，未生育过的人绝经较早。随着生活水平的提高，体质的增强，妇女绝经期出现了向后延迟的趋势。而男性更年期的发生发展比女性缓慢，且常常表现不太明显，如出现失眠、多梦、遇事缺少主张、优柔寡断、对外界事物兴趣不浓、沉闷孤僻、性欲低下等。

对于更年期正常的心理、生理变化，只要有足够的认识，消除不必要的思想顾虑，完全可以不治自愈。

(1)对自己的身心健康要有全面的了解和正确评价，对于战胜更年期的烦恼心理上要有所准备。对更年期各种症状能泰然处之，消除不必要的紧张和疑虑，从而避免心理上的不平衡。即使更年期综合征，也不必过虑，这不是大病，更不是灾难临头，仅是一种自然反应，经过半年至两年左右的时间，机体会建立起新的平衡，而恢复正常的生理状态。

(2)全力纠正自身的一些不健康行为，如吸烟酗酒，生活无规律等，以免影响身体健康状况，加重各种不适反应。

(3)保持精神愉快和情绪稳定。尽量避免和减少不良刺激，排除紧张、焦虑、消极和恐惧心理；合理安排生活劳逸，根据个人的体力和脑力去从事力所能及的工作；维持良好的人际关系，增进友谊和交往，勿使自己孤独；坚持体育锻炼，可减少衰老降临的恐慌；正确地面对过去，乐观地看到未来，把生活环境中的危机感降到最低程度。

(4)正确认识各种疾病和功能性不适的感觉，为了弄清机体功能失调的原因，应及时到医院检查，以防止器质性疾病的误诊，家中亲人也应多加关怀、谅解和照顾，让更年期的中年人安然度过这个“多事之秋”。

四、中年病人的心理护理与保健处方

中年人是人生的鼎盛时期，体力精力旺盛，肩负着社会的各项重任，被称为“社会的脊梁”。由于沉重的家庭和社会负担，加之生理上开始向老年过渡，他们患病后也会出现一系列复杂的心理反应。

(一)中年病人的心理护理

1. 中年病人患病后的心理反应症状

(1)忘我。中年是出成果的时期，患病后将停止一切工作，强烈的工作责任感和事业心会使他们认为这是无法忍受的痛苦和损失。因而可能对疾病抱无所谓的态度，迫切要求早检查、早治疗、早出院；有的在病中仍坚持工作，或不等痊愈带病出院工作。这些都不利于他们的身体康复。

(2)忧郁。患病后给家庭带来了许多困难，给工作也带来一定损失，牵挂家人和工作的责任感使病人考虑过多，如病后能否继续工作、自己是否会成为家庭和单位的累赘、对老人和子女的赡养等等。因而显得忧心忡忡，不断向医务人员讲述自己的困难，急于确诊，急于得到最好的治疗尽早出院。

(3)多疑。中年人处于一个应激时期，体力及心理的稳定常趋向紊乱。中年期也是诸多疾病的并发期，给诊断和治疗带来了一定困难，病人对多种检查顾虑重重，怀疑患有不治之症。这种多疑心理反应常使病人心神不安、食欲减退、失眠多梦等。若得知身患绝症，自我实现已不可能时，更会悲观失望。

(4)回避。有些病人担心因病失去原来的职位和工作而不承认有病，有的为了减轻亲友的痛苦，常常隐瞒病情，回避现实。产生这种心理的人，常出现少有的工作干劲，对亲友也会出现少有的关心。所做的一切，意在掩饰自己的病情事实，争取工作和生活时间。有一位患胃癌的干部，将检查结果隐藏起来，妻子儿女都不知其患病，直到见到生死与共的老战友时，才抑制不住内心的痛苦而讲出来。

2. 对中年病人的心理护理

(1)解除病人后顾之忧。配合单位尽量安排好的工作，若病情允许，可同意将工作带到病房做，并为之创造工作条件。适当的工作，有时能起到一种调节身心的作用，帮助他们从疾病的困扰中解放出来。

要嘱咐其子女定期探视、汇报学习和工作情况，使病人安心疗养。

(2)对有些病人不应隐瞒病情，特别是那些乐观开朗的病人，不如向他们讲明病情性质、严重程度，以使病人合理安排工作与生活，并有充分的心理准备。一般来说，中年人的心理比较成熟，心理承受力相对要强一些，但在具体实施时，还是要视其具体情况，特别是个性差异情况。

(3)安排适当的活动。人到中年，体内各器官功能开始衰退，如果不注意有秩序的工作，有规律的生活和适当的营养、体育锻炼，则会过早出现体力下降、旧病复发等症状。

(二)中年期(40～60岁)的心理保健

一般来说，中年人的生理机能和心理状态是比较稳定的，但由于社会和家庭的重负，使他们不得不耗费和付出巨大的生理和心理能量，因而从他们的生理和心理发展过程看，也正处于“多事之秋”。这一时期可能出现的主要生理与心理问题有：①大脑功能的某些方面开始衰竭。如内分泌系统的功能全面下降，分泌减少，记忆力减退，感、知觉开始迟钝，反应趋慢，性器官与性功能也开始衰退等等。②更年期综合征的出现。男性从50～60岁、女性从45～55岁处于“更年期”，在这一时期，男性表现为对各种细微的疾患、社会和精神的刺激都比较敏感，容易焦虑紧张；女性因更年期的到来，出现丘脑下部、垂体、肾上腺等内分泌器官的平衡稳态失调，月经周期紊乱或出血过多；大脑功能失调，兴奋和抑制过程不平衡；植物神经紊乱，血管收缩和舒张不稳定；阵发性全身发热，面部血管扩张而出现潮红；伴随耳鸣眼花、头痛眩晕、心悸胸闷、手足出汗、关节疼痛等不适。生理上的这些变化和不适可引起情绪不稳、焦虑加重、好借故生气、多疑、抑郁、爱争吵、易冲动、无休止的絮叨和发无名怒火等心理反应。

中年期的心理保健应注意如下几点。

(1)社会要关心中年人的身心健康。如进一步改善中年知识分子的工作条件、工资待遇，建立定期的体格检查和医疗保障制度等。

(2)中年人自身应注意生理和心理的自我保健。例如，注意脑力和体力劳动的劳逸结合，量力而为；自觉克制嗜烟嗜酒、好赌博等不良生活习惯；做到克己奉公，遵纪守法。同时加强自身修养，如通过琴、棋、书、画、适度的体育锻炼来调节和放松身心，陶冶性情。

(3)对个人、家庭及社会，过去、现在和未来，要有正确的认识和合理的对待。比如当孩子大了以后，要相信孩子的独立自主能力；相信组织和集体的力量，不要事必躬亲才放心。中年人作为社会的中坚，只有以高度的责任心对待工作、以博大的胸怀容纳人和事，以谦逊冷静的态度审视自己的过去和现在，以无私的奉献精神服务于社会，才能保持心理健康，真正起到支撑起社会大厦的栋梁作用。

第四节　老年健康危机人群的心理养护与保健处方

一、老年期心理危机的预防保健处方

俗话说，心病要用心药医，心理保健的方法正是打开老年心理障碍疾病的钥匙。

国内外的调查表明，情绪愉快、性格开朗、乐观豁达是长寿的重要心理条件；恶劣的心理状况是诱发各种疾病的重要因素。有人曾对100名白血病人和淋巴病人患病前后的生活经历进行调查，发现患者致病前，大部分都有过愁肠百结的个人经历或悲痛的家庭遭遇。而在医院门诊中，60%的发病原因直接与心理因素有关。有专家认为，心理状态影响健康，最重要的是取决于个体对外界刺激的认知和评价。若评价积极正确，可使心理状况趋于平衡，否则可导致心理状况恶化。我国著名老中医岳中美教授曾归纳了老年人的八大怪病，是生理老化的标志：①只记远事，不记近事；②笑时有泪，哭时无泪；③喜欢孙子不喜欢儿子；④喜欢软食，不喜硬食；⑤眼昏花，看不见近处；⑥耳朵聋，好打听闲事；⑦遇怪事，不观察就问；⑧撒尿常常滴在鞋上。心理健康对人体健康是至关重要的，老年人的自我心理保健能力差，需要社会、集体、家庭的支持和帮助。

1. 过好离退休关

帮助老人过好离退休关应做到如下几点。

(1)作好退休计划和心理准备。老年人的悲哀，莫过于鲁迅笔下的“九斤老太”“一代不如一代，一年不如一年”的哀叹。事实上，社会责任应由一代一代年轻人担当，“山阻石拦，大江毕竟东流去”，老年人应能领悟社会的进步，顺应社会的需要，做好离退休的心理准备，要知道“没有比诋毁年轻一代更能催人衰老的”！一些研究表明，退休前曾做过妥善计划的老年人，离退休之后的生活适应性较好。退休计划一般包括经济上的收支、生活上的安排和对保健方面的预先策划，以及对老年配偶的生活照顾等。一般的老年人，在退休后六个月，即能适应新的生活方式。但仍有许多老人，不能适应退休生活，离退休综合征表现明显。这种情形常发生于突然失去日常工作及社会职业的老人中，尤其在退休以后又没有伴侣的老人，更难适应退休后的生活。“不活动是衰老及死亡的催化剂”，在离退休之前，做好了各种计划与心理准备，就会产生安全感，对退离原职泰然处之，适应良好。

(2)对离退休老人给予关照。解释老年人适应性成功与否的活动学说认为，个体必须尽力维持中年期所有的态度和活动，去发现适当的活动以取代要放弃

的兴趣和退休的工作;组织适当的补偿活动,如“关心下一代协会”工作、管理社会公共秩序工作、居委会工作、社会福利工作、再学习及写作工作等,以充实老年人的精神生活。离退休老人的生活范围缩小了,自然把家庭作为生活的核心,全家团聚是他们最感快乐和欣慰的事。昔日社会中,老年人能有含饴亲孙的快乐,如今这份原本属于老人的快乐,却随大家庭的解散、小家庭的建立而消失了。但这是时代的潮流,所以我们除要求老年人适应时代,变中求适应以外,更希望年轻人及社会能体谅老人,消除家中两代人的成见。子女应在日常生活中多孝顺父母,使老人不致有被遗弃、被疏远感,增加其归属感与安全感。

(3)老年人积极自寻解决问题的途径。老年人必须自我克制依赖心理,把一切离退休后的生活寄希望于政府、单位的抚养和子女的照顾,应面对现实,积极学习自我照顾与自寻解决的途径,最好能在老年期来临之前即妥为安排与准备。换言之,在中年后期就得预作安排,如培养正当合宜的兴趣和嗜好,来充实晚年的寂寞生活,或预计一份轻便的工作,使自己退休后仍有轻松有趣的工作及固定的报酬,则生活上可获得安全感,并可免去寂寞无聊之苦,而工作的成果又是一大安慰,能解决因退休而引起的经济及人际关系方面的困难。

2. 保持积极的生活态度

美国人本主义心理学家马斯洛研究了“自我实现的人”,即精神健康的人,曾提出了人的“需要层次论”:生理的需要、安全的需要、相属关系与爱的需要、尊重的需要和自我实现的需要。其中高层次的需要是以低层次需要的实现为基础的。老年人虽已从生活的前台退到了幕后,但他们仍有各种要求和需要。国外研究老年心理学的人认为,老人有“三恶”:贫困、孤独、不健康。其实,这正是老年人的某些需求未得到满足的反映。

(1)保持健康和安全的需要。据国内有关调查,60 岁以上退休工人中,患有器质性疾病的约占 50%,70 岁以上则高达“65.9%。日本荒井曾对一般家庭中的老人所需作过调查,他们在回答“你现在最关心什么”时,多数人都回答关心脑出血、癌、高血压等健康问题。的确,疾病威胁着老年人的健康,使他们维持生命的欲望得不到满足,必然焦虑烦躁,忧心忡忡,悲观失望,深感不安。老年人的担心感还来自一个经济安全因素,英国社会学家史密斯曾调查发现,担心缺乏经济安全的老人占 43%。而最使老人不安的因素是各种疾病,所以,应加强健康管理,组织老人参加体育活动,以增强体质,并及时采取治疗措施,定期开展健康咨询,回答老年人的问题,帮助消除顾虑,学会自我调养。此外,家属的照顾也十分重要。

(2)与人交往的需要。离职退休,儿女另立门户,好友分离,老伴去世,交往的人日渐减少,使老人深感寂寞、孤独而痛苦,这种情况在西方国家尤为严重,许多老人只有靠饲养宠物来排遣孤寂、寻求慰藉。解决这一问题的关键是使老人从孤独中解放出来，与周围的人接触、交往。老年人的一个心理特点是人越老就越需要爱，老年夫妻相依为伴是老年人良好心情的重要激励因素。独生子女成家立业后应尽可能与父母住在一起，即使是分开居住，子女也应经常去看望或写信问候。家庭关系和睦，心理气氛融洽，敬老爱幼，共享天伦，则有利健康长寿；相反，家庭不和，家庭人际关系恶劣，致人早衰，对身心健康极其有害。19 世纪俄国伟大的批判现实主义作家托尔斯泰，给世界文学宝库留下了宝贵遗产，但这位大文豪的晚年却是不幸的。夫人索妮娅性格暴躁，经常与他吵闹，1910 年他 82 岁时，被迫与妻子离婚，离家出走了。由于心情忧郁，健康渐趋恶化，10 天之后，这颗世界文坛巨星就陨落了。

(3)自我实现的需要。老年人虽年近古稀，但人老心宏，壮志未酬，仍想发挥余热做些力所能及的工作，以满足自我实现的需要。但老年人已离开工作岗位，无力实现自己的夙愿，以致自我实现的需要难以满足，从而产生不安、消沉和空虚之感。

满足老年人自我实现需要的关键是充实他们的生活，使他们能重新认识生活的意义，树立积极的生活态度。要防止心理老化、空虚和无聊，首先须让老年人具有好奇心和保持积极性。好奇心是追求新事物、学习新知识的心理动力，启发好奇心和积极性的有效措施是组织老人学习。国外有人做过调查，90%的老人都希望学习，所以终身教育观念的提出不无道理，应开办老年大学、老年学院等以满足老人的学习需要，充实老人的生活。其次，帮助老年人安排一些力所能及、自己擅长而又不很紧张的工作，使精神有所寄托，人生价值得以体现。有科学家指出："劳动，包括脑力劳动，能锻炼神经系统，而游手好闲则对神经系统有害。"积极、适度的大脑思维活动和体力劳动，还能减缓人的老化和衰退过程。此外，还要克服各种适应障碍。适应障碍是指人对所处环境不能恰当地适应，例如有的老年人把一句善意玩笑当成对自己的诬蔑和嘲讽而大发雷霆，把旁人的耳语视为商量谋害自己而感恐惧。适应障碍是由于需要未得到满足而引起的，但更多则因心理因素影响而产生。适应障碍有两种表现：一是问题行为，是对现实状况所采取的不恰当行为；一是心理障碍，是指因脑动脉硬化引起的意识不清、不识方向、失语、失认以及老年痴呆和各种神经症。郭恩曾对老年人的适应性提出 8 条建议：在自己身体条件许可范围内生活；适应经济收入降低的生活水平；要有医疗保障；能创造性地发挥自己的能力；把对家庭的爱扩展到朋友们中间；在社会上能受到别人的尊重；维持自我的尊严；能够把知识和经验传授给后代。此外，我们应了解老年人其他未能满足的需要，在可能条件下予以解决。无法满足的，用转移注意力的办法从另一方面加以弥补。我们还应认识和承认老人的自尊心，真心诚意尊敬他们，用同情、体谅态度对待老人，认真倾听老人的意见，接受老人的合理要求。

(4)帮助老人树立积极的生活观念，以最大的热情去拥抱生活。一位心理学家说过："感觉是一种主观的东西，而生活就是一种感觉。人以什么样的态度感觉它、对待它，它就以什么样的姿态回报你，只要你热情、积极、乐观、进取，你的生活将充满阳光。"你经常看到玻璃杯是半满而不是半空吗？你的眼睛是盯着油炸圈饼还是它的洞孔？休斯顿的莱斯大学心理学家C·A·安德森说："假如我们能教人们更为积极地思维，就有可能使他们免受心理疾病之苦。"另一位心理学家M·F·沙伊雷尔说："你有成功的能力，但成功并不完全依赖于能力，你对成功的信念影响着你是否会取得成功。"从一个角度看问题，可能引起消极情绪，陷入心理困境；换一个角度看，用积极的观念去看问题，就可发现其积极意义，走出心理困境。老年人不妨把眼睛总是盯住油炸圈饼而不是它的洞孔，把半空的玻璃杯看成是半满，这将于我们的生活十分有利。

3. 退中有进

人到老年，躯体功能、心理功能和日常生活能力都要衰退，但要力求人老心不老，人退心不退，退中有进，永远进取。

(1)不要过早产生衰老感。虽然生老病死不可抗拒，但应正确对待。在生理上应服老，可根据自身的实际条件去生活，如请示退休，即使工作也应做一些自己身体条件和精力所能及的事，安排适当的体育、学习、娱乐、社会活动等；在精神上要不服老，应把离退休看成是调换一个更适合自己健康状况的岗位，不要有任何"离岗"的想法，更不要有迟暮之感，应"老当益壮"，人老心不老。就如董必武同志年近70赋诗明志："老来愈知学不足，春来弥觉物增妍"，90高龄深感前尘岁月蹉跎，还发出了"彻底革心兼革面，随人治岭与治河"的肺腑之言。北大教授雷洁琼曾风趣地说，旧社会是"70古来稀"，现在却是"90多来稀，80不稀奇，70小弟弟"。

(2)良好地适应新的生活。老年人只要能注意锻炼身体，保持健康，有积极进取的精神，不产生退坡思想，对生活中的挫折能妥善处理，生活起居不依赖他人，自己动手，不倚老卖老，就可以推迟产生衰老感。台湾作家杏林子曾写过："人在年轻的时候以健康换取金钱，在年老的时候以金钱购买健康，那么在什么时候享受呢?"其实，只要持续地锻炼，保持平衡的心态，进行心理保健，健康是不用金钱换取的，在欢乐中也就是享受了生活。

(3)应老有所用。现在社会各阶层各机关所淘汰的人员大多数集中于老年人，认为老人不会生产。然而，据调查报告声称："老人比年轻人较踏实又正确。"加利福尼亚州一份调查报告声称："注意经验和判断的工作，尤其是注意质方面的重要工作，老人最为适宜。而且老年人比年轻人服务精神好，工作认真，请假又少。"这可打破老人不中用的观念，老人自有老人的长处。当然，在知觉和运动机能方面的反应，以及对新方式的操作和处理，一般老年人是比较差的。日本的高木四郎曾研究过"年龄与工作速度、工作错误的关系"，说老年人的工作速度很慢，但很正确；反之，说年轻人的工作速度占优势，却有不正确的缺点。老年人具有丰硕的智慧，到了"五十而知天命"、"六十而耳顺"和"七十从心所欲不逾矩"的程度，像这样，老人岂能全然退休而在社会群体中全然隐退，这让老年人怎能甘心就此埋葬自己的活力和才能？所以老年人既要随势而退，也要顺势而进，退进结合，退中有进。

(4)活到老学到老。过去的社会崇尚传统，重视经验权威，偏向德高望重的"老人统治"，无论是社会生活还是家庭生活，皆以老年人为中心。但随着社会的发展，旧有的传统思想观念逐渐解体崩溃，现代社会未必能使老年人的心理生活得到积极的充实或改善。所以现代的老人须勇于面对时代的挑战，活到老学到老，坚持学习，使自己紧跟时代的车轮前进，放宽眼界，仍然生活在集体之中，以有效地适应日常生活和面对各种可能的生活逆境或压力。老年人要了解自己在生理上及心理上可能发生的诸多变化，而设法予以适应。对于老年人易患的疾病、意外事件以及心理困扰，也要多加认识，而后才能自我预防、自我解决及自我治疗。所有的了解与认识，皆是学习的结果。著名数学家苏步青说："长寿是为了工作，要活动，要动脑子，要做好工作，一定要学习。所以，应该是长寿、长寿、再长寿，学习、学习、再学习。"周总理也提出"活到老、学到老、改造到老"，这是老人的一剂良药，应当抱着这个态度去欢度晚年。

4. 善于保养

徐春甫曾说："安乐之道，惟善保养者得之。"老年人的保养应从如下几方面着手。

(1)运动可以延缓衰老。衰老是一个很复杂的现象。人在成熟后，随着年龄的增加，大多数器官的功能减退，从 30 岁以后，机体功能每年下降 0.6%～0.7%。从 30 岁至 70 岁，总的功能下降近 30%。

不运动是衰老的一个重要因素。生命在于运动，生命不息，运动不止，运动最好从中年开始，长期坚持，成效显著，可达年轻 10～20 岁的效果。老年人可选择自己喜欢的项目锻炼，安排好适合自己身体情况的锻炼计划，循序渐进，过度的运动不可取。当情绪不好时，千万不要消沉，不要随意中断或放弃，和朋友一起锻炼往往比单独锻炼更易坚持；还应提高运动的趣味性，对锻炼项目的选择还应注意季节时令，运动的均衡性，使四肢、内脏均得到锻炼。老年人不可像年轻人那样去拼搏，只有适度运动才有益健康，为取得有益的活动效应，老年人应每天运动30分钟，每周至少三次，每次锻炼间隔不要超过两天以上。还要学会数自己的脉搏，在运动前后均要数一下脉搏，运动后的脉搏要达到亚极性心率，即195—年龄，作为对运动是否有效的评估。运动对老年患者还有一种镇静效果，可减轻或消除老人的焦虑和忧郁情绪。

(2)饮食与长寿。有人提出，限制热量(限制饮食)可以抗衰延寿。对此理论，自1935年麦凯等提出大鼠在幼年期限食可延长寿命以来，陆续得到一些专家的证实。20世纪50年代病理学家赫辛亦进一步证明，饮食限量的人极少患动脉硬化和冠心病。限食可使机体免疫力保持旺盛，并可降低导致衰老的自由基的反应水平，摄入热量过多会促使机体衰老。人至老年，身体机能下降，消化系统功能锐减，即胃分泌消化液减少，肠的吸收功能降低，肾的分泌作用也有变化，所以一般而言，老年人每餐以八九分饱为合适。老年人代谢变慢、腺体分泌减少，咀嚼、消化能力降低，如少食多餐、饮食清淡，能使机体气血流畅、阴阳平衡、少生疾病。另外，饮食的多样化有利于营养平衡。有日本学者认为，如果一天不进食15种以上食品，人就不能获得必需的营养素，就不利长寿。从现代营养学角度看，米、面含碳水化合物较多；鸡、鸭、鱼、肉含蛋白质较多；蔬菜、水果则富含维生素；混合食用(碳水化合物、脂肪、蛋白质的比例为5∶15∶1)则可发挥营养成分的互补作用，使营养素的摄入达基本平衡。此外，饮食禁忌要根据机体特点或老年病的性质而定，如不顾机体特性而食用不宜食物会有损健康，甚至发生疾病。糖尿病患者忌甜食，肾脏病患者忌咸食，心血管病患者应尽量少食油腻食物。最后，老年人还应戒除掉不良嗜好，以维护身体的健康状况。

(3)劳逸适度。我国自古以来就十分强调劳逸适度，孔子认为："劳逸过度，疾共杀之"，强调"动静以义"；西晋养生家葛洪认为"劳逸过度"，均碍养生，因而主张"节宣劳逸"，"不欲甚劳甚逸"。老人适当参加家务劳动，对于身心和延缓衰老均有益处；其次，读书学习也很重要，可增加信息，锻炼大脑，延缓老化，但不可过度，否则危害大脑，加速衰老。古人云："人之心不可一日不用，尤不可以一日不养。"因为心"不用则滞"，而"不养则瘦"，所以"善治心者，于勤劳之余，当有宽间之候"，此外，逸乐之中也应劳逸适度。总之，善劳者，劳中得逸，不善逸者，虽逸亦劳。所以，老人要劳逸结合，劳逸适度，善于劳逸。

5. 尊敬、关心老年人

老人居于社会竞争的劣势，这是人人均应面对的事实。面对这种残酷的事实，不论个人、家庭、团体或整个社会，均应尽量以理性的方式来处理老年人的问题。同时，社会大众也必须确认老年人是一个弱小的社会群体，社会有责任加以保护，不应以功利主义的观点，以为老年人社会价值不高而不予尊重。首先，应尊敬和照顾老人，"老吾老以及人之老"，对自己的长辈要以尊重的礼节和细致的照顾来对待，同样也要以这样的态度对待别人的长辈和老年人。其次，政府和社会应建立一些利于老年人的服务和保健机构，如老龄委员会、老龄学会、老年病研究中心、老年精神卫生中心、老年乐园、托老所、敬老院等。此外，还应普及老年精神卫生常识，使老年人能欢度晚年，延年益寿。

二、老年人心理疾病的简易预防处方

1. 对自己的年龄不妨用点“减法”

假定您今年 69 岁，当别人问起时，请响亮地回答：“59 岁！”此时，您定会身心为之一振，一方面感到“路漫漫其修远兮”，仍需继续努力；另一方面，又仿佛返老转壮，着实年轻了 10 岁。

2. 要自我适应好社会角色的转变

凡能适时地调整自己行为的老年人，会心情舒畅，老当益壮。

3. 要有所事事，老有所为

老年人可以通过各种渠道，培养自己的兴趣爱好。如通过书法、绘画、下棋、养花来丰富生活，陶冶情操，增添生活乐趣；还可散步、打太极拳、练气功、旅游等，这都是有益于身心健康的活动。

4. 经常检点反省自己

老年人应经常反省自己有无急躁、忧愁、恐惧、悲伤、失望、愤怒、哀怨、烦闷等不良情绪，如有，须尽快克服，要有意识地锻炼自己的心理意志，使自己永远处于欢乐之中。

5. 正确处理好同晚辈的关系

老年人对待晚辈要有点辩证法眼光，不能用自己的性格、爱好等为基准去要求约束晚辈，要尽量理解他们，大度、宽容地处理与晚辈之间存在的不同差别。

6. 老年夫妻相互关心十分重要

人到老年，总希望夫妻双双健康长寿。但在实际生活中夫妻间一人健康，一人不健康的居多。要使老年夫妻共享晚年幸福，夫妻间的互相关心体贴和健康监护就显得特别重要。老年夫妻朝夕相处，相依为命，对彼此的性格特征、生活习惯、心理状态以及身体情况都了如指掌，这就给相互间的健康监护提供了可靠的保证。

7. 老年夫妇相互监护有助疾病康复

(1)心理监护。人的心理变化往往可以导致疾病的发生。夫妻间要温柔体贴，有分歧、有争论，要互相忍让，不要激起对方生气。当对方处逆境、遭挫折，精神受到创伤，心态失衡时，另一方要及时劝慰和开导，使之尽快解脱。

(2)病情监护。经常察言观色，及时发现病情，注意气候冷暖的变化，及时提醒增减衣服，防病于未然。对疾病要早发现、早治疗，消灭于萌芽状态之中。对双方的慢性病，要掌握病情变化，如血压、脉搏、心律、体温等，精心护理，监督按时服药，或陪伴去医院检查。

(3)饮食、起居作息的监护。夫妻间在生活中要体察入微，互相关心照顾。了解老伴何时入睡，何时起床，何时排便，饭量多少等。如遇突然变化，就要查明原因，无病先防，有病早治。参加文体活动，最好结伴而行，以便互相照顾。

三、老年人心理疾病的综合调适处方

1. 保持乐观愉快的心情

心理健康是躯体健康的基础和条件。据专家调查，80 岁以上的老人，96％是乐观的，50％～60％的病人发病诱因与心理障碍有关。在日常生活中可以看到，有的人虽年过古稀，仍精神饱满，这都与人的精神状态密切相关。乐观、开朗、愉快、恬静、和谐等积极情绪，有助于人体神经系统的稳定、内分泌系统的平衡、免疫能力的增强，会使全身各系统、各器官的功能更加协调，从而促使身心健康，益寿延年；而忧虑、紧张、恼怒、恐惧、寂寞等消极情绪，可引起机体功能紊乱，导致高血压、冠心病、脑卒中、糖尿病、肿瘤和痴呆症等疾病的发生，致使缩短生命。

健康的心理是防治疾病的一剂良药。如一名患者，初诊为肺癌，本人得知后，如雷轰顶，精神萎靡。然而经切片化验确诊他患的不是肺癌而是肺结核时，即刻精神焕发，食欲大振。中医认为，人的健康长寿与“七情”有密切关系，乐观愉快的心情，可使五脏六腑气血运转功能正常，预防疾病。

2. 避免老年期心理不平衡

老年人应该顺应社会角色的转变，学会用新的观念和思维方式看待事物。要避免老年期心理不平衡，就应该正确对待老年期遇到的实际问题，与此同时，要积极参加社会活动，注意做到心理上的平衡。老年人只有保持内心平静和满足，不依恋身外之物和名利，不追求虚荣，不计较过去的恩怨，才有可能享受颐养天年的快乐。老年人经验丰富，阅历很广，在安度晚年之际，心态应是返璞归真，淡泊宁静，不必动用心机。聪明的老人应学会调适自己的心态，随遇而安。

3. 忘却自己的生理年龄

老人忘年，可减少很多心理负担。诗人元结有诗：“山竹绕茅舍，庭中有寒泉，四边双石峰，引望堪忘年。”老人忘年有益于身心健康。忘年可以缩小与年轻人的差距，保持与社会的发展同步，从而少些烦恼。

4. 超越自我，做一个平易近人者

老年人应超越自我，抛开以往的成绩和荣誉，做一个平易近人的长者，才更令人尊敬。尤其是一些年轻时有成就或有地位的人,更应保持一颗平常心,以一个普通人身份与人交往,忘却自己所谓的身份,就会少些失落感和失宠感,就会在生活中找到新的乐趣。

5. 发挥心理暗示的积极影响

心理暗示疗法是以暗示手段,满足患者的某种要求或接受某种观念,使之从原来的心理羁绊中解脱出来,重新调节机体病态的方法。老年人患某种疾病以后,容易产生各种各样的猜疑,或小病疑大,或轻病疑重,或久病疑死,这种不良情绪使其恐惧、担忧,反复持久,就容易导致心理及机体功能障碍。对于这类病人,家属应针对病人存在的思想负担,通过一定的方法,解除病人不必要的怀疑和猜疑,帮助病人去掉思想包袱,恢复健康。

6. 充分运用说理摆脱心中烦恼

老年人心理疾病大多由口舌而生,不恰当的语言、错误的文字常会使人心怀芥蒂,话多的人郁在心中久而生变,而心理治疗的原则恰恰也是以口舌之效治口舌之病。通过语言说理疏导,往往可以产生神奇的效果。

说理疗法特别注意情绪与健康的密切关系。愉快的心情有助于人体安康与长寿,反之,过分的悲哀、心情绝望是有损机体的。俗话说:“欢乐变年少,生气催人老”;“多愁多病,越愁越病”。因此,通过家属的言语,诱导病人心情舒畅,愉悦开怀,消除哀伤等不良情绪,是有助于疾病转愈的。

7. 家属对老年人心理的影响不可忽视

老年人尽管理解衰老是不可抗拒的规律,但一般都希望自己尽量健康长寿。他们自己不服老,也不希望别人说自己衰老。老年人一般都有慢性或衰退性疾病,所以当某种疾病较重就医时,他们对疾病估计多较为悲观,心理上也突出表现为软弱感和孤独感。有的甚至和小孩一样,为不顺心的小事而哭泣,为某处照顾不周而生气。他们突出的要求是被重视、被尊敬,因此家属对他们的尊重非常重要,对他们的称呼须有尊敬之意,谈话要不怕麻烦,多谈他们的往事;听他们说话要专心,回答询问要慢,老年病人一般都盼望亲人来访,家属在老人住院期间,应多来看望。老年病人一般都有不同程度的健忘、耳聋和眼花,家属护理时要勤快、细心、耐心、周到、不怕麻烦,除饮食治疗的需要外,要尽量尊重照顾他们的习惯。

四、老年病人的心理护理与保健处方

1. 老年病人的心理问题

老年人基本的心理需要与中年人一样,但他们往往不服老,希望健康长寿,患病后也会出现一些特殊的心理问题。其主要表现如下。

(1)否认。有些老年人怕遭到儿女们的嫌弃而不承认患病,尤其是老年女病人。她们在病前一直操持家务,患病后为表明自己无病,仍勉强干活,以让人觉得自己仍是家庭主人。

(2)强烈自尊。有些老年人认为自己为社会为家庭辛劳一生,理应受到晚辈和人们的尊敬,喜欢听恭维话,喜欢别人对自己百依百顺和无微不至的照顾,稍不如意就会发脾气。

(3)颓废。老年人几十年来辛勤工作和忙碌,一旦离职退休,就会产生一种茫然和空虚感。对突然改变的生活规律极不适应。如果患病住院,由于其生活常规被扰乱,安全感也受到影响;同时因住院与他人交往的机会减少,若探视的人不多,便会产生一种颓废、孤独无望的心理,真的会认为老之将至,性命休矣。

(4)惧死。生老病死本是人生不可抗拒的规律,但人至老年,有的则表现出强烈的惧死心理。如不喜欢人家说自己老、年龄大,走路不愿让人扶持,生活上尽量表现能自理等。还有的老年患者隐瞒病情,极力表现身体健康状态良好。有的老人则相反,常为死神的一天天逼近而恐惧,从而失去生活的愿望和乐趣,极少数人甚至怀有自杀心理倾向。

2. 老年人心理护理注意事项

(1)尊敬老人,迎合老人心理给予适当的称呼。如仍以离退休前的职务相称,会认为你仍很重视他;要耐心倾听老人的谈话,对老人的健忘和罗嗦给予谅解。

(2)要关心老人的生活。尤其是住院的老人,护士要为他们调理好生活,如安排合理的生活程序表,介绍关于防止衰老的知识和长寿经验,教会老人做一些如气功、太极拳等合适的体育锻炼。在生活上给予特别的关怀,如病房地面要干燥无水,以免滑倒,在饮食上要精心烹调,以适合老人口味等。

(3)老年人患病后都希望受到注意和关怀,因此要鼓励亲友时常去医院看望,以减少其孤独感。亲友探视时不要在老人面前谈论不愉快的事情和太令人兴奋的事情,以免引起情绪波动,尤其是在心脏病类的患者面前,更应注意这一点。

(4)老年病人最易因失去“独立”感而烦恼。有些老人甚至对护士给予他们的无微不至的关怀照顾不买账,稍不如意就发怒,实际上是想有些事由自己来做,以证实他们的能力和价值所在。因此,护士可采取相应的措施以满足其需要,如把必须物品放在易取的地方;增添病室内的自助设备,如走廊、病室设扶手,利于他们行走;同时,对病人生活自理方面的成功,给予赞扬和鼓励,使他们感到愉快和增添自信心。

3. 老年人的心理保健

现代社会一个不可回避的事实是，老年人在社会人口中的比重越来越大。我国的人口统计研究表明，不久的将来我国将步入一个老年人大国。因此重视老年人的心理保健，使每一位老年人安度好幸福的晚年，对保持社会稳定，对我国的建设事业都有重要意义。怎样做好老年人的心理保健呢？

(1)老年人要正确处理好服老与不服老的辩证关系。曹操的《龟虽寿》诗曰："老骥伏枥，志在千里；烈士暮年，壮心不已。"这种不服老的千古绝唱，曾鼓舞多少仁人志士为事业奋斗终生。然而生老病死毕竟是无法抗拒的自然规律，虽然现代生命科学的发展能使人延年益寿，但长生不老的妙方毕竟不存在。人到了一定年龄，生理机能将逐渐衰退，新陈代谢也会发生变化，从而必然会导致机体调节功能的下降、免疫力降低、体质减弱、多病及心理功能衰退等状态，如健忘、思维迟钝、动作缓慢等等。同时心血管和呼吸系统、肠胃消化功能等都会下降，因此不宜再从事繁重的体力劳动和脑力劳动，更不能像青壮年那样冲锋陷阵了。老年人承认这个现实并不意味着是服老，作为老人，可将自己多年的工作经验传给年轻人，帮他们出主意、当参谋和顾问，使年轻人的工作少走弯路，利用自己的长处为社会贡献余热，这才是真正的不服老的表现。

(2)社会要重视老年人丰富的社会生活和工作经验，同时，弘扬中华民族的敬老美德，热切关心老人的生活和心理健康，使每一位老年人都能幸福地安度晚年。老年人积累了丰富的社会生活经验和工作经验，是国家的宝贵财富，社会应为他们提供和创造发挥余热的机会，使他们在晚年进一步为社会的发展作出贡献。

现代心理学的研究表明，人至老年，各种机能的衰减并非等齐的，各人变化的程度也有较大的差异。如人的思维能力、判断能力，在老年时还能有所发展，大脑储存的知识会随岁月增添。我国古代姜子牙 80 岁为相，达尔文 60 岁以后写出《人和动物的情绪表现》、《论食虫植物》等经典著作，70 岁以后才完成《植物运动能力》等重要著作。这些例子都说明健康老人的智力和体力并未衰退，若发挥得当，仍能为社会增添财富，作出贡献。为此，我们应为那些健康的、有抱负和理想的老年人提供必要的工作条件，一方面使他们在离退休后身心有所寄托，另一方面可最大限度地发挥他们的余热。

社会还应为老年人提供必要的活动场所，组织老年人开展各种有益的活动，促进他们的身心健康，如开办老年书画学院、老年人艺术团体等。

(3)老年人要正确对待自己、洁身自好、保持晚节，愉快地过好晚年生活。情绪和思维是密切关联的，老年人只有正确地认识到老之将至是自然规律，才不会感到惶恐和沮丧，才能正确处理老年期出现的一系列生理和心理变化中的问题。

老年人应将自己优良的品格、丰富的经验传给青年一代。做到洁身自好，晚节高尚，始终保持乐观的生活情趣，这样才能焕发歌德所称颂的“第二次青春”，才能真正意识到晚年生活的价值和意义。

(4)性格开朗，情绪乐观。在长寿老人中，重要的一条就是性格积极开朗或平静温和。据湖北省对88名百岁老人的调查，他们中属于开朗型性格的人45名(占44.3%)；孤僻、忧郁型4名(占4.5%)。我国其他地区的长寿研究也有类似的结果。这说明性格开朗、温和对于长寿十分重要。

情绪对老年的身心健康具有重要意义。长寿研究认为：一切对人的不利影响中，最能致人短命夭亡的要数不好的心境和恶劣的情绪，如忧虑、颓丧、惧怕、嫉妒、憎恨、怯懦等。有学者总结了575例百岁老人的经验，归结为“所有老人都不畏惧死亡，有乐观的情绪”。因此老人要做到遇事不惊恐、不急躁、不过喜、不过怒，始终保持一种平和的心境对待生活和工作。

第五节　生理突变期的心理养护与保健处方

人的一生，都会经历一些生理发育过程中的突变期。既有青春期男女的性成熟、中老年的更年期等生长过程中的自然生理突变，也有诸如妊娠、结扎、致残等因素带来的身体突变。这些突变，同样会带来一系列社会问题。因此也需要进行心理护理与保健。

一、性成熟期青年男女的心理护理与保健处方

青春期可以说是人生遇到的第一个生理突变期，而这一突变又是以青春男女的性成熟和第二性征的出现为主要标志的，因而这一时期的心理护理与保健也应该以此为重点。如果青少年对出现的性生理现象毫无准备，或接受了一些错误的性生理、性心理观念，就会带来忧虑和烦恼，影响身心健康。据对长沙市一所中学高二年级三个班的调查，男生中第一次遗精的，有73%没有心理准备；女生初潮时有56%的人没有心理准备。因此有必要给予科学的性心理指导。

1. 月经期护理方法

月经是女子到了青春期所发生的一种正常生理现象，是女子青春期到来的重要信号。据调查，青春期女孩子在月经期的情绪反应为“不安”、“讨厌”者占64%，而能保持愉快情绪的仅占14%，可见大多数少女还不能正确对待月经这种生理现象。

(1)月经初潮。少女初潮来临时，由于毫无思想准备，常常心烦意乱、惊慌失措。月经期间，由于内分泌系统和神经系统的影响，会产生自我不适感，人的情

绪也容易波动，而情绪的波动反过来又影响月经的经期和经量。因此，首先应该明白，少女到了一定年龄来月经是一种正常的生理现象，不必惊慌。其次，月经期间要尽量心情开朗、思想乐观，避免不必要的刺激，以免引起剧烈的情绪波动。同时，保持愉快的心境，也是避免痛经等月经症状的措施。

初潮以后到下一次月经，间隔时间因人而异。据调查，间隔1个月的占76.4%，2个月的占14%～22%，3个月的占6.25%，4个月的占12.5%。初潮少女往往把这种不规则认为是不正常或病态，因而感到不安；又由于下一次月经难以预测，所以对参加活动常常担心，甚至逃避活动。教师和家长应理解少女的这种心理，并告诉她们，这是由于刚进入青春期，卵巢功能尚未健全，内分泌之间欠协调所致，初潮之后，半年之内月经不规则是正常现象，随着卵巢功能的日趋完善，月经即可正常。

(2)月经失调。月经失调是青春期少女的常见症状，表现为月经周期紊乱，出血期延长或缩短，出血量增多或减少，甚至月经闭止。月经失调主要是由心理因素所造成的，关于这一点，我国古代医学家早有认识。如《黄帝内经》指出："有不得隐曲，妇女不月。"即是说，妇女如果有难言之隐，引起情绪上的忧思焦虑，就会造成月经失调，甚至闭经。

英国有一位妇科医生，曾经对一批寄宿在校的女学生进行调查。结果发现，在一场决定她们前途的主要考试之前一段时间内，约有一半女生的月经失常，大多数人月经周期延长，少数人缩短，个别人完全闭经。特别是考试的那一天，学生的心情最紧张，来月经的人数明显增多了。在被调查的91名女生中，平素任何一天来月经的人数不超过6人，而考试这一天来月经的竟多达36人。由情绪失调所引起的月经紊乱，如果时间短，情绪波动不很强烈，只要情绪稳定下来，月经会随之自动恢复正常。但是，如果情绪波动剧烈，持续时间又长，那么月经紊乱则不易恢复正常，往往造成精神性闭经。

调查表明，月经不调和闭经往往引起青春期少女强烈的消极情绪反应，而消极情绪反应反过来又成为月经不调和闭经的心理原因。因此应该运用心理学的方法帮助她们从这种恶性循环中解脱出来。

处于经期的青春女性首先应保持良好的精神状态和稳定情绪，避免过于激动和紧张；其次要注意劳逸结合和生活规律，增强体质，克服"挑食"、"偏食"等不良习惯，更不要用"饥饿减肥"的方法来折腾自己的身体。

(3)经前期综合征。在经前期，约有28.8%的女子会出现一种常见的生理机能变化，主要表现为头痛、眩晕、恶心、呕吐、心悸等。这些症状也会引起女孩子的心理变化。如有的女孩子易怒、好攻击、对周围人苛求；有的则显得烦躁、坐卧不安、事事不如意、易与人发生口角；有的则孤僻、忧郁、多疑、多愁善感、好哭；

还有的出现乳房胀痛、失眠、记忆力减退、精神涣散等等。一般来说，月经过后，症状会减弱或消失，但也有少数人因此造成心理紧张，每到月经前几天，因害怕出现上述症状而感到焦虑、不安和恐慌。这种消极的自我暗示，反而会加重和延长经前综合征症状。

经前期综合征是由神经(内分泌)功能失调造成的，心理因素在发病病因中占有重要地位。因此，青春期少女要保持乐观而稳定的情绪，对经前综合症的到来要泰然处之，这样将有助于减轻和消除症状。

(4)痛经。痛经是月经功能不正常的最常见症状，主要表现是月经来潮前，小腹、腰部或骶骨有压迫感似的隐痛、酸痛或剧痛。据统计，在青春期女性中，约有10%的妇女有明显的痛经，30%的妇女有一般性痛经。调查表明，有些青春期少女在第一次来月经后便有痛经的现象，但多数是半年至一年后才出现。剧烈的下腹痛常在月经即将来潮时开始，时剧时缓，可持续2～3天。有的女性由于心理紧张，更增加了疼痛的程度。

心理学的研究表明，90%以上的痛经与心理因素有关，如平时情绪紧张、怕痛的人，其痛经的症状便比较明显。痛经亦有暗示性，即本来没有痛经现象的，因看到同伴的痛苦情状，自己也会发生痛经。或者原来痛经症状很轻的，由于暗示，就有可能加重。芬兰心理学家认为，母亲痛经对女儿的暗示，与女儿痛经有很大关系。

2. 遗精的保健方法

在没有性交或手淫的状况下射精称为遗精。遗精多发生于夜间，叫做梦遗；在清醒状态下的无意识遗精，称为滑精。遗精是青春期男子常见的一种正常生理现象。

男性到了青春发育期，睾丸不断分泌大量的雄激素，同时产生大量精子，与精浆共同组成精液，当精液达到一定饱和状态时，便会通过遗精的方式排出体外。俗语说"精满自溢"，就是这个道理。据对上海市区的425名男性中学生的调查，中学生的初次遗精年龄最早为11岁，多数在13岁以后出现，13岁以后有262人曾有遗精史，占61.7%。

遗精虽然是一种正常生理现象，但却不像女性月经那样有规律，有的1～2周遗精一次，有的2～3个月遗精一次，有的短时间内2～3天遗精一次，也有的每天皆遗精。一般情况下，青年人遗精的次数每星期一二次或一个月一次都属正常。为了减轻遗精者的心理负担，计算遗精的次数以月为单位比较适宜，一个月遗精在7～8次内均属正常，这7～8次遗精不一定分布均匀，也许连续几晚遗精，也许每周1～2次。

如果遗精过频，一夜数次，或者一有性冲动甚至无性冲动精液就流出来，这就不正常了。造成不正常遗精的原因主要有三个：一是局部刺激引起。如外生殖器疾病、包茎或包皮过长、尿道炎都会造成局部刺激，引起遗精；内裤过紧、摩擦等局部刺激也会导致遗精。二是由于身体虚弱、劳累过度等原因造成全身各器官功能失调，也易引起遗精。三是由于思想过于集中在性的问题上，如与女性接触过密，受到色情影视、文学作品的刺激等，使性中枢过度疲劳，对下属机构的控制能力失调，一有性冲动就出现遗精。遗精次数过多，会扰乱睡眠，引起心理紧张和焦虑而造成心理压力，久之可能导致神经衰弱，出现失眠、头痛、无精打采、脾胃失调、浑身无力等症状，即所谓的“遗精病”。怎样防止“遗精病”的发生呢？

(1)青少年对遗精要有正确的认识。我国由于性教育普及较晚，许多青少年缺乏基本的性知识，把“遗精”看成是大伤元气的事，因而恐惧异常。其实，遗精本身并不会带来什么病，更不会大伤元气。对精液的化学成分分析表明，精液中90%是水，其余10%中，除少量脱落的生殖道细胞外，尚有三类物质：一为果糖、葡萄糖、山梨醇、白蛋白等物质；二为镁、钾、锌、钙等微量元素；三为多种酶。所以完全不必为遗精的“损失”担心。若把注意力过于集中在这个问题上，反而会造成不应有的恶性循环，增加遗精次数。

(2)要注意性器官卫生。有包皮过长或包茎者应及时进行手术治疗，有生殖器炎症者应及时就医，要经常清洗外生殖器和更换内衣裤。

(3)睡眠时下身及足部不宜过暖或压迫过重。要尽量减少俯卧位睡眠姿势，避免把手放在生殖器处，以防止阴茎勃起，导致遗精。

(4)端正对性问题的认识。摒弃过多的色情意念，避免环境中的性刺激，如不看色情书刊和影视等，把注意力集中到学习和工作上来。

(三)手淫的保健方法

手淫是指性欲冲动时，用手玩弄生殖器官引起性的快感、性欲满足或射精(男性)的行为。手淫是性欲的一种不正常发泄方式，是没有异性参与的，自己发生的性行为。

手淫多发生在青春期青少年中，而且相当普遍。有人曾做过调查，发现男子中92%的人有过手淫史。1986年，有人曾对上海市区几所大学男生进行调查，发现353名学生中有301人曾有手淫现象，占85.3%。还有人对美国某大学女生2200人进行调查，发现有手淫行为者达50%以上。

青春期的少男少女由于性的成熟，开始具有了最初的性意识、性需求及性冲动，手淫便自然而然“无师自通”地发生了，这是伴随正常的性发育而产生的性活动。在这一时期，手淫只要是适度的、有节制的，可以认为是一种合理的解除性紧张的方式。性学家对有无手淫行为的人进行大量的对比研究后证实：是否手淫与神经衰弱、精神分裂症、人格障碍、精神发育不全等精神疾患，以及十二指肠溃疡、支气管哮喘等身心疾病都无关联。研究还证明，青少年有无手淫史，与日后的智能、成就、社会适应性以及性功能等也没有任何联系。这说明手淫并不如人们想象的那么可怕。

但是，凡事都要适度，超过了这个度，就会走向反面。性学家认为，如果手淫频繁，则可能产生注意力不集中、记忆力衰退、思维迟钝、头脑昏沉等心理方面的障碍。在生理上，女子过度手淫还会导致盆腔长时间充血，导致痛经、性高潮缺乏；男子则会导致阳萎、早泄等性功能障碍。

手淫的最大危害在心理方面，这一点我国著名心理学家黄翼教授早在 20 世纪 30 年代就指出："据可靠的研究表明，手淫在事实上极为普遍，……新近的精神病学家多相信手淫者所受的最大损害是在心理方面。有手淫行为的人害怕有伤身体，本来就怀着忧惧，若是常常听见论手淫之害的叙述，便会更加惊疑；或者自己暗示种种症状，又增许多烦恼。同时对自己的不正常行为产生道德上、美感上的憎恶，时常受到良心的谴责，加上屡次立志失败，结果总是再犯，于是更加重了失望自弃之感。在这种心情之下，精神的健康自然大受摧残，越发不能自拔。"换言之，由于传统观念认为手淫会导致"耗精伤髓"、"大伤元气"，不仅目前是百病之源，而且将来婚后也影响正常的性生活，因此，有手淫习惯的人，一方面意识到这是不好的习惯，另一方面又由于意志薄弱不能自制，以致每次手淫前后，心里总是矛盾重重，痛苦不安。曾有一位有频繁手淫习惯的大学生，为了解除因手淫带来的精神烦恼，不得不每晚用绳子捆住自己的双手。凡此种种，说明手淫习惯对青少年的心理健康是非常有害的。

青少年要克服习惯性的手淫，切记做到以下几点。

(1)要树立远大的抱负和理想。将自己的注意力从过多的对性的关心方面转移到学习和工作上来。

(2)要避免早恋，以减少对异性的敏感刺激。不要看淫书、淫画和色情影视，尽量减少不良的性刺激。

(3)对过度手淫的危害要有正确的认识。树立克服习惯性手淫的信心，把自己从手淫的精神压力下解放出来。要坚信，克服习惯性手淫的秘诀在于意志而不是药物。

二、更年期的心理护理与保健处方

男性一般从 50～60 岁，女性一般从 45～55 岁便进入更年期。在人的身心发展过程中，这是第二个"多事之秋"，因而也是一个特别需要进行心理的自我护理和保健的时期。了解更年期常见的心理和生理症状，有助于我们进行这一时期的心理护理与保健，帮助人们顺利地度过更年期。

1. 更年期常见的心理和生理症状

(1)更年期综合征。更年期综合征多见于女性，又称绝经期综合征。临床主要表现为内分泌和植物神经系统功能紊乱，及类似神经衰弱等症状。患者有自知力，无幻觉和妄想。由于内分泌和植物神经功能紊乱，生理上会出现心悸、呼吸不畅、眩晕、失眠、多汗、阵发性面部潮红、四肢麻木、食欲减退，肠胃功能紊乱和便秘等反应，多数患者还有月经紊乱和性功能减退等反应。心理状况的变化主要表现为敏感、多疑、烦躁、易怒、情绪不稳定、注意力不集中等。有些患者在情绪激动时，可发生癔病样抽搐、痉挛、气紧、昏睡等症状。这种综合征可持续较长时间，然后逐渐恢复；但也有部分患者进一步发展为更年期忧郁症或更年期偏执状态。

(2)更年期忧郁症。更年期忧郁症一般起病缓慢，早期多有更年期综合征的表现，病情逐渐发展，病程较长。其临床症状以焦虑忧郁、紧张不安的情绪障碍为主。病人整天惶惶不安，或悲观失望，并为此而啼哭，自罪自责。常因一些躯体上的不适感或听到别人的言论，便联系自己的症状扩大化而逐渐形成癔病观念，认为自己已经内脏腐烂了，血液也干枯了，因而痛苦不安，更加焦虑。

有的患者由于对事物漠不关心而产生非真实感，并发展成为虚无观念，认为世界一切皆空，自己只是一具躯壳；有的甚至产生与癔病、虚无观念有关的幻觉。虽然这类患者智能良好，生活也能自理，但自知力差，严重者可能出现自伤、自杀企图或行为。

(3)更年期偏执状态。更年期偏执状态又叫更年期妄想症。其起病慢、病程较长。它的表现除有焦虑、忧郁、紧张等生理情绪反应和伴有更年期综合征的症状外，突出的症状以嫉妒、被害、自罪、癔病等妄想心理为主，有的还伴有幻觉，且多为幻听。妄想对象多为自己的亲友、邻居等，妄想内容比较固定且与现实环境关系密切，常主动向周围的人倾诉其内心体验以求得同情与支持。病人在上述妄想、幻觉的支配下，有产生自伤、自杀、拒食和冲动等行为的可能。

(4)更年期精神病。上述更年期所发生的症状可统称为更年期精神病。目前，更年期精神病因问题尚未得到彻底解决，一般认为是在更年期机体代谢与内分泌机能减退的基础上，由心理因素诱发的。

2. 心理护理与保健方法

(1)心理预防和心理治疗。首先，要通过普及更年期知识让进入更年期的男女有充分的心理准备，能以正确的态度和稳定的情绪迎接这一时期的到来；其次，要帮助进入更年期的人正确对待与发病有关的心理因素，自我消除焦虑、惶惑、紧张等易引起更年期精神病症的消极情绪；再次，要让病人了解更年期精神病症的愈后并不严重,一般情况下,只要能保持良好的心境和情绪,加强锻炼,随着时间的推移,就会自然而然地恢复正常。

(2)要体贴和正视更年期男女的心理,关心他们的健康,尊重他们的工作,为他们创造良好的工作环境。更年期男女正是那些从中年步入老年的人们,他们肩负着社会和家庭的重任,工作十分劳累和辛苦。强烈的社会责任感和家庭责任心,常常会使他们思绪纷繁,情感深重,遇到工作中的不如意或生活中的不顺心,也常会感到心烦意乱和自责。因此,应给予中老年人深切的理解、信任和支持,使他们能心情愉快地工作。对他们在更年期内所表现出来的一些变态性心理,更应给予理解和同情,帮助他们顺利渡过更年期。

(3)对严重患者运用药物对症治疗。①西医药治疗:失眠者可服利眠宁、安定等;植物性神经功能紊乱者,可服谷维素;内分泌功能失调者,女性可服乙苯酚0.5～1mg或乙炔雌二醇0.125～0.5mg(1日1次,睡前服,连服20～22天,停药后8～10天,周而复始),男性可服甲基睾丸酮5mg(1日2次,1～2月后减为每日或隔日1次);焦虑忧郁症状突出者可服丙咪嗪;猜疑、紧张不安、有妄想并伴有明显的兴奋躁动和幻觉者,可服氯丙嗪、奋乃静、氟哌啶醇等药,也可选用氟奋乃静癸酸酯或庚酸酯25mg肌肉注射(每2～3周一次);有强烈自杀倾向者可用电针抽搐或电休克治疗;幻觉、妄想症久治无效者可用胰岛素休克治疗。②中医药治疗:心血不足者可用归脾汤酌量饮用;肝胆郁结者可用逍遥散酌量服用;肾阴不足者可用六味地黄汤酌量饮服。记住不可乱用药,一定要找医生咨询。

(4)更年期精神病症虽多见于女性,但男性切不可掉以轻心。除更年期综合征多见于女性外,其他病症同样也见之于男性。同时,还要注意防止更年期病重患者的自伤和自杀行为。

三、残疾人的心理护理与保健处方

残疾是指由遗传或意外事故导致的某种身心的缺损和功能的丧失,如耳聋、失明、痴呆,以及断肢、瘫痪等症状。残疾对一个人来说是非常痛苦的事,它不仅给人带来生活、工作中的不便,而且严重困扰着他们的心灵。因此给予残疾人应有的关怀和照顾,是人道主义的体现,也是社会的责任。

1. 残疾人的心理表现特征

残疾病人一般由两种原因造成,一是遗传性的,如近亲结婚可造成后代痴呆、身体发育不全;有家庭病史的也可能造成后代某一方面的遗传性残疾,如兔唇等。二是人为造成的,包括孕期服药不慎造成胎儿残疾,以及生活中遇到突然不幸所造成的伤残。不管是何种原因下的残疾病人,除了丧失认知能力的严重痴呆残疾人之外,都可能具有以下系列心理表现和反应。

(1)强烈的自卑。身残以后，由于丧失了正常人的生活能力，会认为被人瞧不起和低人一等，因而性格变得孤僻、胆怯，心甘情愿地成为弱者，意志消沉，丧失生活信心。

(2)抱怨。首先是抱怨自己的不幸和命运对自己的不公；如果是遗传造成的残疾者则抱怨父母，在家时易发脾气，一切都要求父母帮助和照顾；如果是事故、工伤或其他原因致残的，则可能会抱怨对事件的处理不公，不断找领导、单位申诉，表示不满，以求获得更多的精神与物质上的补偿。

(3)强烈的挫折感。尤其是人为事故或原因造成的残疾人，受挫感特别强烈，有的甚至会改变一个人的整个精神面貌和性格。如有些人因心灵受到极大创伤而变成精神病人，有的因肢体致残而丧失生活信心，甚至自杀。

(4)求助。这是残疾人普遍的一种心理表现。身残以后，希望获得人们的同情和帮助。有的虽然因性格原因不愿表达，但一旦获得帮助后，其内心的感激之情无法形容。

(5)自强自立。有相当一部分伤残人身残志不残，具有强烈的自强自立精神，他们不愿靠别人的帮助和施舍生活，而是以坚强的毅力学会新的求生本领，解决自己的生活，为社会创造财富。这通常发生在那些文化层次较高、家庭教育良好的残疾人身上。这样的残疾人不但没有成为社会的负担，反而成为做人的楷模和对社会有贡献的人，如吴运铎、张海迪等。

2. 残疾人的心理护理和保健方法

为了使残疾人能愉快、健康地生活，在心理护理和保健方面应该做到如下几点。

(1)要充分尊重残疾人的人格，关心他们的生活和工作，鼓舞他们建立生活的信心。残疾人的自卑感比较强，正常人在与他们交往时，首先在语言、行为方面要尊重他们，不要伤害其自尊心，不要把他们看成是社会的包袱。要运用典型事例，鼓励他们建立生活的勇气，并为他们的生活和工作努力创造条件。

(2)正视残疾现象。帮助他们建立自强自立、自尊自重的信念。遗传致残和意外的伤残有时是难以避免的，一旦遭受这些挫折，就应该面对现实，振作起来，不要成为残疾的奴隶。只要有坚强的意志和毅力，通过锻炼，某些丧失的功能仍可通过其他方式得到弥补。如用脚趾夹笔、嘴衔毛笔练书法等。成功的伤残者大有人在，那些在世界伤残人运动会上取得优异成绩的残疾运动员，更是令人敬佩。

(3)处变不惊、调整好身心关系，最大限度地减少残疾给人生旅途带来的负面影响。遇到伤残之类的重大挫折，首先要处变不惊，做到身残心不残，这样才能尽快从伤残痛苦中解脱出来。理智地看待自己的伤残程度，争取运用其他的最佳方法，弥补已缺损的功能，减小因残疾给生活带来的负面影响。如尽快学会一技之长，调整好与正常人的人际关系等等。

(4)要与残疾人交朋友，建立良好的人际关系。一个人身体的残疾并不可怕，怕的是残疾后失去应有的人际交往空间及其他心理空间，因而残疾人最需要朋友和关怀。如果让他们感受到世间的温暖，世界并没有抛弃他们，就会从中领悟到生命的意义，也就会树立起生活的信心，珍惜人生。

四、妊娠期的心理护理与保健处方

妊娠是婚后妇女一种特有的生理突变。在新生命的孕育过程中，会给她们带来生理和心理上的一系列反应及变化。因此，做好这一特殊时期的心理护理和保健，对保护妇女健康和婴儿的健壮成长是有重要意义的。

孕期的全过程为40周计280天，从闭经开始到12周末为早期妊娠，13～27周末为中期妊娠，28～40周为晚期妊娠。在这几个不同的时期，孕妇会分别出现不同的生理和心理反应。

(一)一般心理和生理反应

(1)将为人母的复杂心理。正常怀孕后，妇女首先感受到的是一种将为人母的喜悦。怀孕不仅证实了自己生育功能是健全的(传统观念，对生育功能不全的妇女一直持歧视态度)，而且将预感到自己在家庭和社会中的地位的变化，即要做妈妈了。强烈的母爱从受孕成功起就开始产生，因而在情绪和情感上会出现从未有过的兴奋。同时，有的孕妇在这一时期可能出现另外一些心理变化，如变得娇宠和霸道，在家中无意识地以自我为中心等等。也有的深感难以承担母亲的责任而感到惶惑和紧张。如果是非正常怀孕(如未婚先孕等)，则会感到无比惊慌和害怕，做母亲的喜悦会因社会道德的不容和谴责而消失得无影无踪，惶惶不可终日。

(2)早期妊娠的心理与生理反应。健康的已婚妇女，月经正常，如有停经现象，首先应考虑是否妊娠。妊娠停经6周左右有乏力、头晕嗜睡、恶心、择食、流涎、食欲不振、呕吐等现象，且多发生在早晨，称为早孕反应。一般在12周后自行消失。

妊娠期间，因为子宫增大，前位子宫压迫膀胱出现尿频，后位子宫压迫直肠出现便秘；同时激素的影响会使乳房胀痛或乳头疼痛，这些都是早期妊娠的生理现象。

(3)中晚期妊娠的心理与生理反应。16周后孕妇自觉下腹逐渐膨大，有胎动现象；20周后可触到浮球感的圆而硬的胎头，或杆状的胎儿肢体。偶有子宫间歇性收缩，时间短暂，特别在受刺激时更明显，属正常生理现象。

晚期妊娠28周后，腹部增长较快，胎动更明显，宫底稍向前向上压迫膈肌，引起呼吸增快，弯腰困难，激素影响骨盆韧带松软，孕妇感到腰酸，髋部轻度痛感；间歇性子宫收缩更加频繁，促使子宫颈管软化缩短，为正常分娩做好准备，这些都属正常生理现象。没有规律的子宫收缩，不会发生早产或流产。

2. 心理护理与保健方法

(1)保持良好的妊娠心态。婚后妊娠既是正常的生理生活现象，也是每对夫妇社会责任感的体现，因此应把怀孕看作是一件喜事。怀孕后要保持良好的心境和情绪，不要因过喜而激动，也不要因一些小事而自感悲伤。许多研究表明，孕妇的情绪会直接影响胎儿的发育，有时甚至因此发生难产。所以，妊娠期要做到心宽、开朗、随和，不斤斤计较，始终以平稳的态度处事为人。

(2)关心孕妇的情感生活，帮助她们解决这一时期出现的心理问题。妇女怀孕后，需要更多的关怀、爱护和温存。作为丈夫，对妻子的情感生活应给予更细心的体贴关怀。如多与她们谈心、散步，主动承担家务以减轻她们的劳动强度。有些孕妇在此时期性欲有所减退，丈夫要给予理解。为了使孕妇有一个良好的生活环境和心理环境，丈夫可以将小家庭布置得更漂亮、整洁一些，还可买一些胎教音乐和其他轻音乐磁带调节孕妇的身心。

在妊娠时期，孕妇有时容易激动、焦躁和挑剔，对这些丈夫应给予极大的理解和耐心，要主动去适应她们，为她们服务。即使是一些不合理的要求，也要暂时容忍，待她们心情平静后再作解释。总之，在这一非常时期，丈夫应该像一位心理医生一样，细心保护好妻子的心理健康。

(3)孕期伙食和营养。妇女怀孕后，生理代谢发生变化，妊娠10周后随着胎儿的发育，母体除维持自身日常所需的营养外，还要满足胎儿的营养需要。因此孕妇对各种营养素需要的数量和质量比未孕时要多要好，其中尤以蛋白质、糖、钙和多种维生素为重要。

蛋白质如果供应不足，易使孕妇体力衰弱、胎儿生长缓慢、产后恢复健康迟缓、乳汁稀少。为了保证母婴健康，孕妇每天应摄入90g左右的蛋白质(一般妇女为60g)。动物蛋白质和植物蛋白质主要从瘦猪肉、牛、羊、鸡、鸭、鱼、蛋以及豆类和豆制品中摄取。

糖是热能的来源，主要来自谷类。非孕妇在一般情况下每日需热量2200～2400kcal，孕妇需2700～3000kcal。孕妇的食谱不宜过多增加主食，平均每日一斤即可，增加热量应适量从食糖中补充。

脂肪的功能是供应热量和调节生理。妊娠期间肠道吸收脂肪的功能加强，血脂增高，脂肪的积储也多，由于妊娠期能量消耗较多而糖的储备减少，对分解脂肪不利，因而常因氧化不足产生酮体，使酮血症倾向增加。如尿里出现酮体、严重脱水、唇红、头昏、恶心、呕吐等，为此孕期不宜增加脂肪，和平常一样即可。

矿物质有助于胎儿骨骼、神经和其他组织的发育，需要多量的钙和磷。钙、磷的吸收与维生素D有关，如供应不足，孕妇会因低钙而引起肌肉痉挛，严重的可发生骨质软化症、胎儿缺钙则影响骨骼和牙齿发育，出生后可能得佝偻病。一般要求每天供应1.5mg钙和磷。含钙、磷的食品以黄豆和豆制品居多，其次为鱼、虾、蛋以及动物骨头等。铁供应母体、胎儿血液里的红血球和组织细胞的增长与修补，如缺铁则易发生贫血。铁的含量以动物肝脏、瘦肉以及菠菜等含量最高，可以从中摄入。不可缺少的钠从食盐中摄入即可，但孕妇过多摄入盐，会促使体内储水，容易引起浮肿，因此应慎重，食物以不太咸便可。

总之，孕妇要充分注意膳食，禁忌刺激性食物，如浓茶、酒、咖喱、辣椒等。特别是维生素要尽可能从天然食品中摄入，不要迷信口服液之类的营养剂。

(4)合理安排孕期生活，做好产前检查。妊娠是一个特殊的生理时期。为使孕妇安全渡过这个时期，孕妇要衣着宽大、寒暖适应，不宜系窄紧袜带和裤带，穿紧背心，以免影响血液循环，引起静脉曲张，限制胎儿活动而致胎位异常。

孕妇每天要保持八九个小时的睡眠，卧室空气要流通，室内温度不宜过冷或过热。

孕妇还须进行适当的运动，才有利于促进新陈代谢，如散步、轻体操之类，但要避免剧烈运动。孕期可照常参加工作和劳动，但妊娠末期要避免弯腰劳动。

孕期的个人卫生很重要，应勤换内衣裤和洗澡，以保持皮肤干净，促进排泄作用。妊娠期间还应节制性生活。妊娠初、晚期应避免房事，中期也要节制。妇女怀孕的头三个月，胎盘在子宫内还没有生长牢固，性生活易使子宫收缩引起流产。孕期最后两个月，子宫口微微张开，性行为会将细菌带进子宫内，可能引起产褥热。子宫受刺激，也会引起早产或出血。

产前检查关系到人口质量。一般从妊娠20周开始，每4周一次，28周后改为2周一次，36周后每周检查一次。为了弄清停经是否确为妊娠，可在闭经后6周到妇科门诊请医生检查。产前检查按常规为12次，如有异常可根据医嘱适当增加。

(5)注意分娩时的心理护理。分娩虽然是一种自然的生理现象，但对产妇来说，毕竟是一个较大的生理变化和精神刺激。不少产妇害怕分娩，怕痛，怕出血，怕发生难产，怕有生命危险，因而情绪紧张，处于焦虑、恐惧的心理状态，易出现失眠、食欲减退等症状。

祖国医学十分重视产妇临产时的精神状态，认为产妇的精神状态对分娩过程影响极大。如《竹林女科》中指出："人有疑虑，则气结血滞而不顺，多致难产。"因此，产妇临产时要镇静，要有充分的信心，切忌惊忧惶惑。分娩时的环境、医务人员的态度对产妇精神状态的影响也很大。《产妇心法》中说:“房中宜静,不可喧闹,伴人不可交头接耳,免得产妇心疑。”医务人员应和蔼体贴,安慰关怀产妇,同时要教授分娩知识,帮助其消除不必要的顾虑和恐惧,建立起信心,此时最好有亲人陪伴。分娩后,产妇最为关心的莫过于所生的婴儿,因此孩子生下后应尽快使之偎依在母亲身旁,以减少和消除产妇的焦虑和生理疼痛。

遇有死胎或畸胎,要在适当时候告知产妇,并且不要让该产妇与其他产妇住一个房间,以免由于见到别人的孩子而引起情绪上的悲伤。

五、产褥期的心理护理与保健处方

产妇分娩后,一般需要 6～8 周时间使生殖器官恢复,称为产褥期。保持良好、平静的心态,是安全度过产褥期的前提。分娩后,产妇沉浸在一种做母亲的喜悦之中,大脑的兴奋性相对较高,成天为新生的孩子牵肠挂肚,甚至不知所措。这种兴奋性和注意力的过分集中,会影响产妇的身体恢复进程,因此产妇分娩后,应保持喜悦而平静的心情,促使产后身心的恢复,不要乐极生悲。

产褥期的心理护理与保健还应注意以下几个方面。

(1)产后应当充分卧床休息和睡眠,曾作会阴切开手术以及难产手术者,更应多休息。一般情况下,产后 2～3 天可下床稍作轻微活动,下床次数和活动范围每天逐渐增加。产褥期间不宜站立过久,要少作蹲位及手提重物劳动,以防子宫脱垂。产后卧床休息注意不要一直仰卧位,每天应有一小时俯卧位,以防子宫后倾。满月之前不要参加体力劳动,产褥期间最好不看电视、书报,以防影响视力。

(2)注意个人和生活环境的卫生。产妇有褥汗,哺育婴儿要流乳汁,故必须勤换内衣及床垫,并且应用热毛巾拭浴。吃饭和哺乳前要洗手,满月前外阴每天用温开水擦洗。

产后卧室要保持安静、空气流通。要改变过去那种不见阳光不让通风的传统的不卫生习惯。天气暖和时要常开窗,即使天冷,也应每天开门通风 2 次,每次 10 分钟左右。

(3)饮食的调节。产妇分娩后,消耗了大量的体能,需要补充营养以恢复身体。产褥期应选择营养丰富又易于消化的食物,如鸡汤、鱼汤、红枣、小米粥、小豆粥等,这些食物有丰富的蛋白质和维生素、矿物质。产妇饮食切勿走向两个极端。如东北某些地方产妇坐月子要吃 300～500 个鸡蛋,造成消化不良;而西北的某些地方却只给产妇以稀饭和米汤,使多数人营养不足。消化不良和营养不足,不但影响产妇健康,还“株连”婴儿。

产后第一天,产妇可进流食或半流食,以后可进普通饮食。不要偏食,要注意多样化，才能摄入全面的营养。在恢复期间产妇每天可适当增加餐次。

(4)适当的活动和运动。产后需要休息，但日夜卧床则不可取。初产妇产后24小时，经产妇产后12小时可以下地大小便。适当的早期活动能促进子宫复位。但不要过度劳动，尤其不能蹲在地上洗东西，更不要在产后早期加大腹压，如抬重物、端洗衣盆、挑水等，以免用力过度引起子宫脱垂。

为了防止腹部肌肉松弛、肥胖，促进腹壁的紧张和子宫复位，可做一种产褥运动，如图5-1所示。但要量力而行，循序渐进，不一定一开始就按套做完，而是一点一点开始。第一天练习抬头，第二天起练习上肢运动，第四天起进行下肢运动，第八天起可进行双臂支起，两星期后可进行双手扳足和踏车运动。每日两次，每次几分钟到十几分钟，以上运动持续到产后5～6周，腹部可基本恢复原状。

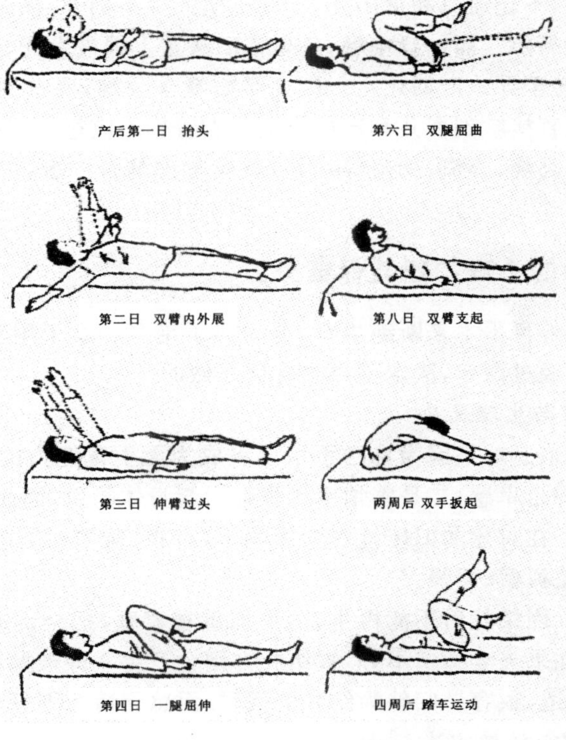

图5-1　产褥运动图示

(5)回避性生活。过去风俗习惯亦有不满月不房事之说。认为生男孩子29天满月，生女孩子30天满月的说法是不科学的。产褥期的长短，应以产妇的生殖器官恢复情况来决定。产褥期不性交，较准确的时间是产后 8 周内。

(6)预防产褥感染。分娩后，由生殖道感染所引起的疾病，称为产褥感染或产褥热，俗称“产后风”。在旧社会，由于医卫科学不发达，农村缺医少药，且多是旧法接生，经常出现产褥热，极大地损害了妇女和婴儿的健康。新中国成立后，随着医药事业的发展，普遍推行新法接生，虽然使产褥感染发病率显著下降，但并未完全杜绝产褥感染。这种情况不但农村有，城市也不少见。其原因不外乎分娩时所用垫纸、垫布不干净，接生人员消毒不严，产妇本身抵抗力弱，或产褥期性行为。发生产褥感染，轻则引起外阴炎、阴道炎、子宫内膜炎，重则可能引发盆腔炎、败血症，从而危及生命。因此，要继续宣传和推广新法接生，防止产褥感染。

此外，产妇中暑也是旧风俗习惯造成的后果。长期以来，受传统习俗的影响，把产褥感染发烧误认为是风寒所致，因而特别重视对产后风寒的防御。将产妇居室门窗紧闭，不让通风和见阳光，即使三伏天也不例外，在这种环境中，产妇便无法避免发生暑热。而一旦中暑，还要依旧法盖上棉被发汗，结果影响肌体散热，使症状加重甚至导致产妇死亡。因此孕妇夏季分娩，要特别注意室内通风，并要防止过堂风直接吹到婴儿和产妇身上。衣着也不应过厚，口渴要多喝开水。发现头痛、头昏、高烧、心慌、胸闷等症状，就应考虑是否中暑，但是否产褥感染，应请医生诊断。

六、结扎后的心理护理与保健处方

结扎是通过外科手术来断绝生育，分为男子绝育和女子绝育。绝育手术一般是在夫妻双方经过商定，决定不再生育后才做的。

1. 常见心理与生理反应

(1)紧张、害怕。一是因为自己手术后将成为无生育能力的人，总是一种缺憾，因而产生一种自卑感；二是害怕手术失败引起身体隐患，因而感到紧张。

(2)失落感。在封建的旧传统观念影响下，有被“阉”的感觉，有的羞于启齿和见人，变得性格孤僻、烦躁。

(3)危机感。因结扎后不能再生育，更加重视家庭，把全部的希望和感情寄托在孩子身上；如果夫妻感情不好，被结扎方则会产生一种被抛弃的危机感。如果身体有什么不适，很容易归咎为结扎的问题，而感到情绪不好。

2. 心理护理与保健方法

(1)应从思想上做好结扎夫妇的工作，让他们懂得通过绝育术实行计划生育是一件于国于己皆有利的事情。

(2)要让他们知道，随着现代医术的发展，男女结扎术已是一种十分安全的小手术，以打消其心理顾虑。

(3)在进行结扎之前，夫妇双方一定要认真商量好，达到互相理解，不要草率决定，以免日后发生纠纷。从男女的生理特点来看，一般男子结扎比较好，也比较容易恢复，因此，只要男子身体许可，最好由男性承担结扎任务。

(4)结扎以后，要给予被结扎方以更多的关心、爱护和体贴，加深夫妻的感情，注意家庭和睦，使被结扎者有一种家庭安全感。

第六节　生活突变期的心理养护与保健处方

一、失恋者的心理护理与保健处方

失恋是人们感情生活中的一件很痛苦的事情，有的失恋者或因此铸成大错以至遗恨终身。可见了解失恋者的心理反应，进行必要的心理护理与保健是有重要意义的。

1. 一般心理表现及反应

(1)悲伤与痛苦、愤怒与绝望。有的恋爱者在突然失恋以后，在情感上首先会产生极大的悲伤和痛苦，随之而来的是愤怒和绝望。在这种强烈情绪的支配下，如再有外界的刺激因素，如旁人的煽动或恋爱对象的激发，都很可能产生鲁莽的异常行为，比如自杀殉情、报复他人等。

(2)强烈的报复心。这种心理通常发生在一些感情受到欺骗、受到玩弄的失恋者身上。他(她)们为了宣泄自己的愤怒和不满，可能采取非理智的极端行为，如对恋人毁容甚至杀害等。也有的破罐破摔，干脆以自己的沉沦来报复社会和他人。

(3)强烈的自卑感。有的失恋者因自尊心受挫而生发强烈的自卑心理；有的甚至从此关闭感情的闸门，一蹶不振，性格变得孤僻、古怪，严重者可能产生自杀意念。

(4)迁怒于他人或事。失恋后，有的人极易将消极的情绪迁怒于他人或事物中去，如好发脾气，对一切异性都有一种莫名的仇视心理，干任何事都不顺心，容易发怒、发脾气，即使对好友亲朋也是如此。这种无端的迁怒常常会导致行为的失调，影响失恋后情绪的平息。

2. 失恋者的心理护理与保健方法

(1)合理宣泄。失恋后，心中的空虚、寂寞会油然而生。此时，最好的办法是找到你最好的朋友或师长，向他们诉说你的悲伤和烦恼。当他们在倾听你的诉说后，会很好地安慰你。如果你不善言谈，那么你可以奋笔疾书，让情感在笔端发泄；你也可关门大哭一场，因为痛哭是一种纯真感情的爆发，是一种自我保护性反应。另外，去打球及参加文娱活动都能消除心中的郁结，解除失恋带来的心理压力。

(2)积极转移。出现失恋，可以把注意力分散到自己感兴趣的活动中去，因为活动本身就是在冲淡心中的郁闷。恩格斯曾有过一次失恋，当他心灰意冷时，便去阿尔卑斯山脉旅行。竣伟的山川，广阔的原野，使恩格斯大为感慨，世界如此宏大，生活如此美好，自己的痛苦只不过是沧海一粟而已。

(3)自我安慰。有时，也可以适当运用挫折合理化心理作感情转移。一种是“葡萄酸”心理，即缩小或否定个人求而不达的目标的好处，而强调其各种缺点。比如失恋了，就说对方不好，就好像狐狸吃不到葡萄而说葡萄是酸的一样。另一种是“甜柠檬”心理，即不是把目标好处缩小，而是把目前的境况扩大。比如失恋了，可以说这更有利于集中精力学习。这两种方法可以暂时延缓对不愉快的事情真相的接受，直至心理准备完毕，能够正视现实为止。当然，自我安慰只是一种消极的方法，如果失恋后听任这两种心理支配，不能接受现实，那就还没有从根本上解决问题。

(4)升华。爱情固然是人生不可缺少的一部分，但并非人生的全部意义所在。人生如同一条长河，爱情不过是在人生某一阶段最使人感到心旷神怡的事情。生活的内容是丰富的，当失恋的痛苦袭来时，应该用理智战胜痛苦，把感情、精力投入到充分实现自身价值、对事业的进取和对生活的热爱上去。

“乐圣”贝多芬 31 岁时深深爱上了一位少女。恰在这时他患了耳聋症，这使贝多芬无法娶到他钟爱的姑娘，两年后姑娘出嫁了。病痛的折磨，失恋的痛苦，使他痛不欲生。但贝多芬并未被挫折压倒，而是更加接受生活，接受音乐事业，从音乐中找到感情的寄托。正是在这次失恋之后，贝多芬用他的天才和情感创造了著名的《第一交响曲》，这就是升华。

(5)为他人着想。俄国伟大的诗人普希金曾经失恋过，但他却在给对方的诗中写道：

“我曾经爱过你，爱情，也许
在我的心里还没有完全消亡，
但愿它不会再打扰你；
我也不想再使你难过悲伤。
我曾经默默无语地，毫无指望地爱过你，
我既忍受着羞怯，又忍受着嫉妒的折磨；
我曾经那样真诚，那样温柔地爱过你，
但愿上帝保佑你，另一个人也会像我爱你一样。”

诗人博大的胸怀，充分展示了他无私而崇高的情操。能做到这一点，心理便能恢复平衡，痛苦也就自然减少了。

二、退休者的心理护理与保健处方

人到了一定年龄，就会退休。由于我国人口众多，离退休人员已成为一个相当大的群体，因此关心和保护他们的心理健康，对于社会的稳定和发展具有积极意义。

1. 一般心理反应

(1)对工作岗位和同事的依恋心理和失落感。随着退休年龄的到来，一些老同志对单位的依恋感与失落感渐渐强烈，如表现为上班更积极、从不迟到早退，争着打扫办公室的卫生等等。退休同志产生这种情感，主要是出自他们对单位和同事的热爱，同时与我国现时的人事制度有关。工作人员很难流动，一般在一个单位一干就是若干年甚至一辈子，比较容易产生这种深情。那些到退休时反而拼命工作的现象，也是平衡失落感的一种表现。

(2)烦闷、空虚、无所适从和心情压抑。退休以后，如果未找到合适的生活与工作方式来充实自己，就会感到烦闷、空虚、无所适从和情绪压抑。退休以后，由于社会交往的空间相对缩小，他们会感到寂寞；而各种信息来源渠道的减少，则会使他们感到闭塞和生活空虚。

(3)自我防护，希望进一步得到组织的关心。退休意味着退位和职权的丧失，这样自然会产生一种强烈的自我保护意识，如希望单位一如既往地重视自己，喜欢别人用原职务来继续称呼自己，自己也经常主动去打听单位上的各种事情，以示自己的存在价值等。

(4)希望获得尊重。退休同志最怕“人一走，茶就凉”的境遇，期望单位领导和同事如在职时一样尊重自己。因此，有些退休同志经常主动向单位领导提各种工作建议，表达自己的观点，以引起领导重视。

2. 心理护理与保健方法

(1)正视退休这种社会生活现象，提高心理承受能力，减轻因退休而产生的挫折感。退休是每一个人都必须经历的，是一种正常的生活现象。只有老同志退下来后，青年人才上得快，社会才会有发展。因此社会生活中的这种新陈代谢，是社会发展客观规律的一种反映。

(2)尽快找到退休生活的定位，及时调整情绪。退休后，由于原有生活规律被打破，许多退休者会因此带来身心方面的不适，如感到无聊、焦灼、坐立不安等等。为了克服这些现象，退休后要尽快找到自己生活的定位，如进老年大学深造，身体好的参与一些社会工作，定期到老年活动中心锻炼或撰写回忆录等等。

工作上有了目标,精神上就会有所寄托,才能实现心理平衡。

(3)要重视退休人员的作用,为他们创造条件,以发挥余热。退休人员有丰富的工作经验和技术,是国家的宝贵财富,只要身体力行,可以让他们继续做一些力所能及的工作,发挥余热。如现在有许多成功的社会力量办学、办企业和其他一些公益活动,都是退休老同志唱主角。事实证明,适当的工作是有利于退休后的身心调节的。

(4)乐观、豁达、自尊自重,保持有规律的生活和运动。退休之后,没有了工作压力,因此必须宁静自养,保持乐观、豁达、自尊自重,多参加各种社会活动和老年团体活动,养成有规律的生活习惯,适度运动,将有利于余生的健康、幸福。

三、逆境中人的心理护理与保健处方

自来到人世间,跨进社会之时,我们便踏上了一条不平坦的人生之路。

我们每一个人也许都有许多美好的幻想、憧憬、期待和希望,为了实现它们,我们会做出种种的努力,当我们在努力过程中受到多种阻碍、压力,迫使我们不得不停止努力时,便是遇到了挫折。如果挫折持续时间较长,影响范围大,使我们处于一种不利的人生位置,便称之为身处逆境。

可见逆境是挫折与失败感的持续所造成的一种工作、生活和心理上的困境。因此克服逆境,首先要从克服挫折感,提高心理承受能力开始。

(一)一般表现及反应特征

人们遭遇到的挫折是多种多样的,如病残、生理缺陷、家庭困难、亲人亡故、情场失意、升学考试失败等生活上的挫折;科学课题久攻不克,工作成果不被重视,职业与自我期待相距甚远,改革创新宏图得不到施展等事业上的挫折;政治上蒙冤受屈,锐意改革受到讥笑、误解、冷落和诬告,主观上的失误或失足而抬不起头来的挫折等等,都可能造成人生的逆境。因此,尽快消除挫折感,是避免身处逆境的重要心理学方法。

(二)心理护理与保健方法

积极地消除心理挫折,走出逆境应做到以下几个方面。

1.认真、理智地分析挫折产生的原因,找准消除挫折的突破口

造成人生挫折的原因是多方面的,但都是主观与客观因素共同作用的结果。对于个人来说,如目标选择是否得当;对客观条件的许可和存在是否估计得较为准确;时机的把握、策略的采用、方式方法的运用等是否得当;个人性格、气质方面是否合适等等,都对努力的成败有影响。从客观上讲,社会环境的好坏,左右着人的思想意识、作风、习俗等等,都对人的行动起作用。主观认识上的局限,自身存在的某些不足和弱点,往往是挫折产生的内在因素;而客观条件的优劣,又

往往起着减轻或加重挫折感程度的作用。

三国时的“火烧赤壁”是曹操军事和政治生涯中遭受的一次重大挫折。究其原因：主观上是因为曹操过高地估计自己的势力，低估了南方的气候、自然条件为北方兵所带来的不适应程度，犯了大意轻敌的错误；客观原因是长江天险的横阻，疫病的流行和强劲的东风助阵。如果只是某一方面的原因，曹操最多也只是攻击受阻，不至于被打得几乎全军覆没而败走华容道。在任何一个社会变革时期，新与旧的矛盾总是存在，人们总是有适应与不适应的，这样就不可避免地出现社会适应过程中的各种挫折。这样分析造成挫折的原因后，才能找到克服挫折的突破口，对症下药。

2. 正确认识挫折，提高心理受挫能力

人遭受挫折后，都会产生一种挫折感，但这种挫折感的程度并不是一样的，这既与挫折本身的严重程度有关，更与一个人的性格、气质和意志水平，自我期待水平和心理承受力有关。而对挫折的正确认识，在战胜心理挫折的过程中又起着很关键的作用。

遇到了挫折和失败，我们不妨这样认识它：感谢挫折，你犹如一帖清醒剂，在我们对社会、对自我出现偏差之时，在我们偏离目标或脱离实际之时亮出了黄牌警告，使我们清醒过来，重新认识环境和困难，重新调整自己的人生坐标。

感谢挫折，你犹如一座加压泵，促使我们调集全身心的力量去面对现实，努力奋斗，使我们的心理受到锤炼，走向成熟，走向成功。屈原为谗言所害，遭贬放逐而赋《离骚》；司马迁受宫刑后而作《史记》；曹雪芹举家食粥而作《红楼梦》等等。无数事例表明，身在顺境时，因为满足现状，不思进取，容易产生惰性；而身处逆境，遭受挫折压力，就往往会使人迫于境遇，锐意进取。这时，思想上的压力，甚至肉体上的痛苦都会成为精神上的兴奋剂，促使人们取得成就，所谓“失败是成功之母”，就是这个道理。

我失败了，但我不是失败者。失败，这只是对奋斗过程中某一环节的努力的评价；而失败者，却是对于一个人整个一生的论断。前者使人觉得还有希望，而后者却只带给人极度的失望与消沉。因此，不要轻易承认自己是失败者。

重新明确目标，只有坚定了目标，才可能把失败看成与成功一样有价值。爱迪生如果不是把目标定在发明灯泡这个点上，他就不可能坚持不懈地进行上万次试验。因为他认为，只有当知道一切失败的方法之后，才能找到一个成功的方法。著名物理学家李政道教授也曾说过：“假如你把所有的错误都犯了以后，最后的结果当然是对的。”然而，犯“所有的错误”的勇气，忍受挫折的耐力，都在于对结果的坚信无疑之上。

3.逆境中的心理补偿

尽管挫折、失败、逆境都具有两重性,但遭受挫折,身处逆境,总是会给人带来不愉快的情绪体验。过重的压力,长期的紧张状态,有害身心健康。因此,运用心理补偿是迅速适应逆境生活,走出逆境的较好方法。

心理学研究认为,人的心理有一种补偿功能,当某一方面的心理产生缺陷、失去平衡时,可以通过心理补偿的方式进行调节,使心理恢复正常。如一个人失去亲人,异常痛苦时,此时朋友的关心和安慰会熨平他(她)心灵的创伤,在一定程度上减轻痛苦,这是一种心理取代方法。此外还有心理升华,心理转移等。逆境中运用心理补偿应做到如下几点。

(1)要善于正确认识生活目标。也就是说,既要为自己确立一个终生追求的奋斗目标,又要懂得达到这个目标的途径多种多样,具有可变通性。逆境与挫折之所以是一位严肃的老师,正是因为它为我们提供了重新认识评价自己的机会。著名科学家法拉第由于发音缺陷被迫退学,因为学文困难大,就转而学习自然科学,终于走出逆境,获得成功;著名歌唱家关牧村,由于父亲政治上的蒙冤,母亲去世,备受贫困和歧视,但是她毫不退缩,经过自己的努力来改变环境,找到适合自己的事业目标,终于成为出色的歌唱家。

(2)要善于看到有利因素,保持乐观的生活态度。毛泽东在领导中国工农红军夺取全国政权的革命斗争中,经历过多少次挫折和失败,但他始终保持革命的乐观主义精神,坚信正义的战争必定胜利,看到了全国人民渴求解放、人心所向的这一有利因素,终于夺取了全国解放的胜利。遇到挫折时,可以用自我暗示来减轻心理压力,调节情绪、安慰自己。受到别人冷淡,要对自己说:没关系,只要认识改正了就好;实验失败遭到嘲讽,可以提示自己:失败以后就是成功;改革受挫,则可对自己说:不经过巨大的困难,就不会有伟大的事业;在遭受嫉妒、报复、诬蔑之时,经过反思,确信自己是正确的,就应甘于"光荣的孤立"走自己的路;对外界的议论、误解和压力不争一日之长短,振作精神,从失利中闯出新路,告诫自己:前途是光明的。通过自我暗示,是可以取得心理平衡,缓解挫折逆境的压力的。

(3)要借助外界的力量。如受挫后,把心中的郁闷向亲人、知己、师长倾吐,以求得理解、宽慰、指导和帮助。也可通过旅游,参加各种文体活动转移注意力,冲淡挫折的消极影响。

(4)运用心理补偿时,要避免消极的自我安慰,注意掌握自我激励的分寸。消极的自我安慰,表现为对自己的挫折和失误不采取实事求是的态度。如为自己的失误寻找合理的借口,进行非理智的辩解等。这种消极的自我安慰只会带来更大的挫折感。自我激励就是自己鼓励自己,对抗逆境与挫折。运用这一方法时，一定要冷静地总结经验教训，深刻地认识环境和自我，否则，就会成为一种病态的固执。在生活道路上，挫折和失败往往是成才者的摇篮。逆境是到达真理的一条通路，逆境并不可怕，可怕的是没有冲出逆境的勇气与决心。

第七节　特殊环境中的心理养护与保健处方

一、退位或被迫退位者心理护理与保健处方

退位的原因往往是很复杂的，有年龄、工作能力、身体的原因，也有人事安排、甚至权利斗争的原因等等。所谓退位，一般理解为不再掌握一定的权力，它有别于退休，因此实际上是一种权力的丧失。

1. 一般表现及反应特征

退位以后，由于某种权力的欲望再也得不到满足，会产生较大的心理失衡。有的人会产生嫉妒、愤恨、焦虑不安、不满、情绪激动等心理，在行为上会给在位者设置工作障碍（如迟迟不交接工作、移交权力），故意出难题，甚至另搞小帮派与之对着干等等，这些都是退位后的消极心理与行为的表现。但更多退位者能正确对待退位，能看到这是事物发展的必然规律，只有新人辈出，一代胜过一代，社会才会发展前进，因此能以良好的心理状态面对这些问题：如积极交接工作，乃至传授工作经验，将年轻人扶上马还送一程，帮助新上任者解决一些难题等等。

而被迫退位往往会因其特殊的原因，使退位者产生较大的心理问题。其中比较突出的心理反应有失败感、自卑感和不满感等等。

2. 心理护理与保健方法

不管是退位还是被迫退位，只有淡化“官本位”思想才能处之泰然；只有泰然处之，才能冷静地思考退位所带来的利和弊，调节心理的失衡。

二、长期独处异地者的心理护理与保健处方

“床前明月光，疑是地上霜，举头望明月，低头思故乡。”，这首描写独处异地，思念故乡的千古绝唱，是长期独处异地的人们的心理的真实写照。

随着社会的发展，人们的工作环境已不再局限于一个狭小的空间，由于工作和生活需要，许多人要离开故居地，去异地参加工作和劳动。他们的心理上自然会出现一系列的变化和反应，如果能尽快地适应这些心理变化和反应，就能稳定自己的情绪，安心工作。

1. 一般表现及反应特征

长期独处异地人员，一般心理变化有如下表现。

(1)强烈的思乡和思亲的情绪。到了节假日更是如此，有诗云“每逢佳节倍思亲”，如果见到来自家乡的亲人，则会倍感亲切。

(2)较强的孤独感、无援感和空虚感。特别是工作在那些语言不通、风俗习惯不同的少数民族地区时，这种感觉更强烈。有的人会因此变得寂寞和忧闷，甚至产生精神抑郁。

(3)家乡观念浓，喜欢结成家乡帮。为了在异地工作不受欺负和有所寄托，有的喜欢遍交老乡，即便是有过矛盾的老乡，到了异地，个人之间的恩怨也会自然消除，团结起来结成稳固的组织。

2. 心理护理与保健方法

针对上述心理变化，在心理护理与保健时应该注意如下。

(1)确立四海为家的思想，全身心地投入到工作中去，这样可冲淡思乡的情绪。另外，可带一些家乡、亲人的照片、录音带等，闲时看一看，听一听，以满足思乡和思念亲人的心理需要。

(2)保持乐观、开朗的情绪，积极适应新的工作环境，尽快建立新的人际关系。如可以通过与当地人联欢、开座谈会等方式，了解风俗民情，广交朋友，建立起新的社交圈，这样就不会再感到寂寞和无助了。

(3)丰富业余生活。现代社会的工作节奏在加快，工作强度也比较大，实行双休日后，业余生活的安排显得非常重要。对身处异地他乡的人们来说，充实、丰富的业余文化生活，有助于消除工作后的疲劳，排遣心中的孤独和思念情绪，调节心理的平衡。

三、军旅者的心理护理与保健处方

“山高路远坑深，大军纵横驰奔。谁敢横刀立马，唯我彭大将军。”毛泽东的这首诗不仅描写出了彭德怀的英雄气概和大将风度，也揭示了战争年代军旅生活的艰辛。和平年代的军旅生活虽然与战争年代不可相比，但生活在军营里的人们却仍有着特殊的心理感受。

1. 一般表现及反应特征

(1)强烈的爱国心和使命感。有一首歌唱得好“说句心里话，谁不想家……。你不扛枪，我不扛枪，谁来保卫祖国，谁来保卫家……”这就是当代战士的心理写照。强烈的爱国心和保家卫国的使命感、责任感，促使他们离别亲人，舍弃小家庭幸福，担起保家卫国的重任。

(2)渴望理解的心情特别强烈。我国的改革开放，带来了社会经济的巨大发展，也使人们的生活价值观产生变化。相当一批人对当代战士的奉献精神不理解，有的写信到前线劝自己的朋友回来，有的却对战士们的奉献行为报以嘲讽和讥笑。面对社会上的这种思潮，20 世纪 80 年代初期，老山前线的战士们向社会呼喊出"理解万岁"的心声。他们言辞恳切地说道：我们不要什么奖赏和回报，我们只要求"理解"两个字。渴望理解，是我国当代战士的特殊的心理要求。

(3)具有较强的思乡情绪，吃苦的心理准备不足。特别是近些年来，随着社会生活水平的提高，许多家庭出身优越的战士到部队后，难以适应艰苦的军旅生活，以致较长时间思乡想家。由于吃苦的心理准备不足，有的经受不了艰苦的军训，竟成为逃兵。

(4)具有较强的学习愿望，希望学到一技之长，复员后好服务于社会。在部队，除了习武外，战士们普遍有学习和掌握一技之长的要求。有的买书自学，有的积极参加各种培训班，为以后复员转业能参与社会竞争打下基础。

(5)军旅生活磨练出他们坚强的意志和优秀的品格。部队是所大学校，特别是现代军旅生活，更注意军人的思想教育，因此从部队出来的人，一般都有较高的政治思想觉悟和良好的心理素质。

2. 心理护理与保健方法

针对上述心理特征进行心理护理与保健，应该注意以下几点。

(1)拥军优属。地方政府和人民要按照国家的有关政策，给战士家属以热情的关怀和照顾，让战士消除后方顾虑，安心服役，保家卫国。

(2)尽快熟悉军旅生活，做一名合格的军人。到了军营这个特殊的环境，开始会产生许多的心理不适应，如紧张、快节奏的生活和训练、艰苦的军训、整齐划一的生活作风等等，这些方面，既要严格要求，又不能操之过急，必须有一个适应过程。因为现代的兵源都来自和平环境，且生活优越，从小就未经历太多的艰苦，没有足够的吃苦精神。

(3)关心战士的个人生活，替他们排忧解难。部队要创造条件，为军人安排好业余文化生活，以调节紧张的军营生活。此外，部队领导要善于体察战士的心理，关心他们的个人生活。战士中出现的失恋、失去亲人或其他心理挫折等情况，只有多接触谈心，才能及时掌握这些情况，并帮助解决。部队中普遍培养军地两用人才，这种做法很可取，不仅有利于稳定军心，而且能为祖国建设培养出一批技术人才。

(4)妥善处理战士的激情性心理矛盾和突发事件，保持部队的安定。由于受知识、生活经验的限制，加上在军营中磨练出的"军人性格"，在一些问题的处理上，有些战士容易感情冲动，方法简单，以致铸成大错。处理战士的激情性心理矛盾和生活冲突，要冷静而有耐心，不能横着来，要根据战士的性格特点，采取合适的心理调控方法。

军人是特殊的社会群体,是国家的支柱,搞好军人的心理维护,保证他们的心理健康,对于提高军人心理素质和部队战斗力,是有重要意义的。

四、巨大成功者的心理护理与保障处方

对事业和生活上取得巨大成功的人来说,其心理的护理与保健应注意以下一些方面。

(1)防止骄傲自满和乐极生悲。成功是令人自豪和骄傲的,但不能自满,自满则易停止追求。此外,巨大的成功也会给成功者以强烈的情绪刺激,容易因兴奋过度而造成精神疾病或行为异常。据说亚里士多德发现浮力定律时,兴奋得光着身子满街跑就是一例。因此,获得成功时要冷静对待,处变不惊,不要被胜利冲昏了头脑。

(2)淡化名利思想,不居功自傲和瞧不起他人。任何巨大的成功,都会凝结着许多人的心血,因此,即使你是成功者中的主角,也不要居功自傲,更不要贪天之功归己有。否则,名利心将会阻碍你的思维,损伤自己的人格,使你一事无成。

(3)将成功作为探索的新起点。只有将成功当作起点,才能用正确的态度分析成功的得失,吸取教训,在新的追求和探索中少走弯路;只有将成功当作起点,才会不断给自己增添新的心理动力,强化追求新目标的动机;只有将成功当作起点,新的巨大成功才有可能再一次降临到你的头上。

五、做学问者的心理护理与保健处方

著书立说、科学研究、乃至寒窗苦读等都属做学问的范畴。做学问是一种高强度的心智劳动,它不仅需要精博的专业知识,而且需要良好的心理品质与身体素质。因此加强做学问者的心理护理与保健,是做学问成功的重要保证。

(1)保证目标的正确性与动机的一致性。所谓目标的正确性,就是做学问者的工作目标要具有正确的社会意义,即服务于全人类。目标与动机的统一,是产生强大的心理动力及强烈的探索精神的心理源泉。达尔文始终如一,潜心研究20余年,于50岁时写出划时代的巨著《物种起源》;孟德尔用豌豆花进行了10年实验,终于发现了遗传法则。这些都说明,正确的目标与强烈的探索动机的统一,是获得事业成功的重要心理保障之一。

(2)保持应有的胆魄和探险精神。马克思曾把科学的入口处比作地狱的大门,他指出:“这里必须根绝一切犹豫,这里任何怯懦都无济于事。”唯一需要考虑的是,如果自己发现和坚持的东西是科学的,符合实际的。就要拿出胆魄和勇气去进行研究,不达目的誓不罢休。做学问需要有探险精神,要敢于向前人挑战,

敢于涉足科学研究的“禁区”或“雷区”，这样学问才会做得有价值。广州黄浦海关的王志华同志，业余对经济学进行了十多年的研究，创立了“大系统价值学说”，对马克思的经典经济学理论提出了全新而理智的思考与挑战，引起我国经济学界的广泛关注。没有超人的胆魄和勇敢的探险精神，就做不出真正的学问，因此，具备和保持这一心理品质是相当重要的。

(3)强化失败的心理承受能力与冲出逆境的勇气。做学问的结果只有两个：成功与失败。众多的历史事实证明，只有能承受失败的人，才能从逆境中奋起，创造出新的成绩。善于从失败中看到自己研究的进展，看到自己在向真理逐渐逼近，进而更信心百倍地走下去，是一种可贵的心理品质。开普勒就是把一次又一次的失败收拾起来，建成一座高塔而抓住了行星运行的真理；欧立希发明治昏睡的药物坚持试验达 606 次；谈迁 56 岁时丢失了《国榷》手稿，他大哭一场后，又重新写作，9 年之后，《国榷》终于再次写成。此外，别人的研究若超过了自己的成果，要敢于接受现实，承认失败，争取新的突破。承受不起打击和失败的人，决不会有成功，这是有道理的。

(4)虚怀若谷、百折不挠。做学问除了要有个人的艰苦奋斗精神以外，虚怀若谷，海纳百川的优良心理品质是必不可少的。做学问要求人们广开视野，知识要精、博、深、广，还要能充分吸取旁人的经验和教训，才能有较大的建树。真正的大学问家都是在虚心听取他人意见、广纳百川的情况下取得和完善自己的研究成果的。

100 多年前，英国物理学家法拉第忽然收到一封麦克斯韦的来信，声称他能把法拉第定律、库仑定律、高斯定律、安培定律用数学方程式表达出来。缺乏高深数学知识的法拉第对此表示怀疑，担心物理现象一旦写成数学公式，就会丧失它的物理意义。可是，当麦克斯韦真的将这些定律用数学方程写给他看时，法拉第的疑团取消了，他惊叹麦克斯韦的数学天才，并接纳了他的观点。

著名的控制论创立者维纳说得好：“如果一个生理学问题的困难，实质上是数学的困难，那么 10 个不懂数学的生理学家和 1 个不懂数学的生理学家的研究成果完全一样，不会更好。”

另一方面，保持百折不挠的意志和顽强的韧劲，也是做学问必不可少的，这是做学问成功的最起码的心理品质，这类例子不胜枚举。

第六章　现代健康与自我保健新理念

第一节　现代健康新理念

一、健康的含义

什么是健康？可能很多人会回答："没病就是健康。"就连专家们编的辞典、辞海也是这样解释的。《现代汉语词典》(1996 年 7 月修订第 3 版)说："健康是人体生理机能正常，没有缺陷和疾病。"《辞海》(1979 年版)说："健康是人体各器官系统发育良好、功能正常、体质健壮、精力充沛并具有良好劳动效能的状态。通常用人体测量、体格检查和各种生理指标来衡量"。

我们普通百姓和非医学的专家，都把生理上的健康定为人的健康标准，这距离世界卫生组织(WHO)所制定的健康含义相差太远了。WHO 在 1948 年就提出了生理—心理—社会适应力三者都具备才算健康的理论。当时在 WHO 宪章中明确提出健康的含义："健康不仅是免于疾病和虚弱，而且是保持身体上、精神上和社会适应方面的完美状态。"20 世纪 90 年代又提出人的健康还应包括道德健康。也就是说，一个人只有躯体健康、心理健康、社会适应能力良好和道德健康四方面都健全才算是完全健康的人。

二、生理健康的标准

1. 生理健康是人体健康的基础

生理健康是指人在生物学方面的健康，即机体完整和功能正常，身体素质(力量、速度、耐力、柔韧、灵敏、平衡等)良好。

(1)WHO 人体健康的评价标准：①有足够充沛的精力，能从容不迫地应付日常生活和工作压力而不感到过分的紧张；②处世乐观，态度积极，乐于承担责任，事无巨细不挑剔；③善于休息，睡眠良好；④应变力强，能适应环境的各种变化；⑤能够抵抗一般性感冒和传染病；⑥体重适当，身体匀称，站立时头、肩、臀位置协调；⑦眼睛明亮，反应敏锐，眼睑不易发炎；⑧牙齿清洁、无空洞、无痛感，齿龈颜色正常，无出血现象；⑨头发有光泽，无头屑；⑩肌肉、皮肤富有弹性，走路轻松自如。

从以上 10 条标准看，前 4 条属于心理和社会适应能力，其余 6 条均属于生理健康的内容，说明生理健康是很重要的，从医学角度分析，生理健康是人体健康的基础，没有生理健康，就不可能有心理健康、适应能力和道德健康了。毛泽东同志在《体育之研究》一文中说："体育一道，配德育与智育，而德智皆寄于体，无体是无德智也。"从祖国医学角度分析，形指躯体生理，神指心理。《管子·内业》说："形全则神全"，《荀子·天论》说："形具而神生"，意思是，神是由形体产生的，形健神乃全。

(2)WHO 健康老人的评价标准。世界卫生组织(WHO)对老人的健康标准提出了多维评价，包括：①精神健康。老年人一定要有良好的心理，心态要平和、宽容，切忌焦虑、疑心，用爱滋润身边的一切事物。②躯体健康。老年人易得的病有高血压、冠心病等，而且也有脑卒中等病症，所以，老年人一定要经常锻炼以保证有一个健康的身体。③日常生活的能力。日常生活能力即生活上的自理能力，包括自己照顾自己、自己理家等能力。④社会健康，包括人际关系、社区参与程度、与子女的关系等。⑤经济状况。当今的老年人一部分靠退休金或养老金生活，也有一部分是由子女赡养。而老年人在经济上若是独立，自己会生活得更有信心，能更好地安享晚年。

(3)我国健康老人评价标准。1982 年，中华医学会老年医学分会曾制定过我国健康老年人的标准；1995 年，依据医学模式从"生物医学模式"向"社会—心理—生物医学模式"转变的要求，又对这一标准进行了补充修订，具体标准为：①躯干无明显畸形，无明显驼背等不良体形，骨关节活动基本正常；②神经系统无病变，如偏瘫、老年痴呆及其他神经系统疾病，系统检查基本正常；③心脏基本正常，无高血压病、冠心病(心绞痛、冠状动脉供血不足、陈旧性心肌梗死等)及其他器质性疾病；④无明显肺部疾病，无明显肺功能不全；⑤无肝、肾疾病，无内分泌代谢疾病、恶性肿瘤及影响生活功能的严重器质性疾病；⑥有一定的视听功能；⑦无精神障碍，性格健全，情绪稳定；⑧能恰当对待家庭和社会人际关系；⑨能适应环境，具有一定的社会交往能力；⑩具有一定的学习、记忆能力。

我国制定的这一健康老人标准既符合当前我国老年人的实际情况，又符合世界卫生组织对人体健康标准的具体规定。

总之，做一个健康老人，要学会以动养静，以素为补，以宽容作准则，从生活的各方面使自己跟上时代步伐。

2. 躯体健康的表现

WHO 曾用"五快"作为躯体健康的形象描述，可供参考。

(1)吃得快,其含义不是指吃的速度快,而是吃得香,说明胃口好,对食物不挑剔,食量适中,内脏功能正常。

(2)便得快,指大小便通畅,泌尿系统和消化系统良好。

(3)睡得快,说明中枢神经系统协调,内脏无病理信息干扰,心理状态良好。

(4)说得快,头脑清醒、思维敏捷,心肺功能正常。

(5)走得快,说明精力充沛、旺盛,无衰老之症状。

3. 健康的重要数据

我们应该记住一些健康的数据,经常检测自己的健康水平。

(1)体重。目前全球常用体重指数 BMI(Body Mass Index)作为标准,即 BMI=体重(kg)/身高^2(m^2)=18.5～23.9。

这个标准是由国际生命科学学会中国肥胖问题办事处专门为中国人设计的,集权威性、科学性、实用性和普及性为一体,不仅说明健康状况,而且说明一个人的营养状况。

中国人体重指数标准范围是 18.5～23.9,其平均值为 21.2。18.5～19.5 为负营养的右边缘区,22.9～23.9 为超营养的左边缘区。这两个边缘区虽处在 BMI 正常范围内,实际上已是“警戒带”!

24～27.9 为超营养区,即超重。28 以上为肥胖病区,是仅次于糖尿病和痛风之后的第三种内分泌病:28～30 为轻度肥胖病,30.1～39.9 为中度肥胖病,40 以上为重度肥胖病。

18.5 以下为负营养区,属营养不良。17.5～18.5 为轻度营养不良,16.5～17.5 为中度营养不良,16.5 以下为重度营养不良。

[例]某人体重 65kg,身高 1.67m,其体重指数=65/$(1.67)^2$=65/2.79=23.3,属正常范围中超营养的边缘区,应该警惕超重。

儿童的标准体重:

1～6 个月:标准体重(kg)=出生体重(kg)+月龄×0.6[或=出生时体重(g)+月龄×700(g)]

7～12 个月:标准体重(kg)=出生体重(kg)+月龄×0.5[或=6000g+月龄×250(g)]

1～12 岁儿童:标准体重(kg)=8+年龄×2

现在很多人不懂得饮食的科学性,年纪轻轻体形已经是苹果形肥胖和梨形肥胖了。所谓苹果形肥胖,又称腹部型肥胖,肚子大而胳膊和腿细,这种人脂肪沉积在上腹部腹腔内,所以也称向心型、内脏型、男性型肥胖。所谓梨形肥胖者,是上半身不胖下半身胖,脂肪主要沉积在下腹部及臀部。两种肥胖都不好,而苹果形肥胖的危害比梨形肥胖更甚。因为脂肪包围在心脏、肝脏、胰脏周围,更易患冠心病、脂肪肝、糖尿病等。人体中脂肪越多，胰岛素抵抗就越重，肥胖者患糖尿病高于普通人 3.7 倍，而苹果形肥胖者患糖尿病则是普通人的 10.3 倍。

(2)腰围、臀围。请您特别注意！肥胖的另一重要标准是测量腰围和臀围，即腰臀比，可以和体重指数联合使用。男性腰臀比应<0.90，女性腰臀比应<0.85。WHO 推荐的测量腰围方法是：被测者直立，双脚分开 25～30cm，体重均匀分配，测量者将皮尺放在最下面一根肋骨下缘与骨盆上缘（髂嵴）的连线中点的水平位置，用皮尺紧贴皮肤（不能勒压软组织），测量精确到 1cm。男性腰围应<85cm（即 2 尺 5 寸 5）；女性腰围应<80cm（即 2 尺 4 寸）。只测腰围比测腰臀比更简单实用，大于以上尺寸即为苹果形肥胖。

(3)心率。安静时正常心率为每分钟 60～80 次，每分钟超过 90 次为心动过速，每分钟低于 60 次为心动过缓。

(4)肺活量。正常成年人男为 3500～4500ml，女为 2600～3200ml。

(5)血压。正常血压 16kPa/10.7kPa(120mmHg/80mmHg)，高血压标准>18.7kPa/12kPa（140mmHg/90mmHg），高血压前期 17.3～18.5kPa/11.3～11.9kPa(130～139mmHg/85～89mmHg)。2003 年夏末，美国政府公布新的高血压指导手册，提高了高血压前期标准，即收缩压在 16～18.5kPa(120～139mmHg)，舒张压在 10.7～11.9kPa(80～89mmHg)为高血压前期（准高血压）。理由是血压达到 16kPa/10.7kPa(120mmHg/80mmHg)后，血液在血管中的冲击力已开始损伤血管壁，应引起重视，可供我国借鉴。

（注：新旧血压单位的换算关系是：1mmHg=0.133322kPa）

(6)血糖检测指标见表 6－1。

(7)血脂检测指标见表 6－2。

表 6－1　血糖检测指标

测查种类	理想	糖尿病前期	糖尿病
空腹血糖(FBG)	3.3～6.1mmol/L (60～110mg/dL)	6.1～7mmol/L (110～126mg/dL)	>7.8mmol/L (140mg/dL)
餐后两小时血糖 (2PBG)	<7.8mmol/L (140mg/dL)	7.8～10mmol/L (140～180mg/dL)	>10mmol/L (180mg/dL)
糖化血红蛋白 (HbA/C)	<6.5%	6.5%～7.5%	>7.5%

表 6－2　血脂检测指标

血脂分类	满 意	可 以
甘油三酯(TG)	＜1.50mmol/L(135mg/dL)	＜2.25mmol/L(200mg/dL)
胆固醇(TC)	＜4.50mmol/L(180mg/dL)	＜5.64mmol/L(220mg/dL)
低密度脂蛋白(LDL－C)	＜3.08mmol/L(120mg/dL)	＜3.59mol/L(140mg/dL)
低密度脂蛋白(HDL－C)	＞1.10mmol/L(44mg/dL)	＞0.90mmol/L(36mg/dL)

(8)血液常规化验检查指标。

红细胞(RBC):男(4.0～5.0)×10^{12}个/L,女(3.5～4.5)×10^{12}个/L。

血红蛋白(Hb):男 120～150g/L,女 105～135g/L。

白细胞(WBC):(4～10)×10^{9}个/L。

血小板(BPC):(100～300)×10^{9}个/L。

血沉(ESR):男 0～15mm/h,女 0～20mm/h。

三、心理健康的标准

学者们认为,心理健康是人体健康的关键。“心理平衡的作用超过一切保健措施的总和。别的都可以不要注意,你只要注意心理平衡,就掌握了健康的金钥匙。”世界各国都在调查长寿老人的秘诀,发现他们共同的特点是心胸开阔、性格随和、心地善良、情绪乐观。所以我们说,心理健康是人体健康的统帅,生理是心理的基础,但是,心理反过来又影响着生理,在一定条件下起决定性作用。这就是在同等生理条件、营养条件、生活作息、体育锻炼、医疗保健和社会自然环境下,有的人健康常在,有的人病多命短的原因。除先天遗传因素外,决定的因素就是心理因素了。1991 年世界卫生组织宣布:“个人的健康和寿命的 60%取决于自己,遗传占 15%,社会因素占 10%,医疗占 8%,气候占 7%”。

从人体生理学、病理学和现代心理学分析三者关系,心理影响生理,生理影响病理。健康的心理会促进生理的健康,不良的心理会导致生理机能下降,甚至生病、死亡。当心理(精神)活动时,就会影响神经传递物质(儿茶酚胺、乙酰胆碱等)的合成与释放,同时影响内分泌腺体中激素的分泌和抑制。这种神经递质和激素的释放和分泌,有快速和慢速两种代谢调节,会影响生理一系列变化,如心跳的快慢、血流的快慢、血压的升降、消化和呼吸器官的运动、肌肉的收缩与放松等。当人的情绪正常,体内分泌的神经递质和激素是稳定的,调节是平衡的。当人愉悦快乐时,脑内分泌内啡肽,可以解除血管收缩,血流通畅,使人思维敏捷,运动能力和工作效率提高,可以减少疾病,提高免疫力。当人过于激动或长期紧张、焦虑时,肌体调节紊乱,会引起高血压、冠心病、脑中风、胃病等。当人长期心理矛盾、不安、压抑和自卑时，易患肿瘤和癌症等。根据许多医学资料统计，情绪的变化与疾病变化有密切关系。常有良好的情绪，开朗、豁达、遇事想得开的人，不易患病，患病后也好得快；经常情绪不佳，遇事爱动心又想不开的人，容易患病，患病后不易好转。通俗地说，善念造药，恶念造毒。巴甫洛夫说："忧愁悲伤能损坏身体，从而为各种疾病打开方便之门，而愉快能使你生活更加充实，能使你体质发展和增强。药物中最好的就是愉快和欢笑"。

四、值得推崇的健康长寿公式

俄罗斯学者茨曼诺夫斯基提出一个长寿公式，颇有见地：

$$\text{健康长寿}=\frac{\text{情绪稳定}+\text{经常运动}+\text{合理饮食}}{\text{懒惰}+\text{嗜酒}+\text{嗜烟}}$$

这个公式说明，分子越大越健康。分子第一位的是情绪稳定，所以许多养生家、科学家都认为，情绪是生命的指挥棒。我们应做情绪的主人。每天对着镜子笑一笑说："今天我很好，我很愉快！"学会控制、调整自己的情绪，做一个心理健康的人。

茨曼诺夫斯基是一位的著名医学博士，他在莫斯科科学者之家所做的演讲——《健康长寿的公式》，令人尤感兴趣。他试图精选出现代人健康的主要成分，并找出它们之间的相互关系，他指出应重视以下6个方面。

(1)保持神经系统的稳定性并尽量保持良好情绪。现代人生活在信息时代，神经常处于紧张状态，只有善于将不良情绪转化为良好情绪，才能保持和增强自己的健康体质。善良、诚恳，对他人的关心与尊重，幽默感，对工作的认真态度和熟练的技能，是保持精神健康的可靠品质。爽朗的性格在很大程度上是由以下几种因素促成的：遵守劳逸结合制度，讲究个人卫生，注意性生活卫生，进行体育活动和自我训练，听音乐，坚持体力劳动，常投身于大自然的怀抱之中。

(2)不断增强心血管系统的功能。心血管系统是生命保障体系中最薄弱的一环。增加其功能的有效手段是竞走、跑步、游泳、滑雪、划船和自行车。这些活动有益于心血管系统功能，对人体的神经、呼吸及其他系统也有积极作用。

(3)保持体重正常。体重超过正常标准，极易导致各种疾病和提早衰老。要战胜肥胖症只有两种可靠的办法：一是对食物的热量有所限制，但营养成分要充足，宜多食用天然蔬菜和水果，少吃面食与甜食；二是以周期性锻炼(竞走、跑步、游泳、滑雪、划船和骑自行车)为主的积极运动的生活方式。

(4)增加身体的抵抗力。身体抵抗力越强，受其他疾病的侵害就越少。其唯一途径就是经常进行体温调节机制的锻炼。一年四季以轻装为宜，进行冷疗法、冷水淋浴等等。

(5)促进机体系统的机能,抛弃有害健康的习惯(首先是抽烟与喝酒),其目的是改善大脑供血系统和其他器官的功能,也可使免疫系统功能得以增强。

(6)强化骨骼、肌肉组织和各关节功能。这一条对所有内脏器官来说都极其重要,因为发达的肌肉使内脏器官的机能加强。要使这些器官经常处于训练状态,其手段是通过体操、器械抗阻训练和按摩来增强双手、背部、腹部、胸部、双腿等部位的肌肉力量,并有助于改善体态和灵活关节。

五、适应社会与适应自然

WHO在健康定义第三点中说:"适应社会和自然环境的能力良好"。也有的翻译成:"健康应是在精神上、身体上以及社会上保持健全的状态"。还有翻译成"健康不是没有疾病,而是人们的身体、心理和社会都处在一个完美的良好状态"。

在WHO的健康含义中,社会的健全状态和社会的完整良好状态,与健康有什么关系呢,仔细想一想,这关系太大了。这是人们生活的大环境,直接影响着生存的人们,比如社会的安定性、政府是否为人民健康着想、人民能否有生活的基本条件等。大到全世界和一个国家,小到一个基层单位和家庭,都是如此。

从以下三个方面来分析一下:一是社会的安定性;二是人们适应社会的能力;三是人们适应自然环境变化的能力。

1. 安定和平的环境是人类健康生存的前提

2001年"9·11事件",美国纽约世界贸易中心的两座大楼被飞机撞击后起火倒塌,造成人们巨大的心理伤害,十多万人需要心理干预,其中约有8%的人发生心理障碍,如出现暴力倾向、行为怪异、焦虑、退缩、幻觉、忧郁、语言障碍等。如果各国都像以色列和巴勒斯坦那样连年战争,几乎天天都有自杀性爆炸事件,人民连生命都保不住,哪有健康呢?我国现在是个安定的国家,但如果你工作在某个私人小煤窑里,老板为了个人私利,不顾工人的安全,今天透水了,明天瓦斯爆炸了,这种生存环境也谈不上健康。还有,一个闹离婚总吵架的家庭,夫妻双方及子女都不会很健康。所以,健全的完美良好的社会首先是安定。

健全的社会还必须有为人民健康着想的领导人和必要的条件。第一是温饱,第二是必需的医疗卫生,第三是保证人们能生存的环境。如果你生活在一个风景好、水土好的地方,但一个只顾盈利的造纸厂,造成水土污染,破坏了周围的环境,老百姓的健康就失去了。

2. 适应社会的能力是健康生活的重要条件

其实,在心理健康中已经包括这一条内容,但WHO为了强调适应能力的重要性,单独提出来,这更说明它在健康标准中有特殊的意义。据WHO统计,全世界由于人们不适应社会造成自杀死亡，每年大约有 100 万人，其中 70%是抑郁症，患病人口占总人口比例：美国为 5%～7%，中国为 4%。WHO 认为，在 21 世纪患抑郁症将是心脑血管病后全球的大病，将有 1.5 亿人，占人口的 4%。抑郁症除生理性原因（体内某些物质的减少、代谢异常或睡眠节律障碍）和遗传因素外，主要是适应社会能力差。

作为一个健康的人，应如何提高适应社会的能力呢？从心理学和医学角度看，应该处理好三个方面的问题：一是当好家庭和社会的各种角色；二是处理好事业中和社会活动中出现的问题；三是解决好自身的矛盾和难事。

一个人生活在社会上和家庭中要充当许多角色，要处理好各种人际关系。比如父母和子女的关系，夫妻关系，兄弟姐妹关系，上下级关系，同事关系，朋友关系，个人与集体、社会、国家的关系等。作为儿女要孝敬父母，作为父母要教育好子女，作为夫妻应互敬互爱互帮互学，作为兄弟应谦让关怀、严于律己、宽以待人，作为一个社会的人要爱集体、爱社会，国家利益高于一切。要正确对待自己、正确对待他人、正确对待社会，永远对社会有种感激之心，这个要做到了，好多事都能解决。人对社会有两种态度，一种人永远用乐观、积极的态度看世界，天天都是春风桃李花开日；一种人用悲观的、消极的态度看世界，天天都是秋雨梧桐叶落时。所以一个哲学家讲得对：生活像镜子，你笑它也笑，你哭它也哭。

要学会处理好事业中和社会活动中出现的问题，这些问题处理不好，将大大影响健康。国内外心理学家将遇到的各种压力划分成量表，分 43 个等级来预测你可能会出现的患病率。压力指数在一年内累计超过 300 分，两年内患病的可能性有 70%，压力指数累计在 150～300 分，患病率有 50%，低于 150 分，还可以维持健康。社会压力指数预测见表 6－3。

研究者发现，社会压力对人的健康有密切关系。如果你被社会事件压倒，产生消极情绪，危害健康会加重，如高血压、冠心病、脑卒中、溃疡病、糖尿病、甲亢、癌症等。如果你能顶住压力，化解压力，危害健康会减轻。我们要具有应付各种事件的基本思想，就是“留得青山在，不怕没柴烧”。身体健康是第一位的，其余都是次要的。要淡泊名利，要知足常乐，助人为乐，没乐找乐，自得其乐，以不变应万变。著名作家冰心 94 岁时写给某杂志社养生对联：“事因知足心常乐，人到无求品自高”。这也是健康长寿的经验总结。

表 6-3 社会压力指数预测

等级	生活事件	压力指数	等级	生活事件	压力指数
1	丧偶	100	23	子女离家出走	29
2	离婚	73	24	婚姻纠纷	29
3	夫妻分居	65	25	个人取得突出成就	28
4	服刑	63	26	妻子开始就业或停职	26
5	近亲死亡	63	27	入学或毕业	26
6	受伤或患病	53	28	生活条件变化	25
7	结婚	50	29	个人习惯改变	24
8	失业	47	30	与上级不和	23
9	复婚	45	31	工作时间或条件改变	20
10	退休	45	32	迁居	20
11	家人患病或行为不良	44	33	转学	20
12	怀孕	40	34	娱乐消遣活动改变	19
13	性生活困难	39	35	宗教活动改变	19
14	家族增加新成员	39	36	社交活动改变	18
15	工作调动	39	37	少量贷款	17
16	经济状况改变	38	38	睡眠习惯改变	16
17	好友亡故	37	39	家族团聚次数改变	15
18	职业再适应	36	40	饮食习惯改变	15
19	夫妻争吵	35	41	休假	13
20	大宗贷款	31	42	重大节日	12
21	抵押品过期不能赎回	29	43	轻度违法	11
22	工作责任变动	29			

3. 适应自然环境的能力是健康生活的必备功能

如果一个人在正常情况下没有病，但一到八九月份或花粉多时就过敏犯病了，或一到天冷就感冒了，或登山则气短、下水则抽筋等，这些不能适应自然的情况都属于不健康或者亚健康的表现。

1986 年第一届国际健康促进大会通过的渥太华宣言，就提出了社会要保持健全状态和完整的良好状态的五条措施：①健全和完善的健康政策；②开创有利健康的物质和社会环境；③鼓励民众、团体积极参与；④提高民众的健康知识和技能水平；⑤改革医疗健康服务机构，使其适应人们的健康需求。

六、道德健康

20世纪90年代，WHO在健康标准中，增加了一条“道德健康”的内容，这是人类对健康观念认识的一大进步。为什么道德健康被列入现代医学标准中呢？

《现代汉语词典》和《辞海》中说：“道德是社会意识形态之一。是人们共同生活及其行为的准则和规范。”“它用善与恶、正义与非正义、公正与偏私、诚实与虚伪等道德概念来评价人们的行为和调整人们的关系。”

那么，道德和健康的关系何在呢？

前面提到，人们要健康生活，必须有一个安定的社会环境。法律是维护安定的最起码的保证。但是要使国家和社会长治久安，还必须教育人民自觉遵守社会秩序，这就是良好的道德。这是从宏观上谈道德与健康。道德良好为人们健康创造了社会环境。

从微观谈道德与健康的关系，道德良好是健康的内因。分析世界各地的百岁以上老人，他们居住地点不同、气候不同、饮食起居习惯也各有千秋，共同的一点是能善待他人、善待自己，人际关系好。两千多年前我国孔子就说过：“仁者寿”、“大德必得其寿”。这些论述在现代医学中也得到证实。

美国哈佛大学曾做过有趣的实验：让学生们看一部反映妇女帮助病人、穷人的电影，看后立即收集学生们的唾液进行分析，发现A种免疫球蛋白有所增加，可以抗呼吸道感染，能提高免疫力。现代生理学研究证实，当人在充满信心和乐观时，大脑产生一种类似吗啡的天然镇痛剂，使人舒服、放松，促进血液循环，增进食欲，降低疲劳；同时还能兴奋免疫系统，分泌有益健康的酶、激素和神经递质乙酰胆碱等，使人达到最佳状态，促进健康，延缓衰老。

心理学家研究表明，道德品质低劣的人名利熏心，遇事斤斤计较，总想算计别人，又怕别人报复，终日不得安宁，处在一种紧张、愤怒和沮丧的情绪之中。这种不良情绪，使机体内各系统功能失调，免疫力下降，容易患各种疾病。例如，嫉妒心理易导致神经、消化、内分泌系统紊乱和代谢失调，产生失眠、心悸、心痛、头晕、食欲减退、疲乏无力等症状；愤世自私、暴怒会使内分泌物中氧基皮酮质上升，导致高血压、心脏病；长期心理矛盾、焦虑不安，易患癌症等。美国著名心血管专家威廉斯博士，从1958年对225名医科大学的学生跟踪观察25年，1983年后发现，敌对情绪强或较强的人，死亡率高达14%；性格随和的人，死亡率仅为2.5%。进一步分析，这批人中的心脏病患者，恶人是善人的5倍。另外，美国研究人员对2700多人为期14年调查发现，人际关系好、随时为他人做点好事，有益于延年益寿，而孤独寂寞的人的死亡率比前者高出2.5倍。

综上所述，道德良好的确是增进社会安全、有益于人体健康的重要内容。我们理解，WHO增加道德良好为健康的内容，不仅是促进人类健康，更深的含义是推动世界的文明、进步。

七、21世纪的健康新理念

时代飞速发展，人们认识世界不断深化，其中对于健康的理念也在不断发展和提高。所谓“健康新理念”，也只不过是目前的新认识，若干年后，这些认识又会发展提高了。有关专家把目前的认识归纳一下，大致分五个方面。

(1)要有新的寿命观。联合国秘书长1999年在启动第一个“国际老人年”致词中说：“21世纪是人类的长寿时代。现在出生的婴儿，将能看到22世纪的曙光。”我国有20位学者向安南赠书《人生百岁不是梦》。书中介绍中国221位超百岁老人的长寿之道。安南赞赏说：“中国不单是进入到人口老龄化社会，而且已经进入到百岁寿星的大国。”

人类的平均寿命，19世纪末为40岁，20世纪末已达67岁，一百年增长近30岁。预计21世纪末将接近或达到百岁。现在日本平均寿命已达83岁，美国81岁，中国为72岁。

目前百岁以上老人，美国已有6.6万人，日本3.2万人，中国3万人。台湾省有一民谣：“百岁笑嘻嘻，九十不稀奇，八十哆来咪，七十小弟弟，六十摇篮里”。

现在新的观念是，人生有两个“春天”。第一个春天是18～30岁，第二个春天是60～85岁，甚至可以到90岁。要好好活着！争取享受健康80岁、90岁、100岁！

(2)大众健康。人人享有更高的卫生健康水平，把预防疾病放在首位。2003年3～6月的传染病SARS给我们以沉痛的教训，必须加强公共卫生工作，必须把预防疾病放在头等重要的位置。我们的祖先，早在两千年前就告诫道：“圣人不治已病治未病……夫病已成而后药之，譬犹渴而穿井，斗而铸兵，不亦晚乎！”意思是，聪明人不是治疗已形成的病，而是注重预防。病了以后再吃药，好比渴时才去打井，战争爆发了才去制作兵器，这不是晚了吗！作为21世纪的人，我们都应做聪明人，不要再做愚昧者。

(3)健康观念要提高标准。21世纪是大健康的时代，人类将追求的健康是心理、生理、社会、环境、道德的全面和谐发展。做21世纪的健康人，应具备：有力的心脏，聪慧的头脑，强健的体魄，充沛的精力，美好的心境，有序的生活。2002年党的“十六大”第一次将公民健康素质与思想道德素质、科学文化素质相提并论，并将这三大素质的综合提升表述为人的全面和谐的发展，并成为奔小康的目标之一。我们应按照WHO 1992年“维多利亚宣言”提出的健康四大基石去做，即合理膳食、适量运动、戒烟限酒、心理平衡。健康是福。健康是万源之本，健康是人生最宝贵的财富，健康是金子，健康是快乐，人活百岁不是梦。健康是你的权利和尊严，追求健康就是追求文明进步。

(4)自己做健康的主人。21 世纪的健康人，应把自我保健放在首位。过去我们往往把健康和生命依赖于医院和医生，属于“依赖型”，现在应该改变为“自助型”，把生命交给自己，最好的医生是自己。把健康当成自己的责任，提高自我保健的意识和能力，培养个人新的生活方式和行为习惯，提高生存质量，创造和睦的家庭和社会，争取能活 100 岁、120 岁，健康享受每一天。在生命的快乐中享受快乐的生命。在生命的快乐中享受大自然的一切恩赐。

(5)学习保健知识非常重要。现在是知识爆炸的新时代，人类在不断地创造新的知识。要跟上时代的发展，必须不断学习新的知识，才可能及时转变旧观念，确立新观念。要改变因无知而生病、因无知而死亡，就要学习和积累新的健康知识。学习医学知识，可以无病早防，有病早治，病到晚期可减少或推迟并发症，自己当自己的医生；学习营养知识，可以吃出健康，提高免疫力，可以推迟或避免高血压、高血脂、高血糖等慢性病的发生；学习运动知识，可以练出健康的身体，避免因不运动或过量运动引发的伤病……我们要重视学新的健康知识，并且“把保健知识变成保健能力”。

第二节　自我保健新理念

一、自我保健医学与自我保健新理念

1. 什么是自我保健医学

首先谈医学的内容，医学是研究人类生命过程以及同疾病作斗争的一门科学。它研究人类疾病的发生、发展及其防治、消灭的规律，以及增进健康、延长寿命和提高劳动能力的有效措施。

其次谈自我保健，自我保健是为保持自己的健康、纠正不良习惯、主动预防疾病以及在患病时自我照顾而采取的综合行为。研究这些自我保健综合行为的科学即自我保健医学，简称自我保健学。

自我保健学的新理念，就是“多依靠自己，少依靠医生”，21 世纪最好的医生就是自己，自己负责改进个人卫生习惯、个人生活方式和个人生活环境，从身体、心理、环境、生活规律、运动、营养、性卫生和人际交往、职业生活方式等全面地进行自我调整，自己掌握健康和医疗保健问题。把健康掌握在自己手中，自己做健康的主人。

2. 自我保健的指导思想

自我保健要用"养生木桶论"做指导思想。养生木桶论的含义是:人要保持的健康应包括许多方面,如良好心理状态、科学的营养、适当运动、良好的作息、医疗保健、良好环境等。每一方面都好比是木桶的每一块木板。当所有木板都较高时,健康水平就高;如果有一块以上木板偏低了,健康水平就会下降,这叫"短板效应"。所以,养生木桶论的核心,是养生的各个方面共同提高和经常注意"补短",才能保持和提高健康水平。简单一句话,要健康就要全面养生。这就是前面所说的大健康观。

二、自我保健的内容

1. 注意家族遗传基因

每个人都可能受基因遗传影响,会发现自己有较强或较弱的脏器或系统。有的人心血管和呼吸系统强,耐力好,擅长跑;有的人心血管系统弱,父母有高血压、冠心病,儿女都可能在40岁左右出现高血压等病。如果你有预防意识,从年轻时就注意科学饮食,加强运动锻炼和心理调适、改变A型性格,注意劳逸结合等,你可能推迟20年后才出现高血压或不出现此类疾病。同样,有其他疾病遗传基因的人,也可以推迟或不出现因遗传基因而引发的疾病,当然,遗传基因对下一代的影响可能只有40%~50%。这样,你可以享受更长时间的健康生活。

2. 培养良好的情绪

前面说过,情绪是人的生命指挥棒,良好的心境使人产生愉悦快乐,有利健康,不良情绪使人烦恼,不利健康。所以我们在日常工作中,要随时调控自己。"笑一笑,十年少;愁一愁,白了头"。据心理学家统计,婴儿一天笑400次左右,成人一天笑15次左右。我们应像婴儿那样多笑几次,没乐可以找乐。愉快的心情使人产生脑内吗啡,可以"返老还童",延缓衰老。许多社会事件如升学、失业、提升、家人生病等会引起心理压抑,需要进行自我素养方面的锻炼,要放下包袱,把压力化解、松弛和淡化,面对困境,迎难而上,天下没有人过不去的"鬼门关"。主动培养自己的乐观性格,生活会更有情趣,身体会更健康。

3. 学会科学的饮食

(1)多注意学习国家公布的《中国居民膳食指南》中科学指导营养进食条例,食物多样,谷类为主;多吃蔬菜、水果和薯类;每天吃奶类、豆类或其制品(目前国民饮食中普遍缺钙达一半);经常吃适量鱼、禽、蛋、瘦肉,少吃肥肉和荤油,保持适量体重;清淡饮食,饮酒限量;吃清洁卫生、不变质的食物。

(2)多注意学习营养知识。因为人们对营养的认识在不断深化,旧的观念应更新。比如对西红柿的吃法,过去认为生吃比熟吃好,加热中破坏了维生素C,

现在认为生吃熟吃都很好。熟吃西红柿会增加番茄红素，而且煮半小时后，番茄红素会更多，可防止前列腺肥大，每周吃 4～5 次可减少发病率 20%，每周吃 10 次可减少发病率 40%。还有菠菜炖豆腐，过去说利少弊多，经专家们反复试验证实，还是利多弊少等等。

(3)要学习一些科学的烹调和进食知识。例如，油温的学问：当油冒烟时，已热到 200℃，就产生致癌物质了；喝汤的学问："饭前先喝汤，肠胃不受伤，饭后再喝汤，越喝越肥胖"；以及饮水的学问、进食水果的学问和时令进补的学问等。要自我保健就要学会"吃出健康"的本事。

(4)保持规律的生活作息

人的生物钟应该是相对稳定的、有规律的，例如，按时起床、吃饭、工作、娱乐、运动、睡觉等。这样大脑的条件反射可以恒定和精确，形成自动化调控，才能保证健康，达到"机能节省化"和提高效率的目标，即学习时注意力集中，工作时精力充沛，吃饭时消化快而好，睡觉时入睡快等。这里必须着重提出的是，睡眠是规律生活中最重要的方面。因为睡眠不仅是为了休息和消除疲劳，人的蛋白质、激素、免疫细胞等生命物质的合成都在夜间 11 点至凌晨 2 点完成，青少年长身高，也是靠夜间深睡后完成，必须十分重视晚上 11 点以前入睡！如果你经常打乱生物钟，特别是熬夜至一两点，尽管你第二天八、九点钟起床，睡够八小时，那也错过了 23 点至转钟 2 点的合成物质的时间，你的身体状况肯定会每况愈下，健康也会偷偷溜走了。

5. 坚持体育锻炼与家务劳动

关于体育锻炼本书有专门的论述，此处略。这里谈谈日常生活中的家务劳动，是一种轻微体力活动，也应列入有利于健康的运动内容，而且应该有意识地主动去做。例如，用手洗小件衣服、打扫室内卫生(拖地板、擦桌椅、擦玻璃等)、买菜、洗菜、洗碗、养花等。

6. 讲究卫生习惯

讲究个人卫生是人生存、获得幸福和美好生活的基本需求。一位医学专家说："吃一百瓶药，不如洗十遍手"。个人卫生范围很大，上面讲的保持良好的情绪是心理卫生；生理卫生包括有清洁、饮食卫生、口腔卫生、居室卫生、呼吸新鲜空气、阳光照射、休息睡眠、饮用清洁水、体育锻炼、环境、性卫生等。讲究个人卫生要有科学理论作指导，要从婴儿抓起，从小养成卫生习惯，这也是一个国家经济、文化和精神文明标志之一。

7. 创造良好的环境

WHO 指出，家庭污染比室外污染严重得多，人人要从自己生活小环境做起。建议大家做到 9 个注意。

(1)注意保持室内空气新鲜。每日通风30分钟以上。适当养花,吊兰和仙人掌(球)是活的"空气净化器",它们在夜间释放氧气,能吸收许多有害物质。

(2)注意保持室内湿度,以50%～60%为宜。当湿度小于50%时,感冒病菌宜繁殖,当湿度大于80%时,真菌流行,宜患头、手、足癣。

(3)注意保持室内温度。中老年人最佳室温是夏天22～24℃、冬天18～20℃。

(4)注意防止空调病。夏季使用空调,室内外温差以5～7℃为宜,每2～3小时应开窗换气一次。

(5)注意防止室内灰尘过多。据调查,单元楼家庭室内空气的主要污染源是可吸入颗粒物,即烟尘和灰尘。应禁止室内吸烟并防止烹饪的油烟弥散。烟雾吸附大量苯并芘,可致瘤。同时,应防止灰尘直接吸入人体和落入饮食,清洁床、桌、地面时,应改变干扫(掸)的习惯,均采用湿擦拭、清洗或吸尘的方法。

(6)注意防止烹饪器皿损害人体。长期使用铝锅、铝铲,易引发老年痴呆症;搪瓷锅退化后,会引起铅中毒等。

(7)注意防止装修污染。据调查,装修和装饰污染占80%,主要有四大杀手——甲醛、苯、氨气、氡。低档的油漆、涂料和胶中苯超标,是致瘤物质,小孩易吸收,易患白血病;家具、装饰品、地板、化纤地毯等挥发物含甲醛,主要损害呼吸系统和肝、肾、骨髓等脏器;冬季施工的水泥中如掺了防冻剂,会释放氨气,使人头昏、头痛、免疫力下降;红、绿、紫红色花岗岩含放射物质氡,大理石中也有,主要致肺癌。装修后必须通风至少1个月,经检测合格后再入住。

(8)注意消除卫生间的臭气和异味。其中硫化氢等物质是健康的大敌,下水道口应装地漏防臭气。

(9)注意防止猫、狗、鸽子等宠物损害人体健康。2003年卫生部通报,狂犬病已上升为传染病第一位,每年死1000多人。

8.职业生活方式要符合人体生理规律

职业生活方式是人类生活方式中最重要的组成部分,是生活方式的基础,它决定着人类的社会交往方式,决定人的生活特点和生活习惯,甚至影响着人的仪容、服饰、言行举止等整个形象。作为脑力劳动者,要学会科学用脑,特别是电脑工作者,患视觉疲劳、颈椎病、胃病的人越来越多,应掌握身体的长远变化,注意做到:①劳逸结合,工作1～2小时休息10～15分钟;②作业轮换,改变工作形式;③充足的睡眠和适当运动,作为体力劳动者,注意改进操作方法,合理运用体力,不搞疲劳作业,严格控制加班加点,严格遵守劳动保护制度,活跃业余文化娱乐生活。不同职业的人都应戒烟限酒,养成健康的生活方式。

9. 注意医疗保健

无病防病，有病就医，早防早治，是最科学有效的手段。学习一些医药科普知识，注意自身发病的规律和服药的效果。主动配合医生，进行必要的检查化验和康复锻炼，小病防大，大病防残。个人不生病、少生病、少生大病，就是对社会的奉献。

10. 呵护良好的人际交往

从小得到家长的爱抚和关怀，受到伙伴的喜爱，对生长发育有良好影响，且长大以后少患身心疾病。家庭和睦，邻居来往密切者，心血管发病率低。无密切朋友的人，心血管发病率高于前者 2～3 倍。良好的交往使人保持愉快的心情，有安全感，有益于身心健康。

11. 建立和谐家庭

胡锦涛同志提出构建和谐社会，大得人心。和谐家庭是构建和谐社会的最基本单位。一个人生活最多的地方是工作单位和家庭。这两个地方如果团结、和睦，就是幸福。特别是家庭和谐，对人体健康影响极大，当然也影响到寿命。

要把家庭建成安乐窝、幸福港，重点做好三件事：孝敬父母、教育好子女、关心好妻子(丈夫)。原则是：家庭要以夫妻为中心，不能以儿孙为中心；夫妻以配偶为中心，一定要以对方为中心。对方高兴，自己快乐，快乐才是最好的自我保健，快乐是健康的基础。

12. 特别注意性卫生

家长对孩子应适时进行性教育，不要回避。加拿大对儿童性教育有三条原则，可供我们参考：①要爱护自己的身体；②尊重别人的身体；③每人都有自己的秘密。青少年应从正规教育中接受性知识，不要道听途说，不要发生婚前性行为。已婚成年人应保持和谐的性生活，讲究卫生，把握频度。老年夫妇保持性爱，是增进健康的重要方面。

三、自我保健是中国古代养生的核心

自我保健是新时代的新观念，是现代医学的新发展。养生是中国古代老观念，是中国医学的古老课题，但其实质是基本一致的。保健是保护健康，养生是养护生命。所以养生学是中国传统的自我保健学，自我保健学是中国古代养生学的核心。

中国古代养生学，即中国养生学，是根据中医学理论，研究人体生命健康和抗衰老的一门学科，是中华民族长期同疾病作斗争的经验总结，对中华民族的繁衍昌盛作出了积极贡献。养生是通过自身的调摄，达到身心健康、防病治病、延年益寿的目的。中医养生是从整体观出发，重视身心交互影响，强调对时令地域的顺应，而且特别注意生活调理和体育运动，以扶助自身正气。

养生的内容与方法，大致包括：①精神调摄；②四时养生；③饮食调摄；④食药并养；⑤起居调理；⑥劳逸适度；⑦环境养生；⑧经络按摩与气功导引养生等。

1. 精神调摄

中医养生主张，调身先调心，护形先守神。精神与形体的协调一致，是人体健康长寿的根本保证。精神调摄的方法如下。

(1)精神守静。《素问·上古天真论》说："恬淡虚无，真气从之，精神内守，病安从来"。调神贵在一个字——静。工作学习之余(间)，闭目养神，让自己处于心静神清的状态，有益于消除疲劳和身心健康。

(2)修德养性。历代养生家首先强调道德修养。"修身以道，修道以仁"，"己所不欲，勿施于人"，"苟利国家，不求富贵"，"诚勤身心，常修善事"。其次还要培养多种爱好，如书法、音乐、养花等，移情养心。

(3)调和七情。中医主张把喜、怒、忧、思、悲、恐、惊控制在"中和"的程度，不使之过激，是保持身心健康的养生方法。古代养生家强调薄名利、禁声色、廉货财、少滋味、摒虚妄、除嫉妒，保持乐观，排除恼怒悲哀等不良情绪，转移注意力，以情胜情，使自己神清气爽。

2. 四时养生

根据季节变化规律，调养身心。中医认为，人的身心受四季变化影响，春多风病，夏多暑病，长夏多湿病(注：长夏即夏季最后三周)，秋多燥病，冬多寒病。古人云："顺四时而适寒暑，和喜怒而安居处，节阴阳而调刚柔，此养生之道也"。春夏宜养阳，秋冬宜养阴。春季生发，精神应畅快，使肝气内生，春寒乍暖，不可顿去棉衣；夏季万物繁华，要精神饱满，忽焦躁动怒，宜养心气，不宜过食生冷，避免当风受凉；长夏湿困，宜补脾气；秋季应保持神志安宁，以养肺气，民谚曰："春捂秋冻"，为适应过冬做好准备；冬季闭藏，情志宜沉静，以养肾气，适当调补。

3. 饮食调摄

(1)谨和五味。五味即酸、甘、辛、苦、咸。五味调配好，有益于健康，类似于当今提倡的饮食金字塔。古人讲究五谷为养、五果为助、五畜为益、五菜为充，很有科学性，就是均衡饮食。意思是五谷杂粮为主食，蔬菜、肉类为副食，水果为辅助营养，唯一缺少的是奶。请注意，一日可以无肉，但不可无豆。

(2)避免偏嗜。五味养五脏，但过偏会导致脏腑功能失调。

(3)饮食有节。明代《东谷赘言》说："多食之人有五患，一者大便数，二者小便数，三者扰睡眠，四者身重不堪修养，五者多患食不消化"。

(4)饮食清淡。《素问·生气通天论)说："味过于咸，大骨气劳，短肌，心气抑"。意思是咸入肾，肾主骨，过咸会损伤大骨、肌肉萎缩、动脉硬化、引发心脏病。

(5)合理烹制。讲究色、香、味俱全。

(6)饮食卫生。孔子说:“食不厌精,脍不厌细”,“鱼馁而肉败不食,食恶不食,臭恶不食”。

(7)四季调食。春宜减酸益甘,以养脾气;夏宜减苦增辛,以养肺气;秋宜减辛增酸,以养肝气;冬宜减咸增苦,以养心气。但是,都要“中和”为度,不可偏过。

4. 食药并养

药食同源是中医养生学独特之方法,食者药也,药者食也,都有防病治病及养生功能。养生以食补为主,药补为辅,病者以药疗为主,食养为辅。补偏救弊。针对不同体质和病情配膳,原则是“寒者热之”、“热者寒之”、“虚者补之”、“实者泻之”。根据食物的寒、热、温、凉四性,大致分温热性、寒凉性和平和性三类食用。

5. 起居调摄

《黄帝内经》讲:“起居有常,不妄作劳。故能形与神俱,而尽终其天一年。”反之,“以酒为浆,以妄为常……逆于生乐,起居无节,故半百而衰也。”古人讲,日出而作,日落而息。春夏宜夜卧早起,广步于庭;秋天宜早卧早起,与鸡俱兴;冬天宜早卧晚起,必待日光。提倡睡好“子午觉”,《老老恒言》说:“少寐乃老年人大忌。”睡前不可思虑过度,养生最忌“食饱即卧”,民谚说:“饥饿是最好的厨师,疲倦乃是良好的催眠剂。”睡眠的姿势,古人讲“卧如弓”,“卧宜右侧以舒脾之气”。宋代蔡季通的《眠诀》就提出:“先睡心,后睡眼”等。古代养生家提出的养生十六宜,是自我保健的好措施。十六宜是:面宜常擦,发宜常梳,目宜常运,耳宜常凝,齿宜常叩,口宜常闭,津宜常咽,气宜常提,心宜常静,神宜常存,背宜常暖,腹宜常摩,胸宜常护,囊宜常裹,言语宜常缄默,皮肤宜常干沐。

6. 劳逸适度

汉代名医华佗提倡:“动摇则谷气得消,血脉流通,病不得生,譬犹户枢,终不朽也。”与现代的“生命在于运动”相同。唐代医学家孙思邈说:“养生之道,常欲小劳“、“体欲常劳……劳勿过极”。即文武之道,一张一弛。体劳勿极,心劳勿过,房劳宜节,同时也要避免过逸。久坐伤肉,久卧伤气,久行伤筋,久立伤骨。

7. 环境养生

利用、选择、改造环境以保健养生,是中医学“天人相应”,思想在养生中的运用。《黄帝内经》说:“人以天地之气生,四时之法成。”中国人选择住处都是“背山临水,气候高爽,土地良沃,泉水清美”之地。建筑最佳方案是坐北朝南,利用阳光、空气流通,冬暖夏凉。讲究“院中植花木数十本,不求各种异卉,四时不绝便佳”《老老恒言》。室内摆放万年青、文竹、盆景等,在墙上挂几幅字画更显雅静。

8. 经络按摩与气功导引养生

中医经络养生法是运用针灸、按摩、点穴、拔罐、刮痧等方法，自我操作，刺激有关经络、穴位，激发经气，达到疏通经络、培养元气、调和气血、平衡阴阳、祛除疾病、增进健康之目的。气功导引是中国古代医疗保健各种功法的总称。古称吐纳、导引、行气等。通过调身、调息、调心相结合，以内外兼练，动静相兼的自我身心锻炼，调动身体潜能，培育真气，达到防病治病、抵抗衰老、延年益寿的目的。常用的功法有：五禽戏、八段锦、太极拳、易筋经、六字诀、站桩功等。

主要参考文献

[1]Dalton S. Overweight and weight management: The health professional's guide to understanding and treatment(1st edition)[M]. Jones and Bartlett Learning,1997.

[2]Schlosberg S. and Neporent L. Fitness For Dummies(3rd edition) [M]. Wiley Publishing, Inc. , 2005

[3] Schlosberg S. and Neporent L. Weight Training For Dummies(3rd edition)[M]. Wiley Publishing, Inc. , 2006.

[4]易法建主编.心理医生[M].重庆:重庆大学出版社,2000.

[5]李洪滋主编.运动与健康[M].北京:化学工业出版社,2008.

[6]沈勋章著.全民健身处方大全[M].上海:上海科学技术文献出版社,2002.

[7]中国营养学会编著.中国居民膳食指南[M].拉萨:西藏人民出版社,2008.

[8]段玛瑙主编.营养科手册[M].北京:科学出版社,2008.

[9]赵文清等主编.亚健康预防与干预[M].北京:科学普及出版社,2009.

[10](美)丹顿(Dalton S.)著.范志红译.《减肥与体重控制》[M].北京:中国轻工业出版社,2005.

[11]相建华,田振华,邓玉著.高级健美训练教程[M].北京:人民体育出版社,2006.

[12]中国健美协会编著.中国等级健身指导员职业培训教程(上、下册)[M]. 2006.

[13]杨则宜著.生命在于运动和营养[M].北京:北京体育大学出版社,2006.

[14]李相如,张先松等著.健身教练[M].北京:高等教育出版社,2011.

[15]国家体育总局职业技能鉴定指导中心组编.健身教练[M].北京:高等教育出版社,2009.

[16]周琴璐编著.科学健身[M].北京:化学工业出版社,2007.

[17]邹宁编著.健康运动手册[M].上海:上海科学技术出版社,2009.

[18]陈阳春等编.中老年运动处方[M].郑州:河南科学技术出版社,2008.

[19]李仁惠,秦惠基,梅旭辉编著.帮你正确选择食物[M].武汉:华中科技大学出版社,2008.

[20]漆浩主编.老年自我保险指南:300 种养生调理法[M].北京:人民体育出版社,1999.

[21]张先松著.健身健美运动[M].武汉:华中科技大学出版社,2009.

[22]张先松著.健身健美运动[M].北京:高等教育出版社,2005.

[23]张先松主编.现代健美大全[M].武汉:湖北科学技术出版社,1992.

[24]张先松著.健身健美指南[M].武汉:湖北人民出版社,1998.

[25]张先松著.健身健美理论与实践[M].武汉:武汉出版社,2005.

[26]张先松著.实用长寿全书[M].武汉:湖北人民出版社,1999.

[27]张先松著.人体增高的科学[M].武汉:湖北科学技术出版社,1996.
[28]张先松著.健身·营养科学方案[M].武汉:中国地质大学出版社,2010.
[29]张先松著.人体美的表现与塑造[M].武汉:中国地质大学出版社,2010.
[30]张先松著.健康生活百忌[M].武汉:湖北人民出版社,2008.
[31]张先松等著.少年健美大全[M].沈阳:辽宁少儿出版社,1991.
[32]张先松,刘胜主编.大学体育学上册[M].北京:北京体育大学出版社,2008.
[33]田里,张盛海,张先松等著.健身私人教练理论与实践[M].北京:北京体育大学出版社,2004.
[34]唐宏贵,钱文军,张先松等著.体育健身原理与方法[M]. 武汉:湖北人民出版社,2006.
[36]刘胜,张先松,贾鹏著.健身原理与方法[M].武汉:中国地质大学出版社,2010.
[36]张先松.如何挑选最佳健美锻炼方案[J].武汉体育学院学报,1986,(4):48～51.
[37]张先松.健美模式训练方法探析[J].武汉体育学院学报,1996,(3):48～50.
[38]张先松.试论最佳健身锻炼项目的选择[J].武汉体育学院学报,2003,(5):104～106.
[39]张先松.健美模式训练的建模方法再探[J].武汉体育学院学报,2004,(5):107～108;116.
[40]张先松.小康社会与中国群众体育健身运动的现状及发展战略研究[C]. 2004 年 10 月第七届全国体育科学大会交流论文,论文摘要汇编(一):2004,588～589.
[41]张钧,张蕴琨主编.运动营养学[M].北京:高等教育出版社,2006.